PHYSIOLOGIE

DU

SYSTÈME NERVEUX.

—

MALADIES NERVEUSES.

DE
LA PHYSIOLOGIE
DU SYSTÈME NERVEUX,

ET

SPÉCIALEMENT DU CERVEAU.

RECHERCHES

SUR LES MALADIES NERVEUSES

EN GÉNÉRAL,

ET EN PARTICULIER SUR LE SIÉGE, LA NATURE ET LE TRAITEMENT DE L'HYSTÉRIE, DE L'HYPOCHONDRIE, DE L'ÉPILEPSIE ET DE L'ASTHME CONVULSIF.

Par M. GEORGET,

Docteur en Médecine de la Faculté de Paris, ancien Interne de première classe de la Division des Aliénées de l'Hospice de la Salpêtrière.

TOME SECOND.

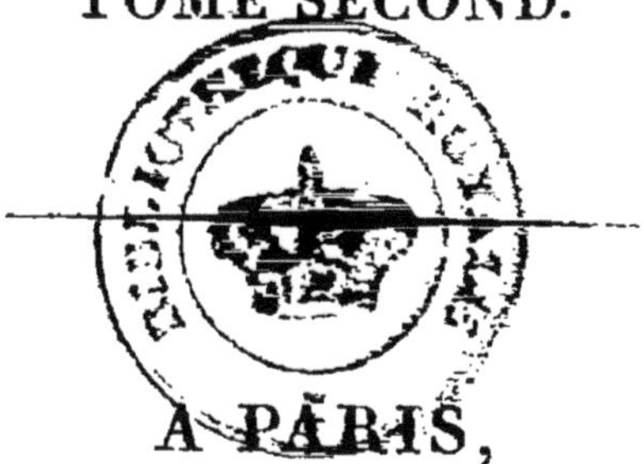

A PARIS,

Chez J. B. BAILLIÈRE, Libraire, rue de L'École de Médecine, n° 16.

1821.

DE LA PHYSIOLOGIE

DU SYSTÈME NERVEUX,

ET

SPÉCIALEMENT DU CERVEAU.

§. V. *État d'inaction des facultés morales et intellectuelles du cerveau.*

Après avoir observé les effets qui résultent d'un excès d'action du cerveau, rien ne pourra mieux servir à confirmer ou à infirmer le résultat de nos observations précédentes, que de considérer cet organe dans des conditions opposées, c'est-à-dire ne formant que peu ou point de combinaisons intellectuelles, sans passions bien marquées, peu susceptible d'affections morales, de sensations vives. Plusieurs classes d'individus nous fourniront des exemples nombreux et intéressans d'un pareil état : les idiots et les aliénés en démence complète, les enfans, et en général les personnes qui ont atteint leur quarante-cinq ou cinquantième année, quelquefois plus tôt ; celles qui, se trouvant dans les conditions de la vie les plus heureuses, jouissent d'une certaine fortune et savent s'occuper agréablement pour passer le temps ; les moines, chanoines, curés, sont plus particulièrement dans ce cas, d'une inaction plus ou moins complète de l'intelligence. On pourrait croire que les artisans présentent de semblables dispositions; mais il n'est guère possible que des gens qui n'ont point une existence assurée, aisée, soient sans inquiétude sur le présent et sur l'avenir; d'ailleurs, chez eux, l'excès du travail musculaire joint à une mauvaise alimentation, remplace en quelque sorte les effets des excès intellectuels.

Cet état est ordinairement caractérisé par une grande activité des fonctions assimilatrices, d'où beaucoup d'appétit, des repas nombreux et copieux, une digestion prompte et facile, de l'embonpoint, de la plénitude dans le pouls, souvent un épanouissement, une bouffissure, une belle coloration de la face, un sommeil profond et prolongé.

Les idiots et les aliénés en complète démence mangent d'énormes quantités d'alimens; les repas sont aussi copieux et aussi rapprochés qu'on le veut; il en est qui ne se rappellent pas qu'à peine ils sortent de manger, et qui demandent encore des alimens; l'on voit de ces derniers, totalement privés d'intelligence, complétement paralytiques, et chez lesquels l'assimilation est d'une activité extraordinaire; ils sont gros, gras et fleuris, et sans aucun dérangement ailleurs que dans le cerveau. Toutes les fois que, dans le monde, je vois une personne très grasse, le teint frais, les joues rebondies, j'ai l'idée que son cerveau n'est pas souvent excité par des contentions d'esprit, des passions violentes, des affections pénibles; qu'au contraire cet organe est à peu près toujours assez indifférent sur les objets de ces actes; ces dispositions sont l'apanage de la mollesse et de l'inactivité intellectuelle. Les magistrats de Sparte citèrent quelquefois à leur tribunal, et condamnèrent à l'exil des citoyens dont l'embonpoint était un signe de mollesse. Quelle différence entre le savant pâle et débile, parce qu'il consacre toutes ses veilles à la recherche des secrets les plus cachés de la nature ; cette femme éminemment *nerveuse* et irritable, dont chaque sensation est une affection morale, et ce moine, ce bon pasteur, dont les seules occupations consistent à boire, manger, dormir, lire quelques formules, qui ne sont jamais tourmentés par les tracas d'un ménage, ou le besoin d'amasser de la fortune pour leurs descendans! Il n'est pas d'état dans la société plus propre que ces derniers au repos du cerveau ; il n'en est pas non plus dans lesquels l'on rencontre autant d'individus d'un embonpoint aussi remarquable. La figure d'un moine ne se rencontre que dans un cloître.

Les enfans ne pensent guère, s'affectent peu souvent, et surtout pendant peu de temps, ne connaissent point ces désirs violens qui n'apparaissent qu'après la puberté et ne sont dans toute leur force que dans la jeunesse et l'âge viril : aussi vivent-ils à peu près sous l'empire de l'estomac, mangeant bien, dormant de même, doués d'embonpoint et de fraîcheur; ils sont ce que l'on appelle lymphatiques et sanguins. Ceux qui, faisant exception à ces dispositions, sont très sensibles, irritables, adonnés par goût à l'étude, présentent de très bonne heure les signes de la prédominance du cerveau, ou de ce que l'on désigne sous le nom de tempérament nerveux et mélancolique; ils sont pâles ou jaunes, maigres, peu musculeux, sujets aux affections cérébrales.

Le bonheur, c'est-à-dire un état habituel de contentement, souvent de tranquillité et de repos, tel est l'objet général des désirs de l'homme, toutes ses actions sont dirigées vers ce but; les richesses et les honneurs lui semblent les conditions les plus essentielles pour y arriver. Pour les acquérir, il met en action toutes ses facultés, ou du moins celles qui sont le plus disposées à le servir; activité de l'esprit, passions fortes et soutenues, entreprises de tout genre propres à faire naître les affections les plus diverses, rien n'est épargné en aucune circonstance, tout est sacrifié à cette chimérique illusion. Pendant cette époque de la vie, qui s'étend jusqu'à la quarante-cinq ou cinquantième année, les personnes qui mènent ce genre de vie ne sont jamais grasses et replètes, leur sommeil n'est plus celui de l'enfance. Quand, après quinze ou vingt ans ou plus d'efforts continuels, elles ont réussi dans leurs spéculations scientifiques, honorifiques, commerciales; quand alors le négociant

a acquis de la fortune, le savant de la célébrité, si de
nouveaux désirs ne se font plus sentir, ou si le cerveau n'a point conservé une trop grande tendance à
l'activité, le temps du repos de cet organe arrive, et
est marqué, en moins de quelques mois ou d'une
année, par un changement très grand dans toute
l'économie; la nutrition devient active, le sommeil
revient, les vésicules adypeuses se gorgent de graisse,
la face se colore, le sang se porte vers les vaisseaux
hémorrhoïdaux, ou vers la tête, etc.

C'est pendant le sommeil, c'est-à-dire pendant le
repos du cerveau, que les opérations nutritives sont
le plus actives. L'exercice que l'on conseille après le
repas pour faciliter la digestion, n'est utile qu'en fa-
vorisant la diversion de l'action cérébrale; c'est pour
cela même que l'on conseille alors aussi la distraction,
les conversations gaies, récréatives; et l'homme qui,
au lieu de faire usage de ses sens et de parcourir successivement les objets qu'il rencontre dans le cours
de sa promenade, continuerait les méditations, les
réflexions, reprendrait le fil de ses pensées, ne reti-
rerait aucun avantage de l'exercice; preuve évidente
que l'exercice pris dans le but indiqué, n'agit point
comme le pensent des physiologistes mécaniciens, en
occasionnant de légères secousses à l'estomac. S'il
était besoin d'autres preuves de cette vérité, nous les
tirerions des faits qui résultent de ce que toutes les
circonstances qui diminuent l'activité de la pensée,
sans aucun exercice musculaire, offrent des résultats

à peu près analogues, tels que les conversations gaies, la distraction, le sommeil.

J'ai déjà dit que les personnes qui exercent naturellement ou accidentellement peu leur cerveau, étaient peu sujettes aux affections de cet organe, à la folie, à l'hystérie, à l'hypochondrie, etc. C'est sans doute de cette observation qu'est venu l'adage populaire, *qu'il n'y a que les gens d'esprit qui perdent la tête.*

L'on conçoit, au reste, que nous ne prétendons point établir ici des règles absolues; nous nous occupons des choses en général, et non des particularités, des exceptions. Il est en effet bien certain que dans les classes que nous avons désignées comme paresseuses de l'esprit, l'on rencontre des individus, en plus ou moins grand nombre, qui sont dans des dispositions contraires; qu'il n'est pas indispensable d'être exténué, maigre et débile, pour annoncer qu'on se livre à de profondes méditations. Nous avons opposé deux conditions extrêmes de l'existence cérébrale, entre lesquelles viennent se ranger tous les cas intermédiaires les plus ordinaires, les plus fréquens dans l'ordre social.

Par quelle sorte d'influence l'activité du cerveau entrave-t-elle les opérations nutritives? Cette question, qui mériterait peut-être un long examen, qui se rattache nécessairement à cette autre : Quelle est la nature de l'influence cérébrale sur l'organisme? question qui me paraît insoluble dans l'état actuel de

la science, je la réduirai aux trois considérations suivantes : Le cerveau qui agit, qui s'exerce beaucoup,
1°. doit dépenser davantage de matériaux nutritifs,
2°. trouble souvent la digestion, et en diminue ainsi
le produit, 3°. tient tout l'organisme dans une espèce
d'irritation permanente, de fièvre continuelle, lesquelles dans toutes les circonstances autres où on les
observe, sont toujours caractérisées par ce même état
de maigreur.

§. VI. *Médecine morale, ou l'exercice du cerveau
appliqué à la thérapeutique des maladies.*

Traiter une maladie, ou plutôt un organe malade,
c'est chercher à modifier son existence actuelle de
manière à éloigner les causes qui l'ont dérangé, si
ces causes persistent, ou les influences qui secondairement entretiennent l'état morbide. Or, nous n'avons
de moyens d'action sur les organes que dans les stimulans avec lesquels ils ont des rapports ; c'est en
modifiant ceux-ci que nous pouvons parvenir à modifier ceux-là. Parmi les stimulans des organes, il en
est de spéciaux, de locaux, qui n'ont de rapport
qu'avec l'exercice d'une fonction : tels sont les impressions sensoriales pour le cerveau, les alimens pour
les voies gastro-intestinales, l'air et le sang pour les
poumons, les liquides sécrétés pour les réservoirs
qui les contiennent, etc. ; d'autres sont généraux, et
ont part à l'action de tous les organes : ce sont les

fluides circulatoires, et l'influence cérébrale, sensoriale, intellectuelle et morale.

Je regarde comme une grande vérité, comme une
vérité de la plus haute importance pour le bien-être
de l'humanité, que l'homme ne doit pas être moins
favorablement partagé que les animaux dans l'ordre
de toutes choses, et notamment pour l'application
des remèdes à ses maux, et qu'il doit trouver en lui-
même, ou autour de lui, des moyens aussi simples
que faciles pour s'en délivrer, s'il sait s'y prendre à
temps. Comme les animaux, l'homme a des besoins
qui, nés de son organisation, peuvent être satisfaits
par elle ; et lorsque quelqu'un des rouages de sa machine vient à se déranger, l'ensemble en est averti par
des mouvemens sympathiques, et des changemens
d'action quelquefois les plus propres à son état actuel et
à sa guérison, sont provoqués. Ainsi, dans toutes les
maladies aiguës, la vive irritabilité des sens ou leur engourdissement, l'affaissement cérébral, la difficulté des
combinaisons intellectuelles, l'adynamie musculaire,
indiquent assez qu'il faut éviter les sensations vives,
les travaux de l'esprit, les affections morales pénibles, garder le lit; l'inappétence, le dégoût pour les
alimens, la soif, la sécheresse de la bouche, le désir
des boissons abondantes et fraîches, annoncent que
les voies digestives ne doivent point être stimulées
par des alimens que, d'ailleurs, elles ne pourraient
digérer et qui les irriteraient davantage, qu'elles
doivent être abondamment humectées par des liquides

frais, aqueux, etc.; enfin, l'afflux sanguin, l'un des caractères des congestions et des phlegmasies, a dû porter les médecins, dès les premiers temps, à recourir aux saignées.

Causant un jour avec l'un de nos plus célèbres médecins, sur la certitude des bons effets des médicamens, il ne craignit pas de m'avouer que, dans son opinion, supprimer entièrement les officines pharmaceutiques, serait rendre un grand service à l'homme malade, et que, pour quelques cas où les médicamens (énergiques, s'entend, car les autres ne sont rien) sont utiles, dans le plus grand nombre ils font beaucoup plus de mal que de bien. « Enfin, me dit-il, le médecin éclairé doit considérer les pharmacies comme des réservoirs de *moyens moraux*, dont il se servira sagement, et que sans doute un jour l'on remplacera par les seuls moyens avoués par la raison et une expérience dégagée de routine et de préjugés; mais ce temps est encore éloigné; les erreurs s'établissent en un jour et pèsent des siècles sur notre pauvre espèce : c'est que l'ignorance est le partage du grand nombre, et les lumières l'apanage de quelques-uns. » *Fuge medicos et medicamina*, conseille Lieutaud aux hypochondriaques. Un jour on le conseillera à tous les malades, ou bien les médecins ne seront plus que des consolateurs, dirigeant la nature, traitant les organes souffrans à l'aide d'un petit nombre de remèdes qu'il ne sera pas nécessaire d'aller chercher aux Grandes-Indes, à la

Chine ou au Mexique, par des changemens apportés dans les stimulans propres des organes. (1)

Si l'influence cérébrale est un excitant général susceptible de modifier toutes les actions organiques, et de déranger tous les ressorts de l'économie, le

———

(1) Les proneurs de médicamens ne manquent jamais de s'appuyer des vertus spécifiques du quinquina et du mercure, l'un comme anti-fébrifuge infaillible, et l'autre comme anti-syphilitique unique et extraordinaire. Que diront-ils en lisant dans le *Journal général de Médecine*, cahier de mars 1821, une circulaire adressée par les chefs du service de santé des armées anglaises à leurs subordonnés, dans laquelle il est dit, « que, d'après des détails indiqués (autant que deux années d'expériences peuvent autoriser cette conclusion), *toute espèce de symptômes vénériens primitifs peut être guérie sans mercure.* » Ces détails sont, 1°. que du mois de décembre 1816 au mois de décembre 1818, on a traité sans mercure dix-neuf cent quarante vénériens affectés d'ulcères au pénis, et pris indistinctement; sur ce nombre, quatre-vingt-seize seulement ont eu des symptômes secondaires; 2°. que du mois de décembre 1816 au mois de décembre 1818, deux mille huit cent vingt-sept vénériens également affectés d'ulcères au pénis, et pris indistinctement, ont été traités avec le mercure ; soixante-onze ont eu des symptômes secondaires en général plus intenses que dans le cas précédent. Ainsi voilà donc un spécifique pré-tendu, et un fameux poison de moins à opposer à un mal qui fait déjà assez de ravages par lui-même, sans qu'il soit encore besoin de l'aider dans son action destructive. Quant au quin-quina, il a déjà bien perdu de ses propriétés médicinales dans l'esprit de beaucoup de personnes ; le temps nous apprendra ce qu'il en faut penser.

cerveau peut aussi déterminer des mouvemens salutaires propres à conserver la santé, à aider puissamment son retour.

Les affections tristes, les chagrins, la tristesse, la crainte, le désespoir, ont la plus funeste influence sur le caractère et la marche des maladies; elles en aggravent les désordres, en précipitent souvent la terminaison funeste, ou au moins en retardent plus ou moins la guérison. Les opérateurs savent combien l'abattement, le découragement, produisent de mauvais effets sur les malades qui viennent de subir des opérations; mais ils se gardent de prendre pour du courage une exaltation factice que présentent certains malades les plus poltrons, qui, effrayés de l'opération qu'ils vont subir, se montent la tête, et sont presque fous lorsqu'ils s'y soumettent. J'ai vu très bien distinguer cet état du vrai courage, et prédire, après les opérations les plus simples, qu'il serait suivi d'un abattement extrême, et peut-être d'une fièvre ataxique et de la mort. Petit, de Lyon, rapporte que, pendant le siége de cette ville, en 1793, les plaies étaient promptement frappées de gangrène. Dans toutes les villes assiégées, dans les armées vaincues et poursuivies par la crainte, la terreur et le désespoir, les maladies sont fréquentes, graves, adynamiques, et en général promptement mortelles. L'annonce d'une nouvelle fâcheuse a quelquefois occasionné en peu de temps des accidens ou une terminaison funeste. Le scorbut reconnaît fréquemment pour cause, avec la mauvaise qualité des alimens, des affections morales tristes, comme on le voit chez les malheureux accablés par la misère, chez les prisonniers privés pour long-temps de leur liberté, et claquemurés dans des cachots sombres et malsains, enfin chez les marins ennuyés de ne pas revoir la terre, etc.

Et au contraire les affections gaies, la tranquillité d'esprit, la confiance, l'espérance, le courage, la fermeté, les meilleurs soutiens de la santé, sont aussi des circonstances bien favorables à la guérison des maladies.

Il est des maladies où les moyens moraux sont d'une utilité encore plus directe; ce sont celles qui consistent spécialement en des désordres des facultés cérébrales, la folie, l'hypochondrie et l'hystérie; ces affections sont attaquées, par ces moyens, dans leur source, qui est le cerveau; dans leurs causes, qui sont toujours cérébrales. Et la raison pourquoi elles résistent souvent à l'art, c'est qu'il est impossible à aucune puissance de diriger, d'une manière absolue, l'intelligence de l'homme; la pensée est indépendante de la volonté; on ne peut ouvrir les yeux et ne pas voir la lumière, tenir l'oreille tendue, et n'être point affecté par les sons; les idées se succèdent sans que nous puissions les arrêter, sans que les meilleurs agens de distraction empêchent le penseur de se livrer à ses hautes méditations; les peines, les chagrins, les inquiétudes qui ont dérangé la santé ne se détruisent point par le raisonnement; ce n'est que du temps et de la cessation des circonstances qui les ont fait naître qu'on doit attendre le retour à la santé. Combien d'hypochondriaques et d'hystériques dont les maux s'entretiennent et s'aggravent parce que ces malades sont continuellement en présence des causes morales qui les poursuivent! Combien de fous ne le seraient pas devenus, si des affections de l'âme qui les ont d'abord tourmentés, ne s'étaient pas renouvelées jusqu'à troubler la raison! Le cerveau de l'aliéné, irrité déjà, s'irrite encore, parce qu'il pense jour et nuit, que le repos ne répare jamais ses forces. Tous les organes dont les excitans naturels sont hors de l'empire de la volonté, sont dans le même cas que le cerveau : ainsi, le cœur est continuellement forcé de recevoir et de chasser le sang, les poumons que l'air pénètre à chaque instant, ne sont pas susceptibles de repos; il ne nous est possible que d'apporter quelques modifications dans la quantité, la composition, etc. du sang et de l'air. Tous les organes, d'ailleurs, sont toujours en rapport avec quelques excitans, le sang, l'influence nerveuse, ou l'action sympathique de quelque organe voisin; mais au moins il n'est pas impossible de suspendre les fonctions digestives, musculaires, génératrices, etc.

La médecine morale a été connue, pratiquée, enseignée dès la plus haute antiquité. Depuis les immortels écrits du père de la médecine jusqu'à nos jours, il n'est pas d'auteur qui n'ait parlé de la salutaire influence que le médecin exerce sur le malade par la direction bien entendue de ses facultés morales et intellectuelles, de ses affections et de ses passions ; outre les exemples multipliés de guérisons de folie, d'hypochondrie et d'hystérie, dues uniquement à ces moyens, on en rapporte d'assez curieux qui passeront pour extraordinaires. Hérodote raconte que le fils du roi Crésus recouvra l'usage de la parole, effrayé par le danger que courait son père, près de succomber sous le fer d'un soldat. Suivant Bartholin, le même événement arriva chez un jeune homme, à la vue d'une femme qui l'avait jadis insulté, et qu'il accabla d'injures. Pausanias nous dit qu'un jeune homme recouvra aussi la parole à la suite d'une vive frayeur que lui causa la vue d'un lion. Personne n'ignore ce trait de Boërhaave, arrivant à l'hôpital de Harlem pour donner son avis sur une affection convulsive qui se propageait parmi une foule de jeunes filles ; il fait apporter des réchauds dans la salle, et menace de l'application d'un fer rouge, la première et toutes celles qui auraient des convulsions ; aucune n'en eut après ce salutaire avertissement. C'est aussi la crainte de la souffrance qui fait qu'au moment de l'extraction la douleur d'une dent disparaît très souvent Des fièvres intermittentes ont été guéries par des impressions morales, telles que la confiance dans certains remèdes, le dégoût occasionné par quelque breuvage contenant des animaux immondes, etc.

CHAPITRE II.

INFLUENCE DE L'ACTION DU CERVEAU MALADE SUR LE RESTE
DE L'ORGANISME.

Il s'agirait ici de considérer d'une manière générale la nature des affections du cerveau sous le double rapport de leurs phénomènes locaux, idiopathiques ou cérébraux, et de leurs phénomènes éloignés ou sympathiques. Deux raisons m'engagent à renvoyer l'étude de cet important objet à un autre lieu. La première, c'est qu'il sera souvent question dans la section suivante des sympathies particulières, de faits qui y sont relatifs, propres à l'éclairer; la seconde, c'est que devant nous occuper spécialement de plusieurs de ses affections, il est très convenable de placer dans un même cadre tous les points qui s'y rapportent. C'est donc en même temps que nous nous occuperons de la partie pathologique de notre travail, que nous traiterons d'une manière très générale de ce dont il est ici question.

DEUXIÈME SECTION.

SYMPATHIES PARTICULIÈRES; INFLUENCES RÉCIPROQUES
DES ORGANES ENTRE EUX ET AVEC LE CERVEAU.

§. Ier. *Modes, voies, moyens, élémens sympathiques.*

Haller admet six modes de rapports sympathiques

entre les organes; savoir : 1°. la communication de tous les vaisseaux entre eux; 2°. l'analogie d'organisation et d'usages des parties; 3°. la continuité des membranes ; 4°. les nerfs ; 5°. le cerveau; 6°. le tissu cellulaire. Tous ces modes sympathiques se réduisent évidemment à l'action du système nerveux. Le tissu cellulaire, les membranes, etc. ne sont susceptibles de transmettre les impressions des organes que parce qu'ils contiennent des nerfs. Presque tous les physiologistes n'ont admis que des sympathies nerveuses; Hofmann, Tissot, Whytt, n'en reconnaissent pas d'autres.

Suivant nous, les organes peuvent avoir des rapports sympathiques de deux espèces bien différentes, et dont il faut tenir un compte exact, si l'on veut avoir une idée nette, positive sur la nature et l'étendue de l'influence qu'ils exercent les uns sur les autres, et en particulier sur le cerveau; tous sont chargés d'une fonction qui a pour résultat nécessaire quelque rapport d'entretien, de conservation, d'action, avec un plus ou moins grand nombre de parties de l'ensemble, quelquefois avec la totalité. Ainsi le poumon sert à la conversion du sang noir en sang rouge, lequel est indispensable à l'existence cérébrale et générale; l'estomac, ou plutôt le conduit alimentaire et ses annexes, séparent de matières étrangères une substance propre à réparer les pertes du sang; le cœur imprime un mouvement à ce dernier et le fait circuler partout où sa présence est nécessaire; le foie secrète de la bile pour aller dans le canal alimentaire coopérer à la digestion, etc. J'appellerai ce mode de communication et d'influence des organes, *sympathies de fonction*, et je réserverai le nom de *sympathies nerveuses* à tous les autres modes d'action ou d'influences.

C'est en grande partie pour n'avoir pas fait cette distinction entre ces deux modes sympathiques, que les auteurs ne se sont point accordés sur l'importance relative ou absolue des organes ; que l'un regarde le cœur comme le premier moteur de la vie ; un autre, les poumons ; un troisième, l'estomac ; un quatrième, le cerveau, etc. ; et dans les trois premiers cas, c'est bien plutôt par le résultat de leur fonction que par leur influence nerveuse que les organes ont des rapports d'une haute importance avec le reste de l'économie. Mais, pourra-t-on objecter, est-il bien facile de séparer deux choses qui sont dans une telle liaison, dans une telle dépendance d'une même cause ? Oui, sans doute, cela est facile ; et il est bien certain, par exemple, qu'un canal alimentaire bien sain ne produit ni assez, ni d'assez bon chyle, s'il ne reçoit des alimens qu'en trop petite quantité, ou de mauvaise qualité ; que des poumons aussi très sains se laisseront traverser par le sang noir qui sera un agent mortel, si un air pur ne pénètre ces organes ; ce n'est pas le cœur qui souffre de manière à occasionner la mort du cerveau, puis de tout l'organisme, dans une hémorragie considérable. En étudiant les sympathies de chaque organe en particulier, nous aurons bien le soin de faire la part de ces deux modes de communication dans les relations des organes.

1°. *Sympathies de fonction.*

L'étendue, la nature, l'importance des sympathies de cette espèce, sont relatives à la destination du résultat fonctionnel, à l'importance des organes avec lesquels ce résultat a des rapports. Ainsi, aucune partie ne pouvant se passer de sang rouge sans être plus ou moins promptement anéantie dans son action, le cerveau surtout ne pouvant s'en passer seulement quelques instans, les relations de fonction des appareils respiratoires et circulatoires qui ont pour objet la purification, si je puis me servir de cette expression, et la dispensation de ce fluide, sont de la dernière importance. Celles de l'appareil digestif le sont moins, puisqu'il n'est pas d'une indispensable nécessité de réparer les pertes par l'alimentation aux époques fixées par l'habitude ou par le besoin; il est toujours possible de manger moins, à des distances plus considérables, de faire abstinence plusieurs jours, quelquefois plusieurs mois, sans qu'il en résulte de conséquences bien fâcheuses, d'accidens mortels. Celles des glandes sont encore plus locales, et ne s'étendent d'abord qu'aux parties, aux fonctions que leurs fluides sécrétoires sont destinés à aider, à compléter; la conjonctive et l'appareil lacrymal reçoivent seuls l'influence de l'action des larmes ; la bile agit sur les voies gastriques, l'urine sur les voies urinaires, le sperme sur les vésicules spermatiques, le pus sur les parois du foyer qui le contient, etc. Je sais bien que les physiologistes, qui prétendent faire jouer un grand rôle à plusieurs de ces fluides, ne manquent pas d'avoir recours à l'absorption ; mais je leur répondrai, 1°. que chaque résultat de fonction a un seul but à remplir ; 2°. que les vaisseaux absorbans (dans l'état sain) ne prennent ordinairement d'un fluide que ses parties aqueuses, et laissent ses parties salines, odorantes, celles enfin qui le caractérisent et lui communiquent les propriétés relatives à sa fin ; l'urine qui séjourne davantage dans la vessie est plus épaisse, plus trouble que celle qui en est rejetée aussitôt qu'elle y est entrée ; les matières fécales contiennent les sels et la partie colorante de la bile, etc. ; 3°. qu'en supposant même l'absorption d'une petite portion de ce que ces humeurs ont d'âcre et de stimulant, une fois mélangé avec la masse des fluides, il est bien difficile, il est impossible de concevoir que ceux-ci en contractent de nouvelles propriétés bien tranchées, et exercent par ce moyen une influence nouvelle et bien marquée sur les organes qui les reçoivent ; une goutte de vin se perd dans un verre d'eau. La bile, l'urine, le sperme, le pus, n'ayant donc de rapports déterminés, positifs, qu'avec le canal alimentaire, les voies urinaires, les vésicules spermatiques, les parois d'un foyer purulent, l'action de ces humeurs est bornée à ces organes, et n'entre pour rien dans la production et la manifestation de phénomènes éloignés, ayant un siége distinct de ceux-là, tels que les phénomènes cérébraux, passions, affections, combinaisons intellectuelles, etc.

2°. *Sympathies nerveuses.*

Parmi les physiologistes, les uns ont pensé que toutes les sympathies nerveuses avaient lieu par l'intermédiaire du cerveau; les autres, que les nerfs pouvaient transmettre des impressions d'organe à organe directement et sans le cerveau. Astruc, Van-Swiéten, Tissot, et surtout Whytt, sont les partisans de la première opinion; Vieussens, Boërhaave, Meckel, sont ceux de la seconde. Quoique je pense que l'encéphale soit en effet le principal agent des sympathies nerveuses, le seul agent de celles qui sont importantes et deviennent promptement générales, j'admets cependant qu'il en existe de directes, qui se passent indépendamment de cet organe; selon moi, Astruc, Swiéten, etc. ont très souvent raison; mais il est des cas où leur opinion est trop exclusive.

Aujourd'hui les physiologistes ne tiennent presque aucun compte des sympathies nerveuses que j'appellerai *cérébrales*, ne voyant que des communications nerveuses directes, par exemple, de l'estomac avec la peau, de la plante des pieds avec les voies aériennes, etc. ; et, pour le dire ici en passant, de cette fausse manière de voir est née la doctrine souvent funeste, meurtrière, de la *dérivation* à l'extérieur, comme nous nous en assurerons en parlant des sympathies cutanées. J'avoue que je n'ai encore rien lu d'aussi bien fait sur les sympathies nerveuses, que ce qu'a écrit Whytt sur ce sujet, dans son Traité des maladies des nerfs.

1°. *Sympathies nerveuses directes.* Ce sont les sympathies de continuité de tissu, de Bichat et des auteurs ; elles ont lieu en général entre des organes peu éloignés, continus par quelques points, et qui reçoivent des nerfs des mêmes plexus ganglioniques ou d'autres nerfs. Telles sont les relations de l'estomac et du foie, du rein et du testicule, de la muqueuse vésicale et urétrale, de la muqueuse buccale et des glandes salivaires, de la peau et du tissu cellulaire sous-jacent, ou des muscles, etc. C'est particulièrement dans les maladies que ces organes se communiquent promptement de la sorte leurs souffrances : ainsi les gastrites se compliquent fréquemment d'affections du foie ; la néphrite, le passage de calculs dans les uretères, s'annoncent presque toujours par une douleur et une rétraction testiculaire ; la présence de calculs dans la vessie a pour caractère presque constant une douleur au bout du gland : c'est par un mode sympathique semblable que, dans la maladie coxofémorale, le genou devient douloureux ; que des irritans appliqués à la peau apportent des changemens dans l'état morbide des organes sous-cutanés, du tisssu cellulaire, des muscles, et même des séreuses qui tapissent les grandes cavités splanchniques. Nous reviendrons au reste, dans la suite, sur toutes les circonstances de cet objet, en considérant les sympathies de chaque organe. Disons seulement que les sympathies nerveuses directes ont pour caractère d'être locales, peu étendues, ne peuvent avoir une influence générale qu'indirectement, et en excitant d'autres mouvemens sympathiques.

2°. *Sympathies nerveuses indirectes, ou cérébrales*. Whytt, et les auteurs qui regardent le cerveau comme l'agent général des sympathies nerveuses, fondent leur opinion sur ce que 1°. chaque nerf en particulier paraît être absolument distinct des autres nerfs dans son origine, c'est-à-dire lorsqu'il sort de la substance médullaire du cerveau et de la moelle de l'épine, et dans tout le trajet qu'il parcourt (1). (Cette raison n'est pas juste, car aujourd'hui il est bien reconnu que les nerfs ganglioniques, que chaque plexus, que beaucoup de nerfs ne sortent point les uns des autres, et ne font que communiquer entre eux). 2°. Des parties dont les nerfs sont tout-à-fait distincts, présentent cependant des relations sympathiques manifestes ; 3°. des exemples contraires sont offerts par des organes, qui, recevant leurs nerfs des mêmes plexus, des mêmes troncs, ne sympathisent point ; 4°. toute sympathie cesse dès qu'on coupe les

____

(1) WHYTT, *Maladies nerv.* tome I, page 63. — 1777.

troncs nerveux (1); 5°. le cerveau seul communiquant avec toutes les parties du corps, peut seul donner naissance aux mouvemens sympathiques plus ou moins subits, généraux, graves ; si vous irritez légèrement le nerf d'un muscle, ce muscle seul entre en convulsions (2); 6°. « puisque certaines affections de l'âme, ou passions produites par l'action des objets extérieurs sur les organes des sensations, occasionnent des mouvemens extraordinaires ou d'autres effets dans le corps, et cela en agissant uniquement sur le cerveau, pourquoi les impressions faites sur les nerfs dans toutes les autres parties du corps ne produiraient-elles pas également, par le moyen ou la médiation du cerveau, divers mouvemens et d'autres effets dans des parties du corps éloignées des nerfs qui ont reçu l'impression? L'analogie est évidente (3). » Cette proposition, qui renferme toute la théorie de l'action des opérations sensoriales, est vraie, et dans l'ordre physiologique, et dans l'ordre pathologique. Non seulement les sensations internes naturelles ou fonctionnelles ont les mêmes caractères cérébraux que les sensations externes, mais encore les désordres sympathiques généraux, qui ont pour cause le cerveau, qui sont déterminés par une influence sur cet organe, et par une réaction de lui, sont les mêmes que ceux qui résultent de ses

---

(1) WHYTT, *Maladies nerv.* tome I, page 78.

(2) *Id.* page 80.

(3) *Id.* page 80.

affections idiopathiques. Dans les deux cas c'est un état donné du cerveau, qui ne diffère que dans son mode de production, et nullement dans sa forme ; que la cérébrite soit idiopathique ou sympathique, ses caractères, sa physionomie, ne varient presque pas.

Il y a donc deux choses à considérer dans les sympathies nerveuses indirectes ou cérébrales, l'action des organes sur le cerveau, et la réaction opérée par celui-ci.

Je maintiens comme un axiome de physiologie des plus importans, la proposition suivante, que j'ai émise précédemment : le cerveau n'est susceptible d'être influencé, impressionné, que par les irritations des extrémités nerveuses, assez intenses pour devenir des sensations; toute opération organique qui a lieu sans conscience, reste locale, n'exerce aucune action sur le cerveau autrement que par ce que nous nommons le résultat fonctionnel. Whytt a émis à peu près la même opinion, lorsqu'il a dit : « Toute sympathie, tout consensus suppose *du sentiment.* — Mais de plus, il paraît évidemment prouvé que toute sympathie est *l'effet du sentiment* (des sensations), et, par conséquent, qu'elle est produite par les nerfs, parce que les changemens ou altérations qui arrivent dans le corps, et qui sont occasionnés par la sympathie des différentes parties, diminuent, ou même cessent entièrement, toutes les fois que le système nerveux (il veut dire le cerveau) est assez fortement affecté par quelque cause que ce soit, pour que l'action de celle-ci ait plus d'intensité que *les sensations* qui causent les changemens ou altérations dont il s'agit. C'est ainsi que l'on guérit une personne du hoquet, en faisant naître dans son âme la terreur, la crainte, la surprise, ou toute autre passion violente ; qu'une irritation qui se fait sentir dans le nez n'occasionne pas d'éternuement, si le premier effort, qui annonce l'éternuement commençant, est accompagné d'une douleur aiguë dans quelques uns des muscles du dos ou des côtés, etc. » (1)

J'ai décrit les principales sensations internes ; j'aurai occasion d'y revenir en traitant des sympathies des organes d'où elles tirent leur première origine, et surtout dans les considérations générales qui vont suivre.

L'on ne manquera pas de m'opposer des faits tendant à infirmer la proposition, que le cerveau n'est influencé que par des impressions sensoriales ; dans l'état actuel de la science, ils sont nombreux. Mais je soutiens qu'ils sont mal observés, que l'on n'a pas tenu compte de toutes les circonstances de leur détermination ; que, dans tous ces cas, où l'on prétendrait faire dériver certaines modifications, cérébrales, physiologiques ou pathologiques, d'une action nerveuse *occulte et mystérieuse* d'organes éloignés, ou bien l'on prend des effets pour des causes, des états concomittans pour des états subordonnés, ou bien le cerveau reçoit des impressions morbides par les voies circula-

____

(1) *Id.* p. 50, 51.

toires. L'on ne fait point attention que les causes des maladies agissent sur l'économie, souvent par l'intermédiaire du cerveau, comme toutes les sensations, affections, etc. agissent souvent sur lui en même temps que sur d'autres organes, comme les liqueurs spiritueuses, alcooliques, etc., et qu'alors il n'est point étonnant que cet organe en reçoive de profondes atteintes. L'on ne fait point attention que beaucoup de maladies que l'on croit idiopathiques et causes des phénomènes cérébraux, ne sont que la suite de ceux-ci.

Je ne sais s'il est convenable de ranger ici, comme ayant une action sur le cerveau, la perception de l'état maladif par les sens intellectuels. La crainte de la mort, le dégoût de la vie, qui naissent, l'une, lorsque les maladies sont jugées graves, l'autre, lorsqu'elles sont jugées incurables, augmentent souvent plus les désordres que le premier mobile lui-même.

Voilà pourquoi, dans les épidémies et les contagions, les esprits faibles, les poltrons, les timides, sont en général plus maltraités que ceux dont le danger n'atteint jamais la fermeté, le calme de leur âme. La plupart des maladies chroniques n'inspirent guère des inquiétudes que lorsqu'elles ont fait des progrès qui ne permettent plus le retour à la santé; leur marche insidieuse, les intervalles de mieux et de pire, les troubles à peu près circonscrits dans la partie lésée, et surtout la conservation de l'appétit, quand l'estomac n'en est pas le siège, trompent facilement le malade sur sa véritable situation. Il commence à s'affecter, si les remèdes du médecin ne le soulagent point, ou ne le soulagent que passagèrement, si ses forces diminuent au lieu de revenir, si l'appétit se perd. La perte de l'appétit est peut-être ce qui afflige le plus les malades; ils sont convaincus, d'un côté, que le bon état des organes digestifs est un signe que le mal *ne gagne pas l'intérieur*, n'attaque pas encore *l'arbre au cœur; j'ai le cœur bon*, disent-ils avec plaisir, tout espoir n'est pas perdu : de l'autre, que c'est en prenant des alimens qu'ils répareront le matériel des organes et recouvreront leurs forces ; ignorant que la cause de leur faiblesse est bien moins dans un défaut de nutrition que dans les dispositions du centre nerveux, dont l'éréthisme, l'irritation arrête toujours l'exercice de cette action. Les auteurs qui veulent prouver combien l'estomac a d'influence sur le cerveau, comparativement à tous les autres organes, et notamment au poumon, raisonnent sur un fait très vrai, mais dont ils ne saisissent pas toujours les rapports; ils font donc remarquer que les lésions gastriques, même les plus légères, s'accompagnent promptement de tristesse, de morosité, d'abattement moral et intellectuel, etc., tandis qu'on voit des phthisiques très gais, pleins d'espérance, etc. Mais outre que très souvent les maladies qu'on cite pour exemple sont de prétendues hypochondries, de véritables affections cérébrales avec des désordres gastriques, comme je viens de le dire, rien n'affecte un malade comme le défaut d'appétit, phénomène qui caractérise toutes les maladies gastriques, et qui ne survient souvent dans les affections chroniques, chez les phthisiques, que long-temps après leur invasion, seulement avec les symptômes fébriles ou généraux, et même après eux. Certaines infirmités qui dégradent les parties extérieures sans altérer bien manifestement la santé, telles que les dartres, les lèpres, la variole, les teignes; d'autres, plus ou moins dégoûtantes, telles que des anus contre nature, des chutes de rectum ou de matrices, des ulcères incurables, des vices de conformation, tels que les pieds bots, la claudication, la gibbosité, dont les inconvéniens sont plus remarquables chez les femmes quand arrive l'âge de plaire; chez le même sexe, et chez quelques hommes, la laideur et la perte de la beauté, survenues par accident ou avec les progrès de l'âge; toutes ces circonstances occasionnent fréquemment des affections morales pénibles, l'ennui, la tristesse, le chagrin, et par suite la folie, l'hypochondrie, le penchant au suicide, maladies d'autant moins faciles à guérir que la cause en est pour l'ordinaire indestructible.

Ce mode d'action des organes sur le cerveau pourrait très bien entrer dans le cadre des sympathies, si l'on consultait la valeur étymologique du mot, qui exprime la liaison de rapports, de souffrances, sans indiquer les moyens de communication.

Le cerveau étant influencé par les organes, physiologiquement ou pathologiquement, par des impres-

sions sensoriales, ou par des résultats fonctionnels,
est *affecté* d'une certaine manière (j'emploie cette
expression dans un sens très étendu), et réagit à son
tour en conséquence, diversement, tant pour la nature, l'intensité, la durée, que pour le siége des phénomènes de réaction, suivant une foule de circonstances relatives à lui-même et aux organes influençans ou influencés, qu'il n'est pas de mon objet d'examiner ici. Quand je dis qu'il réagit, je n'exprime probablement pas la chose comme elle se passe toujours : en effet, il est vraisemblable que si le cerveau détermine des phénomènes sympathiques par
une action spéciale, par un effort, il doit en produire
par une cessation ou un changement d'action, auquel
cas l'on ne peut dire qu'il réagit, puisque au contraire il reste dans l'inaction.

Si au lieu d'envisager les modes, les voies sympathiques d'une manière générale, et relativement à
tout l'organisme, nous ne les considérons que dans
leurs rapports avec le cerveau, nous observerons que
cet organe n'est susceptible de recevoir des impressions que de deux côtés, par deux voies seulement ; il
ne reçoit d'impressions que celles qui lui sont trans-
mises par les extrémités sentantes des nerfs, lesquelles doivent être à un degré tel qu'elles soient
transformées en sensations, et celles qui lui viennent
par la circulation. Car si l'on réfléchit un instant à la
sphère d'action des résultats fonctionnels, l'on verra
qu'en dernière analyse c'est au moyen du sang, mo-

difié par eux ; que c'est aux propriétés qu'acquiert ce liquide par suite du mélange du chyle, des combinaisons respiratoires, des fluides absorbés aux diverses surfaces perspiratoires, sains ou altérés par des substances délétères, que le cerveau en peut recevoir une influence directe. Autrement cet organe n'est point soumis à l'action immédiate de ceux de ces résultats dont les points de contact sont locaux, bornés à des parties bien circonscrites, rejetés au dehors sans pénétrer les voies circulatoires.

Avant de passer à l'examen des sympathies particulières de chaque organe, et pour éviter de répéter trop souvent ce qu'elles offrent de commun, notamment dans les maladies, je présenterai quelques considérations d'un intérêt général.

§. II. *Quelques considérations générales.*

Tant que les organes exercent régulièrement leurs fonctions, leur action entrant dans l'harmonie générale, il est souvent difficile et quelquefois impossible de déterminer la nature des rapports particuliers qui existent entre les différentes parties de l'organisme vivant ; on voit alors l'ensemble et non les détails de la machine. Ce n'est que lorsque quelque chose vient à manquer d'un côté, que nous pouvons mieux observer les effets qui résultent de la situation nouvelle qui se manifeste, et chercher à en apprécier les causes. Ce sont donc les organes souffrans que nous

devons étudier pour connaître leurs sympathies, c'est
l'état pathologique qui doit éclairer l'état physiologique; en un mot, nous pouvons bien moins facilement saisir l'enchaînement des effets et des causes
lorsque l'être se développe, parce que cette opération est lente et graduelle, assez ordinairement uni-
forme, et par la même raison lorsqu'il s'éteint naturellement, que lorsqu'un accident apporte des changemens prompts, subits, étendus ou généraux. Alors
nous voyons la scène changer à chaque instant, des
organes tour à tour influencés ou influençans, le
désordre se propager, toutes les sympathies successivement et bientôt en même temps mises en jeu, chaque
anneau de la chaîne organique répondant au premier
moteur du trouble; et si nous connaissons la sphère
d'action de chacun, la nature des phénomènes à la
formation desquels il préside, à l'aide de l'analyse,
nous parviendrons aisément à classer, d'après leur
source, les symptômes, et d'après l'ordre de leur succession, l'origine de ces symptômes, la cause éloignée,
sympathique qui les fait naître; enfin nous parviendrons
à la connaissance des rapports qui existent entre les différens organes. Après une telle étude, l'observation de
l'homme sain dans ses différences relatives aux âges,
aux sexes, aux idiosyncrasies, etc. devient une mine
féconde en résultats aussi variés qu'instructifs; une
foule de phénomènes, jusque là inexplicables, sont
sans peine rattachés à leur cause véritable. Pourtant,
il faut procéder avec ordre, avec méthode, être bien

pénétré des principes physiologiques que nous avons exposés, et qui sont comme la base de la science, le point de départ dans toutes recherches de ce genre, si l'on veut arriver à des conséquences rigoureusement déduites, éviter de tomber dans le vague hypothétique qui règne aujourd'hui sur cet objet.

Aucun sujet de physiologie ne présente autant d'obscurité, n'est moins avancé, que celui des sympathies, des rapports, des liaisons organiques ; ce sont les *mystères* de la science. Signalons les causes principales de cette ignorance ; voyons quelle route a pu conduire à l'erreur, laquelle pourra nous conduire à mieux saisir le véritable état des choses.

1°. Il est indispensable de connaître les choses en elles-mêmes, avant que d'en chercher les rapports, les connexions, les relations, si ce n'est dans le petit nombre de cas où ces deux sortes de connaissances s'acquièrent en même temps. Relativement à l'organisme, par exemple, il faut avoir des idées positives sur toutes les forces qui ont une action isolée et distincte, pour ensuite considérer ces forces dans leurs différens modes d'agir ; mais il faut surtout les découvrir toutes, ne point ignorer la nature des phénomènes auxquels chacune donne naissance, sans quoi les sentiers que l'on parcourra alternativement s'hérisseront de plus en plus de difficultés ; des sophismes, des suppositions à la place des faits, serviront à élever un frêle édifice qui péchera par le côté essentiel, par les fondemens. Ces reproches, on peut les faire à

ceux des physiologistes, qui, non seulement ont négligé les importantes attributions de la première force
organique, du cerveau, mais encore se sont traînés
servilement sur les traces ténébreuses des métaphy-
siciens et des théologiens, en méconnaissant les
droits, le pouvoir de l'organisation, et en admettant
au nombre des élémens, des puissances premières de
l'économie, des forces occultes, incompréhensibles,
*des forces ou des propriétés vitales, un principe vi-
tal*, et autres êtres abstraits tout aussi sensibles, et
qui ont dû errer bien davantage lorsqu'ils ont voulu
déterminer les rapports de choses inconnues, inap-
préciables à nos sens, quand même elles existeraient
telles qu'on le suppose.

Ces forces *éthérées, impalpables, cachées,* ou
mieux, *chimériques,* existant par tout l'organisme
sans tenir à aucun organe particulier, d'après les opinions reçues sur leur nature, peuvent être affectées
indépendamment des organes, ou primitivement et
communiquant à ceux-ci leur affection, *se portent
dans un lieu ou dans un autre, à droite ou à gauche, abandonnent une partie pour se fixer en masse
dans une autre, s'y concentrer, etc.* Ainsi on dit que
*les forces de la vie sont exaltées, affaiblies, per-
verties, mal réparties, concentrées sur tel organe;*
que *le principe vital languit.* Après cela, le moyen
de saisir le passage de pareils êtres, leurs allées et
leurs venues, leurs connexions entre eux et avec
l'organisation! Bientôt nous réduirons à leur juste

valeur, par l'exposition des faits, ces opinions qui ne sont pas seulement absurdes et ridicules pour l'époque où nous vivons, mais qui sont dangereuses parce qu'elles retardent les progrès de la science, et sont plutôt faites pour la reporter aux siècles passés que pour l'avancer en rien dans quelque espace de temps que ce soit.

2°. L'erreur n'engendre que l'erreur; un principe faux ne conduit qu'à de fausses conséquences. Dès l'instant que les physiologistes plaçaient quelque chose au-dessus de l'organisation, ils devaient négliger de toute nécessité les rapports matériels des organes, préférer d'avoir recours, pour expliquer la propagation des phénomènes morbifiques, aux causes supérieures (les forces vitales) directrices des causes inférieures (les organes); et en effet, souvent ils se contentent de faire *voyager* leurs *forces occultes*, de dire que *le principe de la vie est attaqué ici ou là*, que *la force médicatrice de la nature dirige ses efforts de tel côté, ou bien est opprimée, impuissante, etc.* Ce langage, si digne du médecin du Malade imaginaire, est pourtant le langage de nos jours.

Bichat nous a montré à étudier les relations des organes; ses Considérations sur la vie et la mort sont un chef-d'œuvre qu'on ne saurait trop méditer. Bichat a su prendre la nature pour guide, laisser l'erreur de côté, et poursuivre la recherche de la vérité sans craindre les préjugés vulgaires. Ses expériences sur l'influence réciproque de trois organes essentiels sont des modèles d'exactitude, d'observation, et d'une saine dialectique. Il n'a pas tout vu, la mort l'a trop tôt frappé; il n'a pas toujours bien vu, mais il a jeté de vives lumières sur un sujet bien obscur, il a commencé à dissiper d'épaisses ténèbres. Cabanis et Bichat ont les premiers, dans ces derniers temps, contemplé l'organisme dégagé de ses élémens hypothétiques. Depuis lors aussi, l'on a tenu compte davantage des appareils nerveux comme agens des sympathies. Pourtant, il faut l'avouer, ce point de physiologie a fait peu de progrès; et aujourd'hui encore très souvent l'on se contente d'observer la manifestation des phénomènes sans rechercher le mécanisme de leur production; cela tient à deux causes qui ont la même source, à ce que l'on a méconnu l'intervention du cerveau dans la plupart de ces actes, à ce que l'on a admis trop de sympathies nerveuses directes.

Ainsi l'on constate que les variations brusques de température, le froid des pieds, sont de fréquentes causes d'irritations des muqueuses nazale, bronchique et intestinale, d'où l'on conclut que la peau a une grande influence sur ces membranes; sans faire atten‑tion, d'un côté, qu'aucun nerf ne s'étend directement de l'une aux autres, qu'ils n'en reçoivent pas de la même source; et de l'autre, que ces effets, lorsqu'ils ne résultent pas de l'action immédiate du froid sur les muqueuses, ont lieu par l'intermédiaire du cerveau, qui, affecté par des sensations subites plus ou moins vives, réagit à son tour sur d'autres parties; la diar‑

rhée qui survient dans ce cas ressemble absolument à
celle qui suit une vive affectation morale, telle que la
frayeur. Bichat dit aussi : « Une odeur agissant sur la
pituitaire réagit sur le cœur et produit la syncope ; »
ce qui rentre dans l'explication précédente, la pituitaire ne communiquant point assez directement avec
le cœur pour déterminer une telle action. L'on considère encore l'estomac comme étant en rapport avec
toute l'économie, et l'on en donne pour une preuve
que l'on croit sans réplique, que les effets de la faim
sont généraux, et qu'ils cessent aussitôt l'ingestion d'un
peu de nourriture, ou d'une liqueur tonique. Ce raisonnement mérite d'autant plus d'être examiné que
nous le retrouverons à chaque instant à l'occasion des
sympathies pathologiques.

Le cerveau a des attributions si étendues, soit par
des fonctions, qui ont pour objet les sensations, la
pensée et les mouvemens, trois sortes d'actes qui
composent presque à eux seuls l'animal, l'individu, que
les expressions de faiblesse, de force de l'organisme,
d'énergie ou d'épuisement de la vie, indiquent à peu
près exclusivement la nature de ces actes, c'est-à-dire,
en dernière analyse, l'état de la force cérébrale, comme
au reste nous en serons dans la suite convaincus ; soit
par l'influence sympathique qu'il exerce sur les autres
organes, influence dont nous avons reconnu l'im-
mensité et la variété, qu'il arrive que ses maladies ou
quelques uns de ses modes d'action sont caractérisés
par des phénomènes qui paraissent généraux dans cer-

tains cas, et qui le sont réellement dans beaucoup d'autres. Et lorsque nous suivrons les progrès des maladies des autres parties, qui deviennent générales, nous remarquerons qu'elles ne s'étendent ainsi, qu'elles n'affectent toute l'économie que par le moyen du cerveau principalement ; nous verrons que les symptômes généraux communs à toutes ont leur source immédiate dans cet organe. Sous ce rapport, l'estomac n'est pas plus privilégié que le cœur, le poumon ou le foie ; il n'a aucune sympathie nerveuse directe ou *acérébrale*, assez évidente pour qu'on doive l'en distinguer. Maintenant , qu'est-ce que la faim ? Nous n'avons point oublié que c'est une sensation, un phénomène cérébral résultant d'impressions que fait naître l'absence des alimens, ou la vacuité de l'estomac, dont les effets sont ceux des sensations pénibles, ou trop long-temps continues, et consistent en un état particulier d'affaissement sensorial, intellectuel et musculaire, lequel disparaît à l'instant que la cause vient à cesser, aussitôt que la présence des substances alimentaires, d'un peu de vin, et quelquefois d'un corps étranger qui trompe l'estomac, mettent cet organe dans le cas de ne plus agir sur le cerveau. Tout ceci est entièrement applicable à la généralité des organes.

3°. Mais nous devons surtout attribuer l'ignorance où l'on est sur la nature des rapports organiques aux fausses opinions que les pathologistes se sont faites des maladies, à la manière vicieuse qu'ils ont d'observer et de se rendre compte des phénomènes qui les caractérisent.

Les uns, partisans du vitalisme, admettent des lésions *vitales*, parce qu'ils ont de fausses idées de la vie, ou qu'ils n'ont pu découvrir la cause matérielle de ces lésions ; malgré les progrès de l'anatomie pathologique qui en a beaucoup rétréci le domaine, et l'analogie qui devrait le faire disparaître, ils persistent à croire à des désordres de l'économie dont le siége n'est pas dans l'organisation. On pense bien qu'il est inutile de s'enquérir des voies de progression des lésions vitales.

D'autres croient que les fonctions peuvent être troublées quoique les organes restent sains : ce sont des pseudo-vitalistes, qui, obligés d'abandonner des opinions insoutenables dans l'état actuel des connaissances, se rejettent néanmoins dans des explications non moins erronées, et non moins préjudiciables à l'avancement de la science. Qu'est-ce en effet qu'une fonction sans un organe ? et y a t-il autre chose dans l'être vivant, que des organes agissans ?

Presque tous, induits en erreur par des causes qu'il est facile de pressentir d'après ce qui précède dans l'avant-dernier alinéa, relatif à la faim, et sur lesquelles nous reviendrons, croient à l'existence de désordres vitaux, de fonction ou autres, *existant primitivement et presque toujours consécutivement partout, dont le siége est général,* ou plutôt *qui n'est nulle part,* car cela revient au même. Ils appellent ces désordres des *fièvres essentielles*, des *maladies essentielles*. Il est bien clair qu'ils ne cherchent point le mode de propagation de maladies qui se développent en même temps partout. Et notez que ces fièvres occupent le tiers du cadre nosologique, et se présentent encore davantage au lit du malade. Quant aux affections qu'ils reconnaissent pour locales, ils supposent ordinairement qu'elles se généralisent par des sympathies nerveuses directe; que le mouvement fébrile est produit par l'action des organes lésés sur le cœur, et ainsi des autres phénomènes. Dans ces derniers temps une secte de véritables *gastromanes*, dont d'ailleurs je suis loin de vouloir contester les services éminens qu'elle a rendus à la science, mais que je crois maintenant dans le chemin d'erreurs non moins funestes que celles qu'elle a contribué à renverser pour toujours; cette secte a prétendu faire de l'estomac le centre de toutes les sympathies pathologiques; en sorte que cet organe recevrait le premier l'influence de tous les désordres, et réagirait ensuite sur le reste de l'économie.

Un reproche bien plus grave qu'ont mérité à peu près tous les pathologistes, également encouru par les observateurs de l'homme en santé, c'est d'abstraire trop souvent le sujet de ses attributs, de considérer ces derniers comme s'ils pouvaient être quelque chose par eux-mêmes, tandis qu'ils ne sont rien de plus que des manières d'être du premier; la pesanteur, l'étendue, la forme, ne sont que la matière pesante,

étendue, configurée, etc., comme la pensée, la digestion, la respiration, ne sont que le cerveau pensant, l'estomac digérant, le poumon respirant. Il n'y
a pas davantage d'êtres qu'on doive appeler *maladies* ; il n'existe que *des organes malades*. Et, par
maladie, on ne doit entendre que la collection des
symptômes, des caractères que présente un organe
dans cet état. Il est résulté de là qu'au lieu d'analyser
ces symptômes et ces caractères, de les classer d'après
leur siége, de les rapporter à leur cause organique,
ces auteurs se sont en général contentés de les exposer
le plus souvent avec peu d'ordre, et de placer, d'en-
tremêler ceux qui naissent du cerveau avec ceux que
produit le poumon, etc., comme il me serait très
facile d'en fournir des exemples sans nombre ; ils
disent qu'il y a fièvre, adynamie, ataxie, sans indiquer
à quoi tiennent ces états, quels organes déterminent
la manifestation des phénomènes qui caractérisent la
fièvre, l'adynamie et l'ataxie, ni conséquemment par
quelles voies sympathiques ces organes ont été influencés et mis dans le cas de les produire. Ou bien
s'ils classent ces symptômes, c'est plutôt sous le rapport du développement, de la marche, des terminaisons, du pronostic et du diagnostic de la maladie
que sous celui de leur siége. En outre une telle méthode d'observation conduit à considérer la progression du mal par l'addition successive de nouveaux
symptômes sans en chercher la source ou le mobile,
ce qui n'apprend rien sur les voies sympathiques par

le moyen desquelles ils sont produits. Il en serait
tout autrement s'ils ne voyaient que des organes malades, communiquant les uns avec les autres, directement ou indirectement, s'influençant réciproque-
ment, directement ou indirectement, etc.

Que nous reste-t-il donc à faire à présent que nous
avons mis en évidence les causes qui ont empêché
les pathologistes d'éclairer la doctrine des sympathies?
il nous reste, pour rendre les principes posés dans
cette discussion et précédemment, positifs et d'une
facile application, à joindre l'exemple au précepte, à
exposer, analyser les faits généraux des maladies,
étudier leurs rapports, leur enchaînement, leur dépendance; et pour cela, saisir le désordre au point
où il commence, le suivre d'organes en organes, le
voir se compliquer, se revêtir pour ainsi dire de nouveaux désordres jusqu'à une terminaison funeste, ou
diminuer successivement et s'accompagner du retour
de l'ordre dans les parties qui avaient sympathiquement souffert, jusqu'à un parfait rétablissement; essayer, après cela, d'expliquer quel a été dans ces
troubles le jeu des élémens sympathiques. La rapidité
des influences, la multitude d'actions et de réactions
simultanées ou très rapprochées dans les maladies
très aiguës et qui deviennent promptement et comme
instantanément générales, pourraient souvent induire
en erreur ; mais les mêmes maladies, ou plutôt
les mêmes organes malades à d'autres degrés se

présentent avec une apparence opposée ; ici l'on voit l'organisme s'altérer, se détruire peu à peu, pièce par pièce, se dégrader insensiblement, le mal se propager souvent assez visiblement pour lever tous les doutes, et éclairer les cas qui offrent un autre aspect.

Nous serons obligés d'anticiper sur deux points de doctrine, dont la connaissance importe également ici, et dont il sera question dans la suite, ayant pour objet, l'un, le siége et la nature des maladies, l'autre, l'influence du sang et des autres fluides circulatoires sur les organes, et particulièrement sur le cerveau. Relativement au premier, nous dirons seulement que nous considérons toutes les maladies comme partant toujours d'un organe, d'un appareil ou d'un système, *comme étant primitivement locales;* et relativement au second, que le sang rouge et pur est un excitant essentiel à la vie du cerveau, à celle de tous les organes, à la nutrition générale, aux sécrétions, comme le prouvent les effets de la suspension de la respiration, de la circulation, une hémorragie considérable, la modification ou l'altération de cette humeur par un mélange de substances étrangères, telles que des gaz non respirables et délétères, de diverses liqueurs ou poisons, soit qu'ils viennent par les absorbans cutanés, pulmonaires, gastriques, ou qu'ils soient injectés dans les vaisseaux sanguins, surtout dans les carotides ou cérébrales antérieures; je pourrais ajouter, comme le prouvent aussi les observations des pathologistes, s'il n'était besoin d'insister spécialement sur cet objet, aujourd'hui trop négligé peut-être.

D'abord, commençons par observer :

Une maladie se compose de deux ordres de phénomènes ; les uns locaux, idiopathi ues, circonscrits dans l'organe essentiellement affecté ; les autres généraux, sympathiques, se manifestent dans les autres organes.

Les premiers consistent en des altérations de forme, de volume, de couleur, de texture, de rapports, qui sont étrangers à notre objet, en des troubles de fonction qui ne nous intéressent qu'en tant qu'ils deviennent la cause de troubles éloignés. Nous noterons comme un phénomène local très fréquent, le sentiment de la douleur.

Les seconds sont très variables pour l'intensité, suivant une foule de circonstances, telles que les dispositions du sujet, l'espèce de tissu affecté, la nature, l'intensité, la période, la terminaison de l'affection locale, suivant qu'elle est aiguë ou chronique, etc. Ce sont eux qui doivent fixer notre attention ; étudions-les d'une manière générale dans chaque organe principal de l'économie, dans le cerveau et ses dépendances immédiates, dans le cœur, les poumons, les voies gastriques, la peau et les organes sécrétoires. Je suppose un état aigu.

1°. *Phénomènes cérébraux.* Le cerveau est constamment affecté dans toutes les maladies aigus, même les plus légères ; il est le siége de la plupart des symptômes qu'on appelle *précurseurs*, parce que lorsque ces symptômes existent, cet organe a reçu, soit primitivement, soit en même temps, ou peu après, l'influence de la cause qui a dérangé l'organe essentiellement affecté. Il est souvent le siége des principaux désordres, si le mal va en empirant ; et dans le cas où la terminaison est funeste, l'on peut dire que c'est par la mort du cerveau que la mort générale arrive.

— Les principaux phénomènes précurseurs, les phénomènes constans de presque toutes les maladies, et qui ont leur source dans le cerveau, sont 1°. le frisson, et un tremblement musculaire plus ou moins général, alternant pendant quelque temps avec des sensations de chaleur, et de malaise universel ; 2°. l'insomnie ; ou les malades ne dorment pas, ou bien leur sommeil est pénible, troublé par des rêves, interrompu par des réveils en sursaut, non réparateur. 3°. La céphalalgie ; peu de malades en sont exempts. 4°. L'altération des traits de la face ; l'expression de cette partie est trop sous la direction du cerveau, dont elle rend souvent si bien les opérations, pour qu'il soit besoin de justifier l'ordre dans lequel nous la plaçons ici. 5°. L'affaiblissement des facultés sensoriales, intellectuelles, morales et musculaires ; les sens ne sont plus autant excités par les objets extérieurs ; le goût est perdu, dénaturé ; l'odorat est peu sensible aux odeurs ; la lumière est ordinairement peu supportable, ainsi que les sons ; en sorte qu'une trop grande clarté ou le bruit fatiguent beaucoup le malade. La pensée est faible et difficile ; rarement l'esprit est-il occupé de quelque combinaison suivie, de travaux réfléchis, le cerveau n'en a pas la force ; quelques idées fugaces, une rêvasserie paisible, se succèdent sans liaison. Les passions sont peu actives ; les affections se réduisent à l'ennui, quelquefois à la crainte de l'avenir ; souvent le moral est dans l'affaissement et la plus complète indifférence. Les mouvemens sont lents, difficiles ; le malade *n'a plus de forces* ; il est obligé de rester au lit, dans lequel nous le supposons encore à même de remuer ses membres, de se retourner d'un côté sur l'autre ; la voix est faible, altérée, et l'usage prolongé de la parole, pénible ; dans cet acte, ce sont surtout les muscles abdominaux qui se fatiguent. Cet état du cerveau constitue le premier degré de l'*adynamie*. Tant que cet organe n'est pas plus gravement affecté, le malade n'est pas en danger ; et si d'autres signes ne font craindre que le mal n'augmente, on concevra l'espoir du retour à la santé. Car, que l'on soit bien convaincu que c'est spécialement l'état du cerveau qui détermine le pronostic.

Mais, pour quelque cause que ce soit, les désordres cérébraux augmentent d'intensité ; il y a *adynamie* ou *ataxie*.

Dans le premier cas, comme l'indique la signification du mot, la puissance cérébrale est affaiblie dans tous les points ; on dit alors que *les forces sont dans un état de prostration* ; l'intelligence est nulle ou dans un délire tranquille, dans une espèce de démence sans sensations ; si l'on parvient à fixer l'attention du délirant, il paraît étonné, et ne répond point directement à la question ; les muscles sont tellement faibles, que les mouvemens deviennent difficiles ; le malade reste toujours couché sur le dos, ou se retourne avec peine. La face est pâle, quelquefois rosée sur les pommettes lors du redoublement fébrile ; les joues sont aplaties, les yeux enfoncés, mornes, peu mobiles ou immobiles, souvent chassieux, pulvérulens.

L'ataxie diffère de l'adynamie, en ce qu'elle consiste dans une agitation particulière des facultés cérébrales et musculaires ; le délire est exalté, parfois furieux ; tous les muscles sont simultanément ou successivement dans un état continuel de spasme, de convulsion ; les mains sont carphologiques, les tendons semblent des cordes roides, ils sont atteints de soubresauts ; la physionomie est d'une mobilité particulière ; les yeux se meuvent, se contournent dans l'orbite ; si le délire excite à quelque acte qui réclame des mouvemens étendus, et si les forces le permettent, le malade se lève, marche, tombe, ou va se jeter par une fenêtre.

Les auteurs ont appelé *fièvre adynamique* l'ensemble des phénomènes de l'adynamie et de l'affection locale, mobile primitif de tous les troubles. Ils ont appelé *fièvre ataxique* le même concours de cir-

constances relatives à l'ataxie. Néanmoins l'adynamie
et l'ataxie caractérisent beaucoup plus souvent qu'on
ne pense une maladie primitive, idiopathique du cerveau.

Les symptômes de l'adynamie et de l'ataxie, arri-
vées à un haut degré d'intensité, sont d'un fort mauvais présage ; la guérison n'est plus guère probable,
le cerveau étant trop profondément affecté pour pouvoir revenir à la santé.

Bientôt les approches de la mort s'annoncent ; les
sensations sont abolies, le délire n'est plus qu'une
rêvasserie sans expression, ou bien les facultés sont
dans la stupeur ; tout le système musculaire est para-
lysé ; plus de mouvemens, excepté ceux de la respiration ; l'œsophage ne laisse plus passer les liquides,
ou bien ils tombent dans l'estomac comme à travers
un canal inerte ; le rectum ne retient plus les matières
fécales, elles sont rendues à chaque instant et involontairement. Enfin les forces cérébrales étant épuisées, le malade *expire* ; c'est en effet par une expiration que se termine la vie.

Si la maladie se termine par le retour à la santé, à
mesure que l'irritation cérébrale diminue, les désordres
cérébraux diminuent aussi, et lorsqu'elle a entièrement cessé, lorsque la convalescence est bien décla-
rée, il ne reste plus qu'un état d'affaiblissement dans
les fonctions du cerveau. La cessation de l'irritation
cérébrale est marquée par le retour d'un sommeil
profond et non interrompu, par le calme de la phy-

sionomie, par le rétablissement de l'action sensoriale, notamment du goût. Mais pendant la convalescence, surtout si le cerveau a été profondément affecté, les forces musculaires sont encore faibles, les mouvemens sont difficiles, la fatigue prompte ; la pensée est peu active, les idées sont rares, le travail de l'esprit est sans fruit, la mémoire souvent infidèle. Dans quelques cas, heureusement assez rares, le cerveau ne parvient point à recouvrer entièrement l'usage de ses facultés, ou même il reste dans un état de démence incurable.

2°. *Phénomènes cardiaques.* Les désordres de l'action du cœur ont été remarqués de tous les temps, et considérés comme très importans pour le pronostic des maladies ; l'état de cet organe donne assez bien la mesure de l'état pathologique de celui de l'état de l'influence que lui communique le principal moteur de la vie, le cerveau. Les médecins ont pris l'habitude de s'informer de la nature de ces désordres par l'exploration des battemens de l'artère radiale, battemens auxquels ils ont donné le nom de *pouls.*

Je ne m'attacherai point à décrire toutes les variétés du pouls admises par certains auteurs; quand on a lu ce qu'a écrit Bordeu sur ce sujet, on ne saurait s'empêcher d'admirer la finesse de son tact, ou la crédulité de ceux qui croient tout sans douter de rien.

Les qualités du pouls admises par les praticiens de nos jours sont l'accélération, la fréquence, la force, la faiblesse, la petitesse, l'inégalité, l'intermittence, la plénitude, et quelques autres.

Plusieurs de ces modes peuvent se combiner; mais toujours la fréquence, l'accélération, existent. C'est un des caractères principaux du mouvement appelé *fièvre*.

3°. *Phénomènes respiratoires.* L'accélération de la circulation entraîne toujours l'accélération de la respiration, ou du moins ces deux états se manifestent en même temps. Cette fonction est susceptible d'une foule de désordres soigneusement notés par le sémeiologiste, et dont il est inutile que je rende compte. Dès que la puissance musculaire est affaiblie, ce qui arrive presque toujours dans les maladies, l'inspiration est difficile; et lorsque l'adynamie est profonde, lorsque la mort approche, les muscles inspirateurs distendent avec bien plus de difficulté encore la cavité thoracique, et la respiration se ralentit, les mucosités trachéales engorgent les canaux aériens, l'air en les traversant occasionne ordinairement un bruit particulier qu'on nomme *râle*.

4°. *Phénomènes gastro - intestinaux.* La perte d'appétit, la dépravation du goût, la constipation ou la diarrhée, la soif, se présentent dès le début de beaucoup de maladies; mais il ne faut pas prendre ces symptômes pour des signes suffisans de gastro-entérite, s'ils ne sont accompagnés d'autres symptômes locaux plus caractéristiques d'une phlegmasie du canal alimentaire.

5°. *Phénomènes cutanés.* La peau est le plus souvent chaude ; elle est sèche ou halitueuse, etc.

6°. *Phénomènes sécrétoires.* Toutes les sécrétions sont altérées, modifiées, diminuées ou suspendues au début ; à la fin elles se rétablissent et offrent quelquefois des particularités relatives à la quantité ou à la qualité du fluide sécrété : on dit alors qu'elles sont *critiques.*

J'aurais beaucoup à dire si je voulais donner une idée ici de tout ce qu'on a pensé sur les prétendues métastases humorales, crises, etc. Mais les premières ne sont généralement plus admises aujourd'hui par les praticiens éclairés ; il en est très peu qui croient que le lait, humeur douce, aqueuse, se porte dans les organes et y cause des désordres, des irritations, etc. ; et les secondes commencent à perdre de leur crédit ; l'on ne laisse plus mourir les malades sous prétexte d'attendre des crises, et les phénomènes sécrétoires ne sont plus guère considérés que comme des effets de la cessation de l'irritation dans les organes.

Nous avons vu, lorsque la terminaison est fâcheuse, le cerveau devenir autant et plus malade que le premier organe affecté, puisque c'est par lui que la mort générale commence. L'irritation de même sympathique des autres organes peut quelquefois, en raison de dispositions particulières, être portée au point de former une maladie nouvelle, une complication.

La réunion de ces symptômes généraux porte le nom collectif de fièvre. La fièvre n'est donc point une maladie; c'en est seulement l'ombre. On l'a dite simple, lorsque les phénomènes cérébraux ne constituent que l'adynamie commençante, et que les autres ne dénotent pas de complications. Il y a fièvre toutes les fois que le pouls est accéléré, la peau chaude, l'appétit dépravé, qu'il y a céphalalgie, affaissement moral, intellectuel et musculaire. Chacun de ces caractères en particulier peut exister sans que pour cela on puisse dire qu'il y ait fièvre. Tels sont l'accélération du pouls qui résulte d'une course, l'abattement qui suit une vive affection morale, la perte d'appétit qu'occasionne un excès de boisson, etc.

En nous occupant des maladies du cerveau, nous reviendrons sur l'article des fièvres.

Les organes affectés d'un état maladif chronique, se comportent d'une manière différente de celle que nous venons d'observer. Quelquefois aucun phénomène, même local, n'indique les changemens qui se passent en eux; ainsi l'on trouve après la mort des désordres qu'on n'avait pas soupçonnés pendant la vie, ou bien ils ne se sont déclarés que long-temps après leur première invasion. Souvent les désordres sont bornés à la partie malade, aucune sympathie n'est mise en jeu; ainsi des kystes hydropiques, des goîtres n'incommodent que par leur poids et leur volume, beaucoup de dartres, de teignes ne s'étendent pas plus loin que la peau. Les irritations pulmonaires chroniques, qui finissent, si elles ne sont arrêtées à temps, par conduire à la phthisie, restent, chez cer-

tains sujets, pendant des années, tout-à-fait locales.
Les glandes, les ganglions lymphatiques, l'utérus,
les ovaires, sont surtout susceptibles de ces sortes
d'états pathologiques indolens. Tantôt le mal commence à gagner les parties voisines continues ou contiguës; tantôt le mouvement fébrile s'établit, mais
lentement, d'abord tellement léger, qu'on a peine à
s'en apercevoir; le malade se plaint dans certains
instans, et notamment après le repas du soir, de malaise général, d'un peu de céphalalgie; il a quelques
frissons irréguliers et passagers; bientôt la fièvre
augmente, mais sans être continue dans les intervalles; la peau est décolorée, les forces cérébrales
sont affaiblies; enfin, si rien ne détruit le moteur du
désordre, la fièvre devient continue avec des exacerbations le soir et la nuit, la nutrition se fait mal, le
corps maigrit, l'appétit se perd entièrement, les forces
cérébrales diminuent de plus en plus, et le malade
est obligé de rester couché. Vers la fin de l'existence il
survient ordinairement du délire; quelquefois, pourtant, la vie s'éteint subitement, et le cerveau ayant conservé la pleine connaissance, cet organe meurt en peu
d'instans en causant une véritable asphyxie, soit que la
cause première de cet accident vienne de lui comme
dans la mort naturelle, soit qu'elle vienne du poumon.

Les faits étant posés, tirons-en des conséquences.
Par quelles voies le premier mobile de ces désordres
généraux, l'organe primitivement affecté, entraîne-
t-il dans ses souffrances tout l'organisme sensible?

D'après tout ce qui précède, tant sur les moyens sympathiques, les principaux élémens qui établissent des rapports entre les différentes parties de l'économie, que sur la nature des symptômes généraux, leur importance relative, il est, je pense, assez facile de résoudre la question d'une manière satisfaisante.

Trois propositions, dont on ne contestera pas la vérité, parce qu'elles résultent des faits exposés, nous serviront à démontrer que le cerveau est l'agent des grands mouvemens sympathiques; qu'influencé directement ou indirectement par l'organe malade, il réagit à son tour, et produit le spectacle que nous appelons fièvre.

1°. Les phénomènes sympathiques cérébraux sont constans, et forment à eux seuls la partie la plus frappante des désordres généraux; ils s'étendent à presque tout l'individu.

2°. Dans le plus grand nombre des cas, le cerveau est l'organe dont les fonctions sont le plus gravement altérées; rien n'est comparable dans les désordres cardiaques, pulmonaires, ou gastriques, à l'adynamie profonde, à l'ataxie intense, états du cerveau qui précédent à peu près toujours la terminaison funeste. Quelquefois seulement les organes dénommés offrent une nouvelle maladie, qui vient compliquer la première dont elle n'est que l'effet. Mais, en général, le cœur fait circuler le sang, le poumon le purifie, et l'estomac digère les boissons qu'il reçoit, lorsque déjà les mouvemens sont impossibles, les sens sans action, l'intelligence en délire, etc.

3°. Tous les autres phénomènes sympathiques se manifestent dans les affections idiopathiques du cerveau qui présentent l'adynamie ou l'ataxie ; nous les avons aussi vus se manifester à la suite des sensations ou des affections morales vives ; l'accélération de la circulation, les troubles respiratoires, la perte d'appétit, le trouble de la digestion, sont souvent l'effet de la frayeur, du chagrin, etc.

Ces faits nous prouvent :

1°. Que les souffrances organiques sont promptement communiquées au cerveau, et vivement ressenties par lui ;

2°. Que cet organe, en relation avec toute l'économie, est susceptible de lui transmettre, avec la plus grande rapidité, et partout en même temps, de réfléchir, pour ainsi dire, les désordres dont il est atteint. Aucun autre organe ne jouit de ces propriétés, lesquelles facilitent beaucoup la solution de la question concernant la promptitude et la généralisation des désordres pathologiques.

Si, de plus, nous remarquons :

1°. Relativement aux sympathies nerveuses directes : que tous les organes les plus voisins sont séparés les uns des autres par des plans celluleux, par des membranes, les unes denses et peu sensibles ; que leurs nerfs viennent directement soit du cerveau, soit des centres ganglioniques, sans que des filets se portent rarement d'un organe à l'autre ; que l'on rencontre très souvent des désordres inflammatoires extrêmement intenses, puisqu'ils ont été cause de la mort, et les parties voisines dans un bon état, quoique les phénomènes fébriles, l'adynamie, l'ataxie, en aient été les suites. Il n'est personne qui n'ait vu, dans des cas pareils, une inflammation intense de la muqueuse gastro-intestinale, le péritoine étant parfaitement sain. Que l'on ne conçoit pas quels rapports directs nerveux existent entre l'estomac et le cœur, entre le poumon et le cœur, et surtout entre ces organes et l'extrémité des doigts, des orteils, les membres, qui développent néanmoins tout l'appareil fébrile dans les panaris, les plaies, les phlegmons, les amputations, les brûlures, etc. ;

2°. Relativement aux sympathies de fonction : que si l'on excepte quelques organes qui, par ce moyen, ont une influence directe sur toute l'économie, et en particulier sur le cerveau, tous les autres, par leur fonction, n'ont qu'une influence très bornée, très circonscrite ; ainsi, le foie, au moyen de la bile, n'agit que sur une portion du canal alimentaire, l'urine sur les voies urinaires ; et que quelques uns n'en ont aucune, tels sont des muscles enflammés, le tissu cellulaire phlegmoneux, etc.

Nous conclurons que ces sympathies ne peuvent être que des causes très secondaires dans la manifestation des désordres généraux. Nous nous étonnerons de l'importance, que, sous ce rapport, dans ces derniers temps, l'on a voulu accorder à l'estomac.

Maintenant, comment l'organe malade fait-il parvenir au cerveau, et de là à tout l'organisme, les souffrances qu'il éprouve? Par deux modes d'action sur cet organe, par la douleur, et par une voie assez complexe, qui est la circulation.

Quant à la douleur, déjà nous avons observé ses effets; de nouveau, et pour en confirmer la nature et l'étendue, nous pouvons ajouter :

1°. Que la douleur est un phénomène local constant de toutes les maladies aiguës.

2°. Qu'en général les maladies les plus douloureuses sont les plus promptement adynamiques et ataxiques; comme on le voit dans les péritonites, les entérites, dites *miserere*, *cholera-morbus*, les brûlures étendues. Ce principe offre néanmoins des exceptions dont il sera fait mention.

3°. Immédiatement après une opération longue et douloureuse, le malade est épuisé, et la fièvre naît avant que le travail local ait pu produire autre chose que de la douleur : c'est aussi ce que nous pouvous observer dans les brûlures. Le fait est encore plus frappant dans les douleurs de dents, lesquelles finissent souvent par occasionner de la céphalalgie, de l'insomnie, de la fièvre.

4°. Les affections chroniques sont ordinairement peu douloureuses, fréquemment sans aucune douleur, et ce n'est le plus souvent que lorsque ce phénomène vient à se manifester, que le cerveau est atteint de manière à ce qu'il en résulte le mouvement fébrile.

5°. La sensation douloureuse du froid, donne lieu, chez les personnes irritables, nerveuses, à un véritable mouvement fébrile; il n'est personne qui ne l'ait éprouvé quelquefois.

Malgré ce qui précède, nous ne devons pas nous dissimuler que des faits prouvent que la douleur ne suffit pas toujours pour déterminer des désordres généraux, et qu'une autre cause doit contribuer à leur production. Ainsi, des rhumatismes chroniques sont accompagnés de douleurs atroces; des névralgies en présentent de non moins violentes; le cerveau ressent tous les effets que nous avons attribués aux sensations vives soutenues, etc.; mais souvent sans ce sentiment de malaise général inhérent à l'état de fièvre, sans que l'adynamie et l'ataxie en soient la suite. Les médecins qui placent presque toute la pathologie dans les voies gastriques, joindront sans doute à ces exemples, et pour en déduire la même conséquence que dans toutes les maladies typhodes, qu'ils font dériver de ces organes, et dans lesquelles, dès le commencement, le cerveau est profondément affecté et continue de l'être tant qu'il ne survient pas de mieux, ou jusqu'à la mort, les douleurs gastro-intestinales ne sont pas toujours en rapport avec la violence des effets qu'on voudroit leur attribuer. La même chose a lieu dans plusieurs autres maladies prétendues fièvres essentielles, qu'on voudroit toujours placer dans ce même organe. Mais je répondrai, ou que ces maladies me paraissent primitivement cérébrales et les troubles gastriques secondaires ; et que si j'ai raison, comme je tâcherai de le prouver ailleurs, cet exemple, loin d'être contre, appuye notre opinion ; ou bien, au moins, que dans ces cas, ce qui au reste me semble moins probable, les deux organes, le cerveau et l'estomac, presque simultanément excités par les causes de ces affections, s'altèrent ensemble, ou par la plus légère influence sympathique. N'oublions pas surtout d'ajouter en notre faveur, que pour justifier leur opinion, par l'ouverture des cadavres, ces médecins sont obligés, très souvent, de recourir à une explication bien ridicule : ne trouvant aucune altération des organes gastriques, qui rende raison des désordres tellement graves qu'ils ont été suivis de la mort, ils prétendent que cette altération *a disparu* avec la vie. Ce misérable subterfuge mériterait à peine qu'on s'occupât sérieusement à le dévoiler, si toute erreur médicale n'était susceptible d'entraîner les plus graves inconvéniens. Comment, en effet, viendra-t-on nous faire croire qu'une lésion assez importante pour troubler d'une manière aussi horrible le système cérébral, causer la mort, ne laisse aucune trace de son existence? Certainement les partisans d'une telle opinion ne la soutiendraient pas, s'ils ne se trouvaient embarrassés pour se rendre compte de l'agent de ces désordres. Qu'ils dirigent leur attention du côté du système nerveux qu'ils verront souvent affecté sans traces encore appréciables pour nos sens, et ils trouveront l'explication de l'énigme. Ils citent des exemples de phlegmasies érésy-pélateuses qui disparaissent ainsi : d'abord il en reste toujours quelques vestiges, et ensuite, lorsque cette affection est assez grave, assez étendue pour produire l'adynamie, l'ataxie, et finalement la mort, elle ne disparaît pas; dans le cas contraire, et si elle est légère, le cerveau n'en est que peu troublé, ou une autre cause détermine les accidens, l'érésypèle n'est qu'un accident sympathique.

Sans vouloir ressusciter les rêveries des humoris-tes, nous devons pourtant revenir à des idées moins exclusives que celles.des solidistes outrés, adoptées assez généralement aujourd'hui. La rigoureuse obser-vation, des expériences positives nous démontreront que le sang rouge est un excitant général indispen-sable à l'action organique ; que par des changemens qu'il est possible d'opérer dans sa composition, l'on donne naissance à des phénomènes aussi variés qu'im-portans, l'on peut suspendre l'action cérébrale et la vie générale, causer une mort subite. Dès lors s'il nous est également démontré que ce fluide doive subir des modifications dans ses rapports avec les organes souffrans ou autrement, nous conclurons nécessairement, par analogie, qu'il exerce une in-influence différente. Or, il est évident, 1°. que s'il existe des virus, ceux qui se portent sur des organes intérieurs, n'agissent qu'après avoir été absorbés et mêlés à la masse des humeurs; 2°. que l'action du cœur accélérée pousse le sang avec plus de rapidité, de force, dans les parties ; 2°. que des poumons affectés ne peuvent opérer la conversion du sang noir en sang rouge comme des poumons sains : cela est tellement vrai, que le système artériel des cadavres ne contient du sang noir que pour cette raison ; dans les derniers temps de l'existence, comme l'a remarqué Bichat, la respiration se ralentit, et ne cesse entièrement qu'après avoir été quelque temps incomplète et presque nulle : dans une péripneumonie des deux côtés, la même chose doit arriver ; 3°. que l'estomac qui ne digère plus, ne fournit plus de chyle pour en augmenter la masse, en modifier la nature ; 4°. que dans la partie malade, non seulement la circulation capillaire est changée, quelquefois empêchée, mais encore le travail morbide doit fournir à l'absorption des molécules étrangères à l'action ordinaire de ces vaisseaux ; ainsi la bile, dans certaines occasions, est absorbée, et donne des preuves non équivoques de sa présence dans les organes par la coloration qu'elle imprime partout où elle se trouve ; 5°. que la nutrition générale et les sécrétions étant altérées, nulles, il en résulte aussi que le sang en traversant les organes, n'y subit plus la déperdition de principes que nécessite l'action nutritive et sécrétoire dans l'état sain. Nous pourrions ajouter à tous ces faits celui rapporté par Bichat, d'un cadavre sur lequel il trouva la veine cave remplie d'une matière grisâtre, sanieuse.

Après avoir considéré le tableau fébrile dans ses

détails, étudié chaque élément du désordre général,
si nous observons l'organisme en proie à l'influence
sympathique de toutes ses parties successivement,
presque simultanément mises en jeu, nous verrons des
actions et des réactions sans nombre, des organes
influencés et influençant à leur tour, influencés de
nouveau, et réagissant encore jusqu'à ce que le calme
renaisse au centre d'où part la première action, ou
dans les centres consécutifs souvent plus irrités que
celui-là ; ou bien que la vie cesse, l'organisation ne
pouvant plus répondre à l'excitation des stimulans, ou
plutôt cette excitation n'existant plus. L'organe primitivement affecté, en développant des mouvemens
sympathiques, fait que les autres organes qui contribuent chacun à les propager, les augmenter, deviennent ainsi eux-mêmes des causes continuelles, sans
cesse renaissantes, de leurs propres souffrances ; le
désordre, partant d'un point, semble parcourir un
cercle dont chaque partie le rend plus intense ; grossi
à chaque tour, il suit une progression toujours crois-
sante, et d'autant plus rapide, que la force de résistance est moindre, que les forces cérébrales sont plus
épuisées. Ainsi, je suppose le foie enflammé ; par
sympathie nerveuse directe, il pourra agir sur l'estomac, le duodénum, le péritoine qui le recouvre, et
le diaphragme auquel il est uni ; par sympathie de
fonction, l'estomac et le duodénum pourront être influencés ; mais le cerveau l'est bientôt, et il met en
action le cœur, les organes respiratoires, etc. Le sang

modifié, poussé avec plus de vitesse et de force, est mis en contact avec des organes qui, déjà affectés, doivent être plus sensibles à ses propriétés nouvelles, et probablement irritantes ; les douleurs s'étendent, deviennent plus intenses, le cerveau en reçoit des atteintes plus profondes qu'il communique encore, etc. et ainsi jusqu'à la terminaison de la maladie.

Les affections sympathiques des organes sont comme leurs affections idiopathiques, et relativement à l'intensité, envisagées seulement sous le rapport des dispositions de l'organe, susceptibles d'offrir une foule de degrés, de présenter de grandes différences. Sans entrer dans des détails qui seraient déplacés ici, l'on conçoit facilement que tout étant égal d'ailleurs, le cerveau épuisé par des veilles continuelles, par des travaux d'esprit trop soutenus, sera plus gravement lésé par une cause quelconque, que dans des conditions opposées ; la même chose a lieu pour les voies gastriques de l'ivrogne, les poumons du phthisique, etc. De là de nouvelles combinaisons sympathiques, des formes fébriles difficiles ou impossibles à prévoir à l'avance, etc., mais qui ne surprendront point le médecin physiologiste.

L'on se fait, en général, une singulière idée de l'état de faiblesse, d'adynamie qui suit, accompagne ou caractérise soit un acte physiologique, soit une maladie. L'on dit, tantôt que *les forces* étant concentrées sur l'organe malade, lequel a aussi ses propriétés exaltées (ce qui signifie sans doute qu'il vit plus et mieux), ces forces se trouvent en moins grande quantité dans les autres organes , d'où leur faiblesse ; tantôt l'on suppose que ces forces ont été dépensées, épuisées, comme après une opération douloureuse , après de violens exercices; l'on dit que le travail digestif est contraire dans les maladies , parce qu'il détourne les forces nécessaires à la marche de la maladie. Nous savons ce qu'il faut penser de ces prétendues forces ou propriétés, de ces êtres imaginaires inventés pour venir au secours de la raison du physiologiste. Nous devons voir que leur prétendue concentration n'est autre chose qu'un état d'irritation qui sympathiquement excite le cerveau, et le jette dans l'adynamie ; que leur épuisement n'est qu'une adynamie plus prompte qui survient à la suite d'une vive surexcitation de cet organe ; que si le travail digestif est nuisible dans les maladies , c'est que l'estomac , déjà malade lui-même, n'est pas capable de digérer, et peut être irrité assez fortement par la présence des alimens pour être violemment affecté.

La connaissance des sympathies n'est pas seulement utile pour éclairer le diagnostique et le pronostic des maladies, toute la thérapeutique est fondée sur les relations de certains organes avec tous les autres. Les fonctions du cerveau, de la peau , du conduit alimentaire et du système circulatoire, sont à peu près les seules voies par lesquelles le médecin puisse modifier la manière d'être des organes souffrans. Cette proposition est assez évidente pour n'avoir pas besoin d'être démontrée.

Une méthode curative dont on fait un fréquent usage, est celle qu'on nomme méthode révulsive ; elle met en jeu des sympathies nerveuses directes, et consiste à établir un point d'irritation, un centre de fluxion dans une partie en relation manifeste avec celle sur laquelle on veut agir. C'est en partie pour opérer une révulsion, et en partie pour tirer du sang, qu'on fait des applications de sangsues, et surtout de ventouses scarifiées, non loin des organes dont on veut diminuer, détourner l'irritation ; par exemple, sur la peau de l'abdomen dans une péritonite, sur les côtés du rachis dans une maladie de pott, etc. On cherche à remplir de semblables indications au moyen d'irritans cutanés, tels que vésicatoires, cautères, sinapismes ; mais ces agens, en même temps qu'ils remplissent les conditions nécessaires pour déterminer une révulsion, produisent aussi un phénomène cérébral, la douleur, qui souvent détruit le bien local par des effets généraux que nous examinerons. Les purgatifs, les vomitifs, sont aussi fréquemment et utilement employés comme révulsifs, dans un grand nombre d'affections de la bouche, de quelques portions du canal alimentaire, autres que celle sur laquelle l'on agit, et de quelques autres viscères abdominaux.

§. III. *Sympathies du cœur.*

Pour le cœur, comme pour tous les autres organes, nous examinerons successivement, et quelquefois succinctement, pour éviter des répétitions trop fréquentes, l'action cérébrale sur lui, ses sympathies nerveuses directes, cérébrales, et de fonction.

1°. *Action du cerveau sur le cœur.*

Bichat, dominé par cette opinion, que les affections et les passions ont leur siége dans les organes de la vie intérieure, et n'ont aucun rapport avec le cerveau, fut naturellement porté à rejeter toute influence directe de celui-ci sur ceux-là. Il n'en admet qu'une indirecte ayant lieu par l'intermédiaire des organes qui contribuent à la respiration. Mais dans l'état actuel des connaissances, nier l'influence exercée immédiatement par le cerveau sur le cœur, c'est nier l'évidence ; les faits sont tellement concluans, qu'il n'est presque besoin que de les rapprocher sans en déduire les conséquences qui se présentent d'elles - mêmes. Les palpitations dites nerveuses, provoquées par des émotions morales, par la surprise, la frayeur, qui accompagnent les névroses cérébrales, telles que l'hystérie, l'hypochondrie, la folie, etc. ne viennent certainement pas d'une autre source que du cerveau.

Bichat veut que la syncope ou la cessation complète des fonctions du cerveau tienne constamment

à la cessation primitive de l'action du cœur; il blâme
beaucoup Cullen d'avoir distingué la syncope en celle
qui est idiopathique, et en celle qui vient effectivement de l'influence cardiaque. La division de Cullen
est cependant très rationnelle. Dans la plupart des
cas, la syncope est primitivement cérébrale, comme
il arrive à la suite des affections morales, et dans
les névroses cérébrales. Une personne éprouve subitement une violente douleur; si son cerveau est très
irritable, elle perd connaissance, ses forces lui manquent, et le cœur suspend quelquefois son action.
Je sais bien que le vulgaire exprime ordinairement
cet état en accusant une *défaillance du cœur;*
mais outre que le vulgaire ne fait pas loi dans nos
discussions, la sensation qu'il accuse a particulièrement son siége dans l'estomac, comme le prouvent les
fréquentes envies de vomir où les vomissemens qui
précèdent, accompagnent ou suivent la défaillance.
Que faites-vous, d'ailleurs, pour rappeler l'action
du cerveau? vous stimulez cet organe par de fortes
sensations odorantes, par la sensation subite d'eau
froide jetée à la figure, etc.

Bichat, voulant toujours appuyer sa manière de
voir, rapporte certaines expériences qu'il a faites,
qui ne prouvent rien, sinon que l'influence du cerveau est propagée suivant un mode particulier. Ainsi
il remarque que des irritations, des compressions sur
la substance cérébrale, produisent souvent des convulsions violentes sans troubler l'action du cœur;

qu'il a de même irrité les nerfs pneumo-gastriques, les filets cardiaques du trisplanchnique, sans obtenir d'autre résultat; que le galvanisme n'a jamais réveillé les mouvemens du cœur comme ceux des autres muscles, etc. Tout cela ne prouve pas que les affections morales ne déterminent point des palpitations, la syncope, que l'irritation fébrile ne se communique au cœur par le moyen du cerveau, qu'une violente commotion cérébrale ne détruise sur-le-champ l'action de tous les organes, que les affections morales pénibles et continues ne soient de fréquentes causes d'anévrismes du cœur, etc.   .

2°. *Action des nerfs ganglioniques ; fonctions de ces nerfs.*

L'on est si peu à même de faire des observations et des expériences sur l'action de ce système de nerfs, que l'on ne sait que bien peu de choses positives sur ses fonctions. D'un côté, ses dispositions anatomiques sont si complexes, il se compose de tant de filets et de centres, il est situé si profondément au milieu des autres organes, qu'il est impossible de faire des recherches sur les animaux vivans. De l'autre, ses maladies sont si obscures, si peu connues, qu'elles ne jettent aucune lumière sur la nature et le mode de ses fonctions. Seulement comme l'on remarque, 1°. que ces nerfs existent chez tous les animaux, chez ceux même qui n'ont pas de cerveau ; 2°. qu'ils se répandent dans tous les organes, même dans le cerveau, qu'ils pénètrent avec les artères autour desquelles ils forment des plexus; 3°. que des organes n'en reçoivent pas d'autres, l'on en conclut qu'ils doivent être nécessaires à l'action des organes, l'on pense qu'ils président surtout aux actes nutritifs et sécrétoires. L'on ne sait rien de plus. Les faits que nous allons rapporter tendront à prouver que le cœur tire le principe de ses mouvemens d'une autre source que de ce système nerveux.

3°. *Action de la moelle épinière sur le cœur.*

Il est assez étonnant qu'aucun physiologiste, jusqu'à Legallois, n'ait eu la pensée que les appareils des nerfs ganglioniques dussent avoir des rapports immédiats d'action avec la moelle épinière, après avoir constaté que cette dernière communiquait directement avec eux par un grand nombre de branches, et même souvent pensé qu'elle leur donnait naissance.

Gall et Spurzheim ont démontré par des faits d'anatomie comparée et humaine, que la moelle épinière n'est point un organe unique, mais se compose d'autant de portions distinctes qu'elle est censée fournir de paires de nerfs. Legallois a démontré cette vérité par des expériences directes, et de plus, ce physiologiste a prouvé qu'elle exerce une grande influence sur l'action du cœur, si elle n'en est pas l'unique source.

Gall observe, 1°. que dans les insectes, les vers, la moelle épinière est formée d'autant de ganglions que ces animaux ont de segmens qui reçoivent chacun une paire de nerfs; que ces ganglions sont distincts et séparés, et ne sont en rapport que par le moyen de deux filets qui se portent de l'un à l'autre; 2°. que dans les serpens où cet organe est seulement renflé et non plus divisé à chaque anneau du tronc, chaque renflement, qui égale presque le volume du cerveau, correspond aussi à la sortie des paires de nerfs; 3°. que les acéphales ont une moelle épinière très bien conformée: ce qui suffit pour prouver que le cerveau ne la produit pas; 4°. qu'elle est plus considérable aux endroits qui correspondent aux nerfs les plus forts, à ceux des ailes et des lombes chez les oiseaux, des cuisses et des bras chez l'homme; d'où l'on déduit la même conséquence que la précédente.

Legallois coupe la tête à un lapin, lie les artères cérébrales, et procure une respiration artificiellement en insufflant de l'air dans les poumons; l'animal continue de vivre, les mouvemens du cœur ne cessent nullement. A un autre lapin il détruit en outre la moelle épinière dans toute son étendue, et au même instant toute espèce de mouvement du cœur et des autres parties cesse subitement. En détruisant partiellement la moelle épinière, il ne fait qu'affaiblir les mouvemens du cœur, et plus elle est altérée, plus ceux-ci sont affaiblis; si en même temps il diminue le cercle circulatoire en liant les grosses artères, l'aorte ventrale, les cérébrales, malgré que la moelle soit presque anéantie, pourvu que la portion lombaire subsiste, le cœur conserve assez de force pour continuer la circulation ainsi restreinte. Il veut s'assurer si c'est bien la destruction de cet organe qui fait cesser l'action du cœur; pour cela, il lie sur un lapin, le cœur à sa base; sur un autre, il opère l'anéantissement de la moelle; chez tous deux, les mouvemens du cœur cessent dans le même espace de temps. De ces faits Legallois conclut, 1°. que la moelle épinière ne naît point du cerveau, et ne reçoit point de cet organe l'influence qu'elle a sur l'action du cœur; 2°. qu'elle n'est pas un organe unique, puisque successivement détruite, elle conserve toujours un certain degré d'influence sur le cœur; 3°. qu'elle est le siege du principe de l'action du cœur; 4°. que les appareils ganglioniques sont sous son influence.

Les expériences de Legallois ont été répétées et trouvées exactes par plusieurs physiologistes.

4°. *Sympathies nerveuses directes.*

Renfermé dans une double membrane, dont l'extérieure est de nature albuginée, le cœur n'a aucune communication avec les poumons et le diaphragme entre lesquels il est situé, autrement que par des vaisseaux sanguins. A la vérité, il reçoit les nerfs du plexus qui fournit aussi ceux du poumon. Cependant les affections du cœur ne se propagent point à ces organes. Ce n'est que par le volume qu'il est susceptible d'acquérir dans ses dilatations anévrismatiques, qu'il exerce véritablement une action directe sur eux, d'où résultent ces toux sèches, de la dyspnée, de l'oppression, etc. La cardite aiguë est tellement rare et si promptement mortelle, qu'on n'a guère pu observer si dans ce cas la phlegmasie du cœur envahit quelquefois les poumons ou le diaphragme par cette voie.

5°. *Sympathies nerveuses cérébrales ou par sensation.*

Dans l'état sain, le cœur agit sans que le cerveau en ait conscience, sans qu'il en reçoive d'influence. La plupart de ses maladies sont chroniques, peu douloureuses, et causent plutôt des désordres locaux, ou des désordres provenant du mauvais état de la circulation, que des désordres fébriles qui ont toujours pour moteur, soit primitif, soit secondaire, le centre sensitif. On sait que les malades qui meurent d'anévrismes, conservent leur raison jusqu'à une époque souvent très voisine de la mort ; chez eux, le cerveau, comme le reste de l'économie, paraît plutôt souffrir des troubles circulatoires que de l'influence nerveuse du cœur. Dans la cardite aiguë, les douleurs sont d'autant plus déchirantes, que, sans cesse augmentées par les mouvemens tumultueux de l'organe malade, elles deviennent un nouvel aliment à l'aggravation du désordre local et général ; l'ataxie et l'adynamie sont ordinairement assez promptes à se développer, et en quelques jours la mort termine l'existence du malade.

6°. *Sympathies de fonction.*

Le cœur est le principal agent de la circulation du sang; il représente une double pompe foulante et aspirante, qui reçoit et chasse une partie de ce fluide, environ de soixante-dix à quatre-vingts fois par minute. C'est sous ce rapport qu'il a des connexions avec tout l'organisme, et surtout avec le cerveau. Le sang contient les élémens nutritifs, sécrétoires; et de plus, il est un excitant indispensable de l'action des organes. Examinons d'abord ses rapports avec le cerveau :

I. *Action du sang sur le cerveau.* Bichat admet deux modes d'action du sang sur le cerveau; savoir: l'un qui a lieu par le mouvement que ce fluide lui imprime en abordant dans la cavité crânienne; l'autre par les principes qu'il contient.

Le réseau artériel provenant de la réunion des branches des quatre artères qui conduisent le sang au cerveau, éprouve, en effet, à chaque impulsion du cœur, un mouvement de redressement et de dilatation qui se communique au cerveau et le soulève. La plupart des physiologistes pensent aussi, et cela d'après des faits assez concluans, que le cerveau éprouve encore un mouvement isochrone avec l'acte respiratoire. Très probablement cette action mécanique doit avoir de l'influence sur l'état des fonctions cérébrales ; mais les expériences sur lesquelles Bichat fonde son opinion à cet égard, le conduisent à de fausses conséquences sur les usages que peut avoir ce mouvement. Ainsi, de ce que, 1°. après avoir mis le cerveau d'un animal à nu, et ensuite *lié les carotides*, l'organe se meut moins et l'animal s'étourdit, et meurt si en même temps les cérébrales postérieures sont également oblitérées, il conclut faussement que le mouvement est nécessaire à l'action cérébrale (1) ; il ne tient pas compte de l'absence du sang, qui, ici, est la vraie cause des phénomènes ; il ajoute qu'il est « une foule de compressions, qui ne peuvent évidemment agir, qu'en empêchant l'organe d'obéir à ces secousses; telles que celles produites par les collections sanguine, purulentes, osseuses, etc. (2); » oubliant que toute partie comprimée ne peut exercer ses fonctions. Une chose bien remarquable, c'est que dans un autre endroit, il démontre par une expérience que la circulation du sang noir, qui tue également le cerveau, produit néanmoins les mouvemens qu'il regarde comme si essentiels à l'action de ce viscère (3). Il croit que, comme les oiseaux à col allongé, et qui par là même ont le cerveau plus éloigné du cœur et moins vivement agité par lui, sont moins intelligens que d'autres ; les hommes qui pré-

---

(1) *Recherches sur la vie et la mórt,* page 200.

(2) *Id.* p. 201.

(3) *Id.* p. 284.

sentent cette disposition offrent aussi le même phénomène. L'une et l'autre assertion ne sont pas fondées ; l'observation les dément journellement pour les
hommes, et il n'est pas difficile de trouver des oiseaux
dont la tête soit peu distante du thorax, et l'esprit plus
borné que l'autruche ou la grue, la longueur du col
de ces animaux, en rapport avec celle de leurs pates ,
ainsi que leur intelligence, étant relatives à leur genre
de vie, aux moyens de subvenir à leurs besoins. D'ailleurs, en supposant que les fonctions du cerveau fussent subordonnées en quelque chose à cette action
du cœur, est-ce donc la différence de plusieurs lignes
dans l'étendue du trajet que parcourt le sang, qui,
chez l'homme, pourrait avoir de grands résultats,
lorsque l'on sait que la propagation du mouvement
dans un corps continu, tel qu'une série de billes suspendues et contiguës, ou la colonne sanguine con-
tenue dans une artère, est d'une rapidité telle, qu'il est
parvenu à l'extrémité presque aussitôt qu'il est imprimé,
et qu'ainsi les battemens des artères les plus éloignées
sont parfaitement isochrones avec ceux du cœur.

Pour ce qui concerne les propriétés du sang, et son
action immédiate sur l'encéphale, je rapporterai d'abord
le résultat des expériences du physiologiste précité :

1°. De l'eau injectée avec ménagement par la carotide d'un chien n'a point été funeste à l'animal.

2°. Le sang rouge et pur de toute substance étrangère entretient seul l'action du cerveau. Le sang
rouge de la carotide a été transfusé à un autre chien

sans inconvénient, ayant eu soin de tirer de ce liquide à proportion que l'on en introduisait du nouveau.

3°. Si l'on fait parvenir du sang purement noir au cerveau, ses fonctions cessent sur-le-champ. C'est ce qui arrive dans toutes les asphyxies, et ce qu'on peut opérer par divers procédés.

4°. Si l'eau poussée au cerveau est innocente d'accidens, le contact de l'encre, de l'huile, du vin, de l'eau colorée avec le bleu ordinaire, de la plupart des fluides excrémentitiels, tels que l'urine, la bile, les fluides muqueux pris dans les affections catarrhales, a sur cet organe une influence mortelle. Ces substances injectées par la crurale n'ont rien produit sur le cerveau, mais seulement un effet local, un engourdissement, une paralysie du membre. (1)

5°. La plus petite quantité d'air introduite dans la carotide et portée au cerveau occasionne des mouvemens convulsifs et une mort prompte. Si on le pousse dans une veine, de manière à ce qu'il soit forcé de traverser le cœur avant d'arriver au cerveau, les mêmes phénomènes se manifestent, mais en moins, et moins vite ; et de plus, le cœur est pris d'une vive agitation, probablement lorsqu'il est traversé par le fluide gazeux. (2)

Je renvoye aux sympathies de l'estomac et du poumon l'influence de certaines substances, qui, absorbées

---

(1) *Recherches sur la vie et la mort*, p. 282, 283.
(2) *Id.* p. 210.

et réunies au sang, agissent directement aussi sur le cerveau. Tels sont les alimens et les boissons, certains poisons, des gaz délétères, des miasmes, etc.

Deux états opposés, l'excès du sang ou la pléthore et l'hémorragie, sont caractérisés par des phénomènes dont les principaux se manifestent dans l'exercice cérébral. Dans le premier cas, ce sont des signes de compression générale de cet organe, tels que vertiges, étourdissemens, somnolence, céphalalgie, tintemens d'oreilles, engourdissemens et picotemens dans les muscles ; enfin les symptômes apoplectiques, si la compression vient à augmenter. La diminution du volume du sang s'accompagne de phénomènes qui varient suivant les dispositions individuelles, le genre de vaisseaux qui lui livrent passage, la rapidité de l'écoulement, etc., et indiquent toujours l'affaiblissement des fonctions du cerveau, et leur cessation, si l'hémorragie est trop considérable. Quelquefois, comme dans la saignée, la personne pâlit, éprouve des vertiges, un bourdonnement dans la tête, une faiblesse générale, quelques envies de vomir; si l'on arrête le sang au bout de peu d'instans, elle *reprend ses sens*. Chez un blessé atteint mortellement, outre cet état, qui peut passer tellement vite qu'on ne l'aperçoive pas, dans les ruptures d'anévrismes aortiques, si promptement mortelles, le malade passe, d'un instant à l'autre, de la vie à la mort, le cerveau cessant subitement de recevoir l'excitation sanguine. D'autres fois, les pertes de sang produisent une syncope complète et de plus ou moins de durée. Il serait facile de multiplier les exemples de ce genre; l'histoire des suites de couches en fournirait un assez bon nombre. Notons seulement que les hémorragies sont d'autant plus dangereuses, qu'elles ont lieu chez des personnes plus affaiblies, que l'écoulement est plus prompt, se fait par un vaisseau d'un plus fort calibre, ou par une ouverture moins étroite; l'hémorragie artérielle a aussi des effets plus prompts que l'hémorragie veineuse, parce que, dans le premier cas, le cerveau est plus directement privé de l'excitation du fluide sanguin. Les suites de l'abus de la saignée dans les maladies sont connues de tous les praticiens. Les malades ainsi traités, et en voie de guérison, ont des convalescences longues et pénibles; ils ne recouvrent que lentement leurs forces cérébrales, intellectuelles et musculaires; quelquefois ils conservent une démence légère, une décoloration extérieure.

Le sang peut-il donner au cerveau des facultés morales ou intellectuelles, comme le prétendent les physiologistes qui admettent la doctrine des tempéramens? Cette question doit paraître oiseuse, d'après tous les principes que nous avons développés; l'on doit être bien convaincu que le sang ne peut, à l'exemple des autres excitans de cet organe, qu'en modifier l'exercice, augmenter ou diminuer, abolir ou pervertir la manifestation de la pensée.

II. *Action du sang sur l'organisme en général.* Le sang rouge est aussi nécessaire à l'action et à la vie des autres organes qu'à l'action et à la vie du cerveau. Mais comme l'influence des premiers n'est point aussi absolue sur l'existence générale, la cessation de leur action n'entraînerait point des résultats aussi promptement funestes, si l'on excepte toutefois le cœur, qui, par ses rapports de fonction avec le cerveau, deviendrait la cause secondaire des phénomènes qui naîtraient de cet organe. Lorsque, dans une opération d'anévrisme, ou pour arrêter une hémorragie, l'on fait la ligature de la principale artère d'un membre, les mouvemens musculaires cessent de suite ; la chaleur diminue, et si des artères récurrentes, communicantes, ne facilitent pas suffisamment l'abord du sang dans la partie séparée du cœur, le membre devient froid et se gangrène. Bichat veut encore ici, comme pour le cerveau, que ce soit par le mouvement qu'il imprime aux parties que le sang excite favorablement les organes ; mais de même que le sang noir lancé par les artères cérébrales détruit l'action cérébrale quoique la nature du fluide ait seule changé, de même aussi nous devons avec raison penser que c'est par ses principes que le sang est un excitant des organes. Il est assez singulier que ce physiologiste reconnaisse et prouve dans un autre endroit la vérité de cette opinion, en injectant dans la crurale d'un chien, du sang noir pris dans une veine du même animal, d'où résulte l'affaiblissement, puis la perte momentanée du mouvement. Déjà il s'était pareillement contredit relativement à l'action de ce liquide sur le cerveau.

Lorsque les tissus sont dans un état d'irritation, d'inflammation, le sang qui y afflue y reste en plus grande quantité, en vertu de cette loi, *ubi stimulus ibi fluxus*, devient un excitant qui augmente encore les phénomènes de la maladie. C'est alors que des évacuations sanguines générales ou locales, plus ou moins abondantes, sont d'un utile secours, et souvent le plus efficace moyen de guérison.

§. IV. *Sympathies des organes respiratoires.*

1°. *Action cérébrale sur la respiration.*

Le cerveau influe sur l'acte respiratoire de deux manières ; par les nerfs qui animent les muscles, par ceux que le poumon reçoit de la huitième paire ou pneumo-gastrique.

Le poumon n'est point passif dans l'exercice de cette importante fonction ; si l'on intercepte sa communication nerveuse avec le cerveau en coupant les nerfs que je viens de nommer, l'animal périt, comme le prouve une expérience de Bichat. La section des nerfs de la huitième paire ou pneumo-gastrique avait été pratiquée par plusieurs physiologistes ; ce n'est que dans ces derniers temps que Bichat, Legallois, Dumas, MM. Blainville, Magendie, Provençal, en ont bien observé les effets. Il est résulté de leurs observations, 1°. que si ces nerfs sont coupés au-dessous des nerfs récurrens, l'animal vit plus long-temps que dans le cas contraire ; ce qui tient à ce que ces derniers animant les muscles laryngiens, ceux-ci se trouvent paralysés, ne peuvent plus ouvrir la glotte et donner passage à l'air ; dans ce cas, la mort est quelquefois subite, ou tarde au plus quelques heures ; 2°. que si la section est au-dessous des récurrens, l'animal peut vivre plusieurs jours ; 3°. que les phénomènes qui suivent cette section sont les suivans : d'abord peu de changement dans l'acte respiratoire, puis gêne, difficulté de l'inspiration, teinte moins vermeille, chaleur moindre du sang rouge ; peu à peu la gêne augmente, le sang devient foncé, veineux, l'animal se refroidit et périt. Cette scène peut durer deux ou trois jours, ou quinze ou seize heures, selon l'espèce et l'âge de l'animal. Après avoir énoncé ce résultat de l'influence du cerveau sur les poumons (1), Bichat, par une de ces contradictions qu'il n'est pas rare de rencontrer dans cet auteur, soutient encore que le premier n'a *aucune influence directe sur les seconds* (2). Mais l'on a observé qu'après la section des nerfs de la huitième paire, si l'on insuffle de l'air dans les poumons, le sang y acquiert toutes ses qualités artérielles, alors qu'il resterait noir si ce moyen n'était mis en usage. Il suit de là qu'il est difficile de savoir le genre d'influence exercée par ces nerfs sur les opérations pulmonaires.

Nous n'avons point oublié non plus les suites des

---

(1) *Recherches sur la vie et la mort*, p. 372.
(2) *Id.* p. 375.

travaux de l'esprit, des passions et des affections morales, ainsi que de la sensation vénérienne, des effets qu'en éprouve le poumon lorsqu'il est plus disposé que les autres organes aux irritations et aux phlegmasies.

Mais ce sont surtout les phénomènes musculaires qui ont une grande importance. Si l'on coupe la moelle épinière d'un animal au-dessus de la naissance des nerfs diaphragmatiques, la respiration cesse aussitôt, et la mort est subite comme dans l'asphyxie. Si la même opération est faite au-dessous de ce lieu, les muscles intercostaux seuls étant privés de l'influence cérébrale, la respiration continue par le diaphragme, et l'animal peut vivre encore quinze ou vingt heures. C'est ce qui a aussi lieu si l'on coupe les deux nerfs diaphragmatiques, laissant le cordon rachidien intact ; les muscles intercostaux soutiennent alors l'exercice de cette fonction pendant un espace de temps semblable.

Certaines affections morales déterminent des changemens dans le mode de contraction des muscles respiratoires, d'où résultent le rire dans la joie et la gaîté, les soupirs dans la crainte, le chagrin lent, les sanglots dans les peines violentes. Le rire est particulièrement dû aux contractions précipitées des muscles expirateurs, des abdominaux; jointes à des mouvemens de la glotte, qui se ferme et se rouvre successivement un certain nombre de fois dans une expiration.

Nous verrons les affections cérébrales convulsives;

telles que l'hystérie, l'épilepsie, l'asthme convulsif, s'accompagner de phénomènes remarquables de cette fonction, provenant aussi en grande partie de l'état des muscles qui concourent à son exécution ; nous verrons des épileptiques mourir d'asphyxie. Les acéphales complets ne peuvent vivre une fois qu'ils sont hors du sein de la mère, parce que les nerfs dont nous parlons n'ayant aucun point d'appui dans le cerveau, la respiration ne peut avoir lieu. Si, au contraire, il existe chez ces monstres un bulbe cérébral, auquel viennent répondre ces nerfs, ils vivent ordinairement pendant quelque temps.

2°. *Sympathies nerveuses directes des poumons.*

De même que le cœur, de même que presque tous les organes, les poumons sont séparés, entourés par quelque chose qui les isole des parties voisines ; deux sacs membraneux, les plèvres, font cet office. Un seul point reste libre pour recevoir les vaisseaux sanguins et le canal aérien, les seuls organes avec lesquels ils aient une communication directe. Aussi les maladies du poumon ne se propagent-elles guère par cette voie. Nous voyons, en effet, que les péripneumonies, même les plus violentes, ne s'étendent le plus souvent qu'à la plèvre pulmonaire ; je ne sais si, dans des cas de cette nature, on a jamais trouvé les muscles intercostaux ou le diaphragme bien endommagés. Les irritations chroniques, comme celles aiguës, n'envahissent non plus que les plèvres, et assez souvent la muqueuse trachéale et laryngienne. Plusieurs faits ont induit en erreur sur l'étendue de cette espèce de sympathie. L'on a remarqué que les phthisiques étaient assez souvent très portés aux plaisirs de l'amour; que la muqueuse intestinale s'ulcérait ordinairement vers la fin de la phthisie, que la sensation du froid causait fréquemment des irritations pulmonaires; et l'on a conclu que le poumon exerçait une grande influence sur les organes génitaux, sur la muqueuse intestinale, avait des rapports intimes avec la peau. Il est facile de comprendre la production de ces phénomènes sans avoir recours à une explication qui est tout-à-fait inadmissible, pourvu toutefois qu'on veuille ne plus se contenter d'employer l'expression magique de sympathie pour tenir lieu de bonnes raisons.

Relativement au premier fait, l'on prend l'effet pour la cause; tandis qu'il faut accuser les excès de la sensation vénérienne, des maux de l'organisme, l'on s'en prend au poumon, lorsqu'il en est la principale victime. S'il en était autrement, l'intensité des désirs vénériens daterait seulement de la naissance de l'irritation pulmonaire; et au contraire, les individus les ont satisfaits outre mesure lorsqu'ils en avaient le pouvoir; ils ont souvent augmenté avec le mal dont ils sont la cause, et persistent tant que le cerveau a la force d'y répondre. Nous savons comment la sensation vénérienne agit, sur quel organe elle agit, et quels effets en peuvent résulter. Est-il d'ailleurs probable, pour qui n'est pas naturellement ami du merveilleux, que le poumon, qui n'a aucune connexion avec les organes génitaux, puisse avoir aucune action immédiate sur eux, surtout quand dans le même moment ils n'influent pas sur des organes moins éloignés ; car il est de ces malades phthisiques qui conservent un bon appétit et digèrent bien, pendant très long-temps, quelquefois jusqu'à la veille de la mort. Dans le cas où cela serait, pourquoi toutes les autres parties, et à plus forte raison celles qui avoisinent les poumons ne produiraient-elles pas le même phénomène ? Pourtant, supposons un instant que le fait soit vrai, c'est-à-dire que l'intensité des désirs vénériens vienne de l'irritation du poumon : nous nous en rendrions encore parfaitement compte, mais non comme on le fait ordinairement. En effet, d'un côté, si le cerveau n'est pas le siége de ces désirs, ou de ces besoins, ce que nous examinerons bientôt, du moins ne peut-on contester qu'il ne les provoque souvent, que des excitans purement cérébraux ne les fassent naître très impérieux : or, en excitant le cerveau, le poumon malade pourrait devenir un excitant de cette nature ; d'un autre côté, si l'on veut que les parties génitales en soient le siége, nous admettrions encore le cerveau comme l'intermédiaire par lequel l'influence pulmonaire serait transmise.

Relativement aux ulcérations intestinales, il est facile de se convaincre qu'elles ne sont pas exclusives aux irritations pulmonaires. Toutes les phlegmasies chroniques qui se terminent par la mort présentent ordinairement ce phénomène. Les irritations gastro-intestinales sont ici, comme dans les maladies aiguës, l'un des accompagnemens de la fièvre, laquelle est occasionnée par les sympathies cérébrales.

Enfin, pour ce qui est de l'action du froid, il nous suffira de faire remarquer qu'en même temps qu'elle a lieu sur la peau, le poumon reçoit aussi l'air glacé qui le pénètre subitement, et en éprouve des effets analogues à ceux que ressent la peau, et que, surtout, cette action est une sensation, une perception cérébrale. Nous reviendrons d'ailleurs sur les sympathies de ce dernier organe.

3°. *Sympathies nerveuses cérébrales ou par sensation.*

En santé, le poumon n'excite aucune sensation ; le besoin de respirer, s'il n'est satisfait, ou plutôt si l'on veut tarder trop à le satisfaire, devient très pressant, et l'on pourrait presque dire irrésistible, si l'on n'a-vait quelques exemples du contraire. Les maladies chroniques de cet organe existent sans beaucoup de douleur ; la plupart des phthisiques, dans le premier et deuxième degré, ne se plaignent souvent que de légers picotemens, de quelques douleurs vagues et passagères. C'est là une des raisons pourquoi le cerveau est peu affecté chez ces personnes lorsque leur maladie est idiopathique ; la fièvre ne se déclare que très tard, à moins qu'ils ne connaissent leur état et ne s'en affligent. Ces souffrances morales, assez rares chez le plus grand nombre, dont les illusions sur l'état de leur santé se conservent fréquemment jusqu'à la mort, qui rêvent le bonheur pour l'avenir, lorsque déjà l'espérance en est perdue pour tout ce qui les environne, sont chez quelques uns des causes qui agissent puissamment sur la marche de leur maladie. La péripneumonie aiguë n'est non plus accompagnée que d'une douleur peu vive, supportable, obtuse ; peut-être est-ce aussi une raison qui rend si rares l'adynamie et l'ataxie dans cette maladie ; on dirait que les malades qui succombent sont plutôt asphyxiés par l'hépatisation de l'organe, qui alors ne reçoit plus assez d'air ou ne livre plus passage au sang, que détruits par l'affection du cerveau consécutive à l'action des sympathies nerveuses. Il est pourtant des péripneumonies ataxiques et adynamiques.

4°. *Sympathies de fonction ; influence de la respiration.*

En étudiant précédemment les propriétés du sang, nous avons en très grande partie traité ce qui est relatif au sujet présent ; car c'est par cette fonction qu'est transmis à ce fluide ce qui le rend propre à servir à la nutrition et à l'exercice organique ; il arrive dans les poumons noir et mêlé de résidus nutritifs, il en sort rouge et doué de propriétés convenables. Ainsi nous n'avons à indiquer que les circonstances dans lesquelles ce changement ne s'opère pas, ou ne s'opère qu'imparfaitement.

Deux conditions sont essentielles pour la conversion du sang noir en sang rouge ; l'intégrité, le bon état du poumon, et la présence dans cet organe d'air pur, c'est-à-dire d'un mélange d'environ soixante-dix-neuf parties d'azote et de vingt et une d'oxigène.

On appelle asphyxie la privation d'air ; elle peut avoir lieu, 1°. par la cessation de l'influx cérébral, soit dans une compression du cerveau, une violente commotion de cet organe, certaines de ces maladies, etc., soit dans une compression de la moelle épinière au-dessus de la naissance des nerfs diaphragmatiques ; 2°. par la strangulation : ici il existe un double effet ; savoir, l'interruption du passage de l'air et du cours du sang veineux céphalique, d'où résulte l'état apoplectique ; 3°. par submersion ; 4°. dans le vide ; 5°. par la substitution à l'air de gaz non respirable ; ceux-ci sont de deux sortes, qu'il est important de distinguer : les uns, tels que l'azote, l'hydrogène, l'acide carbonique, n'agissent absolument que comme des corps étrangers ; si l'on est appelé à temps, l'on peut sauver le malade de la mort. Les autres, tels que l'hydrogène sulfuré, phosphoré, arséniqué, l'acide sulfureux, etc. ont une action délétère extrêmement violente sur le cerveau ; ils tuent en bien moindre quantité que les premiers, et sans espoir de retour à la vie. Un moineau périt dans $\frac{1}{1500}$ d'hydrogène sulfuré mêlé à l'air, le cheval dans $\frac{1}{150}$. Il faut nécessairement que quelques portions de ce gaz soient absorbées et portées immédiatement au cerveau pour produire cet effet ; ce qui le prouve encore, c'est que des expériences de M. le professeur Chaussier ont démontré que la peau d'un oiseau privé de ses plumes, mise en contact avec l'hydrogène sulfuré, devenait la source de semblables accidens. L'air chargé de miasmes putrides, de particules de matières animales en décomposition, comme il existe dans les amphithéâtres, dans les lieux encombrés d'hommes, auprès des marais qui se dessèchent l'été, est très nuisible à la santé, et cause des maladies très graves dans lesquelles le cerveau est extrêmement affecté : telles sont les fièvres pernicieuses, la fièvre jaune, la peste, l'adynamie et l'ataxie primitives ou secondaires ; 6°. par la suspension volontaire de l'acte inspiratoire. L'expérience de M. Bourdon, faite sur lui-même, ne laisse aucun doute sur la possibilité de ce fait. Nous trouverons quelque chose d'assez analogue chez certains animaux, qui, par leur genre de vie, doivent ainsi suspendre l'entrée de l'air pendant qu'ils sont obligés de rester au fond de l'eau, tels que les reptiles, et surtout les cétacés, de la classe des mammifères. Dans les premiers, à peine la neuvième partie de la totalité du sang traverse les poumons ; il en résulte que la respiration étant moins nécessaire, cette fonction peut être suspendue plus long-temps que lorsque tout le sang a besoin de se régénérer. Les cétacés, et parmi eux les cachalots, les phoques, les dauphins, les baleines, restent ordinairement à la surface de l'eau pour que le canal aérien qui aboutit à la partie supérieure de leur tête soit en contact avec l'air ; mais ces animaux ont besoin d'habiter quelquefois plus profondément, et dès lors de suspendre leur respiration. Une chose très remarquable, c'est que leur système veineux est énorme, présente des sinus, des renflemens considérables, probablement pour retenir le sang noir jusqu'à ce qu'il puisse traverser le poumon, et se rendre au cerveau avec des qualités convenables. Du moins est-ce là une manière de concevoir le but d'utilité de cette disposition d'une partie du système circulatoire.

· Les altérations du tissu pulmonaire apportent nécessairement des modifications dans la respiration, lorsque ce tissu est comprimé, soit par l'abord plus considérable et la stase du sang, comme cela est dans l'hépatisation, soit par l'infiltration de l'air, ou l'épanchement de ce fluide dans les plèvres, etc. La circulation est gênée, le sang ne doit plus éprouver entièrement ni même suffisamment la conversion qu'il va chercher dans ces organes, et il en résulte nécessairement des effets semblables à ceux de l'asphyxie, quoique moins prompts. La destruction du poumon, si elle est lente et graduellement opérée, peut aller très loin sans qu'il s'ensuive des phénomènes d'asphyxie. Un seul poumon, par exemple, fait très bien les fonctions de tous les deux ; et celui-là est quelquefois tellement désorganisé qu'on ne conçoit pas comment la respiration a pu avoir lieu, et le sang se trouve en état de vivifier l'organisme.

§. III. *Sympathies de l'estomac et des intestins.*

Vous n'allez sans doute pas nier, me crie-t-on avec force, l'immense influence sympathique exercée par l'estomac sur le cerveau, influence reconnue de tous les temps, prouvée par les faits les plus concluans ; vous fermeriez les yeux à l'évidence, si vous n'en reconnaissiez les effets dans une foule de circonstances des plus communes ; certes dans l'ivresse, l'empoisonnement, après l'ingestion de narcotiques, de liqueurs spiritueuses, du café, dans l'hypochonderie, etc. etc. le cerveau manifeste des phénomènes assez remarquables, assez constans, et vous ne nierez pas que l'estomac..... Arrêtez, et n'entassez pas ainsi des faits, sans auparavant en apprécier toutes les circonstances ; craignez de parler de rapports sympathiques avant que d'avoir quelques notions sur les modes, les élémens, les voies de ces rapports ; ne raisonnez point comme des sophistes ou des disciples de l'obscure théologie, en commençant par poser en fait ce qui pourrait bien n'être qu'en question, en partant d'une erreur comme d'une vérité. Après que vous avez supposé que des substances ingérées dans l'estomac influençaient le cerveau en influençant l'estomac, sans vous occuper de chercher si elles ne pourraient pas agir sur le premier directement après l'avoir atteint par les voies circulatoires;

après que vous avez fixé le siége de l'hypochondrie,
de la folie, de l'hystérie, de toutes les prétendues
fièvres essentielles, dans l'estomac ; que vous avez
converti en gastrites toutes ces maladies, et *composé*
ces gastrites d'une foule de désordres qui n'ont aucun
rapport direct avec cet organe ; que vous avez même
été jusqu'à prétendre qu'une gastrite pouvait exister
sans désordres gastriques, et quoique l'appétit fût bon
et la digestion bien exécutée ; après que vous avez fait
des passions et des affections des phénomènes gastriques, à vous permis de vous extasier devant l'immense influence sympathique de l'estomac, de lui
départir même les attributions d'un sixième sens, et
d'en faire la première puissance de l'économie. Mais
ce n'est pas ainsi que nous procéderons ; l'analyse,
l'observation et une induction sévère nous conduiront
à des résultats un peu différens des vôtres : vous en
pourrez juger avec nous.

1°. *Action du cerveau sur l'estomac et les intestins.*

L'estomac reçoit directement du cerveau des filets
nerveux dont l'intégrité est indispensable à son action
digestive, comme le prouvent des expériences faites
directement sur ces nerfs, telles que leur ligature ou
leur section. Il est cependant aussi avancé par M. Magendie et quelques physiologistes anglais, que la section
du nerf pneumo-gastrique au dessous de la portion
pulmonaire, n'empêche pas la digestion d'avoir lieu
aussi promptement, ce qui paraît au premier abord

assez difficile à concevoir ; il faudrait alors admettre, si le fait était vrai, que les troubles digestifs qui surviennent en même temps que les troubles respiratoires lorsque ces nerfs sont divisés assez haut, dépendent, de quelque manière que ce soit, des désordres de la respiration. Un autre physiologiste anglais, le docteur Wilson, assure que les lapins vomissent immédiatement après la ligature. Ce phénomène a été constaté par plusieurs observateurs déjà anciens, tels que Valsalva, Morgagni, etc. Le docteur Wilson a fait des expériences fort curieuses, qui plaident en faveur de l'opinion de ceux qui croyent que le fluide ou l'action galvanique ont la plus grande analogie avec l'action nerveuse. Il a coupé, au col, chez plusieurs lapins, les nerfs pneumo-gastriques, après avoir fait manger du persil en abondance à ces animaux ; aux uns il a établi un courant galvanique entre l'extrémité inférieure des nerfs et la région épigastrique, en plaçant sur cette extrémité une feuille d'étain, et sur cette région une pièce d'argent, et en mettant chacun de ces métaux en contact avec chaque pôle d'une pile forte de quarante sept élémens cuivre et zinc, larges de quatre pouces. Il a laissé périr les autres sans rien leur faire. Les alimens des premiers se trouvèrent convertis, au bout de plusieurs heures, en une matière homogène, sans aucune apparence de persil ; les seconds offraient le persil sans avoir éprouvé aucune altération, autre que celle de la mastication. Cet expérimentateur a renouvelé plusieurs fois ses expériences, et dit en avoir toujours obtenu ce résultat. Il a aussi fait vivre des lapins au-delà de douze heures, et lorsqu'il diminuait ou cessait momentanément l'action de la pile, il survenait de la dyspnée, laquelle cessait aussitôt qu'il rétablissait cette action. Il est pourtant vrai de dire que la Société Royale de Londres a commis plusieurs de ses membres pour répéter ces expériences; ils l'ont fait, et disent n'avoir rien obtenu de semblable (1).

---

(1) Nous placerons ici un mot sur *l'action galvanique* en général :

De tous les temps les physiologistes ont cherché à expliquer la cause, le mécanisme des actions nerveuses, de la transmission des impressions sensoriales et des volitions, les unes des extrémités sentantes au cerveau, les autres du cerveau aux organes des mouvemens volontaires. Deux hypothèses ont été imaginées pour cela : l'une, entièrement fondée sur des idées mécaniques, attribuait aux nerfs la propriété de vibrer, et en faisait dériver tous leurs modes d'action. Mais les nerfs sont mous, non tendus, le cerveau ne peut pas davantage entrer en vibrations, du moins à la manière des corps vibrans. Cette hypothèse a été promptement abandonnée. L'autre, avec plus de probabilités, s'est conservée, et est encore adoptée par des physiologistes modernes ; elle tend à expliquer l'action nerveuse au moyen d'un fluide particulier, de nature inconnue, que l'on croit, d'après diverses expériences, être analogue ou identique avec le fluide galvanique ou électrique. On connaît les expériences faites depuis plusieurs années sur le galvanisme ; on sait que si l'on constitue un élément de la pile en mettant une pièce de zinc sur le cerveau d'un animal, une pièce de cuivre sur un muscle, et en joignant ces deux pièces avec une tige de fer, le muscle entre immédiatement en con-

En exposant d'une manière générale l'influence des différentes opérations du cerveau, j'ai assez fait con-

---

traction. Bien plus, par ce moyen, l'on remplace l'influence cérébrale ; en plaçant la première pièce sur un nerf séparé du cerveau par une section, l'on obtient les mêmes effets. Aldini est même parvenu à former l'élément galvanique sans métaux, et simplement en mettant en contact le muscle et l'extrémité de la portion nerveuse qu'il reçoit ; dans ce cas les contractions musculaires sont moins fortes et plus difficiles à obtenir. Bichat a tenté de semblables expériences sur les nerfs ganglioniques, plaçant l'une des pièces sur un viscère et l'autre tantôt sur le cerveau, tantôt sur les nerfs cérébraux ou rachidiens, tantôt sur un ganglion ou les nerfs qui en partent ; il dit n'avoir obtenu aucun résultat, excepté de légères contractions de l'estomac, lorsque cet organe et le nerf pneumo-gastrique étaient placés dans le cercle galvanique. D'où il conclut deux choses : que le cerveau n'a pas d'influence sur les organes de la vie intérieure, que les nerfs ganglioniques vivent autrement que les nerfs sensoriaux. Quant à la première proposition, elle est tellement démentie par l'observation, qu'elle est insoutenable ; et cette preuve par laquelle Bichat veut l'appuyer ne signifie rien, sinon que le cerveau n'agit pas sur les organes qui ne sont pas sous sa dépendance immédiate, comme sur ceux qui sont à ses ordres immédiats. Nous venons de rapporter des expériences du docteur Wilson, desquelles il résulte qu'il est possible de remplacer l'action des nerfs pneumo-gastriques, au point de faire continuer la respiration et la digestion pendant quelque temps. Il est digne de remarque que les effets galvaniques ont plus d'intensité sous deux conditions ; si l'animal est encore vivant ou mort depuis le moins de temps possible, si la cause de sa mort a été violente et subite, et non une maladie qui a épuisé l'action nerveuse. Ainsi, chez

naître les effets de l'étude, des affections morales vives
et subites, lentes et pénibles sur l'estomac, sur les
opérations digestives, sur la santé de cet organe. On
peut ajouter les dégoûts, les nausées ou les vomissemens que causent la vue ou l'odeur de certains objets,
l'idée d'avaler des substances qui répugnent de quelque manière que ce soit. Quant à son influence pathologique, elle est immense. L'estomac participe toujours
aux troubles fébriles dont le cerveau est directement
ou indirectement le moteur ; toutes les affections cérébrales idiopathiques, si j'en excepte, peut-être, la folie,
l'hystérie, l'épilepsie, souvent l'hypochondrie, dans lesquelles les désordres gastriques sont ordinairement ou
légers, ou de courte durée, ou même nuls, présentent

---

l'homme l'on n'obtient rien s'il a cessé de vivre depuis plusieurs
heures, et l'on a observé que les guillotinés et les pendus
offraient des phénomènes galvaniques extrémement marqués
comparativement à l'état de mort qui suit les affections ataxiques et adynamiques.

Quelle que soit l'hypothèse qu'on adopte, et l'on pourrait
peut-être en former une troisième de divers points fournis par
l'une et par l'autre, il est toujours certain que les molécules,
les fibres nerveuses se meuvent en quelque manière dans
l'exercice de leurs fonctions ; « car, dit Cabanis, toute sensation ou toute impression reçue par nos organes ne saurait sans
doute avoir lieu sans que leurs parties éprouvent des modifications nouvelles ; or, nous ne pouvons concevoir de modification nouvelle sans mouvement : quand nous sentons, il se
passe donc en nous des mouvemens. » (*Rapports* , etc. , t. I,
p. 100.)

des troubles plus ou moins graves dans les voies gastriques et en particulier dans l'estomac ; la suite en fournira
des preuves sans nombre. Quelquefois même, et c'est là
ce qui tend à induire en erreur le médecin peu attentif
ou peu habitué à l'observation de ces sortes de maladies, qui croit les fonctions cérébrales en bon état,
pourvu que le malade ne soit pas en délire, et quoiqu'il éprouve de la céphalalgie, de l'insomnie, l'adynamie commençante, ou une faiblesse sensoriale,
morale, intellectuelle et musculaire, de manière à ce
qu'il ne puisse plus percevoir des sensations, travailler
de tête, marcher comme à l'ordinaire ; quelquefois,
dis-je, les désordres gastro-intestinaux précèdent, ou
paraissent précéder les désordres cérébraux, ou bien
fixent, par leur gravité apparente, toute l'attention
du praticien. Nous verrons des vomissemens, des gastralgies évidemment sympathiques, offrir assez de
caractères d'une affection idiopathique de l'estomac,
pour qu'on pût facilement s'y méprendre. Les vomissemens sont, selon moi, plus fréquemment sympathiques, dus à l'influence cérébrale, que le résultat
d'un trouble idiopathique ; on les observe très souvent à la fin d'un accès d'épilepsie, dans les commotions, les plaies de tête, dans l'apoplexie, les tubercules du cerveau, l'hydrocéphale aigu, la syncope,
dans certaines maladies aiguës des voies gastriques et
du foie avec vomissemens bilieux, et qui dépendent
plus souvent qu'on ne pense de la lésion du cerveau ; et
ils ne surviennent que rarement dans la gastrite aiguë

ou chronique, à moins qu'on ne fasse l'imprudence d'ingérer des alimens ou des boissons excitantes. La constipation est aussi un phénomène assez fréquent des affections du cerveau.

2°. *Sympathies nerveuses directes du canal alimentaire.*

Les sympathies nerveuses directes du canal alimentaire, et en particulier de l'estomac, sont, comme celles des autres organes, assez bornées, assez peu étendues pour que de ce mode d'action il ne résulte rien de bien remarquable ; et quoi qu'on ait fait, surtout dans ces derniers temps, où l'on a voulu faire de l'estomac un organe prépondérant et lié directement avec toute l'économie, il n'est pas moins vrai qu'il est démontré par l'observation que les maladies les plus graves, mortelles même, de ces parties, ne se communiquent point aux parties voisines, lesquelles sont souvent en très bon état à l'ouverture cadavérique ; il n'est pas rare de rencontrer des phlegmasies, des ulcérations, la gangrène de la muqueuse gastro-intestinale, avec le péritoine correspondant, ayant une parfaite apparence de santé. L'on trouve quelquefois des masses cancéreuses de tout le paquet intestinal, lequel est désorganisé, rempli de foyers purulens, et le péritoine de la cavité seulement altéré légèrement par une phlegmasie chronique, et encore est-il ordinairement sain du côté de la région épigastrique ou du bassin ; si la question est claire en fait, elle ne l'est pas moins en droit, en raison. L'estomac, de même que tout autre organe, n'a point de rapports directs, de connexions visibles avec toute l'économie ; ses nerfs cérébraux ne se distribuent qu'à lui et aux poumons. Les nerfs ganglioniques, comme l'a démontré Bichat, forment une foule de plexus indépendans, et qui n'influent point les uns sur les autres. D'ailleurs ces nerfs ne se distribuent guère aux organes de relation, et ce sont le cerveau, le système musculaire, les articulations, qu'on regarde comme le plus liés à l'estomac. Enfin, et pour dernière considération, plus concluante encore, nous avons démontré que ces phénomènes sympathiques, prétendus directs, ont lieu par d'autres voies.

Mais les différentes portions du canal alimentaire sympathisent manifestement entre elles, comme on le voit par les nausées, les vomissemens qu'occasionnent le chatouillement de la luette, l'introduction d'un corps étranger au-delà de l'isthme du gosier, par le mouvement antipéristaltique que détermine un émétique, par les vomissemens qui suivent l'étranglement d'une anse intestinale, par les phénomènes nazaux, linguaux, qui annoncent la présence des vers, par l'état de la langue et de la muqueuse buccale, qui indique en général l'état des voies gastro-intestinales, etc.

3º. *Sympathies nerveuses indirectes ou par sensation.*

Les actions sympathiques gastro-intestinales qui ont lieu par sensation méritent une attention particulière; elles ont une grande influence et sur le cerveau et sur l'organisme. Nous nous sommes déjà occupé de la faim et de la soif. Le bien-être qui suit la plénitude de l'estomac après un repas fait de bon appétit ne doit pas laisser de contribuer à faire naître les affections gaies, la joie, qui se manifestent vers la fin du repas, et surtout d'un repas dont les mets ont flatté agréablement le palais. Les douleurs gastro-intestinales ont généralement reçu le nom de coliques. Elles offrent ce caractère particulier, lorsqu'elles sont intenses, d'être extrêmement pénibles, *d'abattre, de briser les forces, d'opprimer au dernier degré les forces cérébrales*; de là les expressions de *colique de miséréré*, de *tranchées*, qui servent à désigner ces douleurs violentes.

4°. *Sympathies de fonction.*

Mais ce sont les résultats de la fonction digestive, de l'action des absorbans gastro-intestinaux sur les substances ingérées dans les voies alimentaires, qui offrent les plus intéressantes considérations. Ici ce ne sont plus les organes qui agissent, ou du moins directement, pas plus que le foie n'influe sur l'estomac dans l'action de la bile sur ce dernier. Une fois élaborées, préparées, absorbées, les substances provenant des voies gastriques sont portées par le torrent circulatoire dans tous les organes, et y exercent une influence tout-à-fait indépendante de la cause qui les a introduites dans l'économie. Cela est tellement vrai, que plusieurs d'entre elles, absorbées par toute autre voie, produisent les mêmes effets. Le physiologiste doit donc soigneusement distinguer dans cette circonstance, sous peine de commettre une méprise bien grave, les phénomènes locaux, vraiment gastro-intestinaux, qui résultent de l'action primitive du corps alimentaire ou autre, et de la réaction organique, des phénomènes secondaires, éloignés, étrangers à l'estomac et aux intestins dans leur influence actuelle. C'est avec cette méthode que nous avons étudié avec avantage les sympathies du cœur et du poumon; elle n'est pas moins utile pour l'étude des sympathies dont nous nous occupons.

Alimens, opération digestive, chyle.

Les alimens sont des substances tirées du règne des êtres organisés, qui, soumises à l'action d'une série d'organes, fournissent à l'animal des parties propres à être incorporées à ses organes pour les entretenir, et les accroître dans certains cas. Choisis, cuits, assaisonnés, c'est-à-dire préparés de manière à les rendre plus attaquables par les organes digestifs, plus agréables au goût, les alimens sont divisés et mêlés à de la salive ainsi qu'à un peu d'air et de mucus dans la bouche, ensuite ingérés dans l'estomac où ils subissent de nouveaux changemens, où ils deviennent *chyme* ; puis chassés dans le duodenum et mêlés là avec deux fluides particuliers, la bile et la liqueur pancréatique, ils se séparent en deux parties, dont l'une, blanche, lactescente, est le chyle, lequel est successivement absorbé tout le long du canal intestinal, mais plus particulièrement dans l'intestin grêle. L'autre partie, ainsi dépouillée, est rejetée au dehors.

Dans cette série d'opérations, celle seulement de l'estomac s'accompagne de phénomènes sympathiques qui méritent d'être examinés; ces phénomènes varient suivant plusieurs circonstances, telles que les dispositions individuelles, la nature et la quantité des alimens, l'habitude, etc. ; mais ils peuvent néanmoins être considérés d'une manière générale.

Peu de temps après le repas, surtout s'il a été copieux, il succède au sentiment de bien-être qui a suivi la satisfaction du besoin, un sentiment de plénitude, de pesanteur vers la région épigastrique ; l'abdomen est tendu, et demande à n'être pas comprimé par le vêtement; il s'y manifeste un développement plus considérable de chaleur, tandis que le reste du corps éprouve une sorte de frisson. Du côté des fonctions cérébrales, l'on observe de la paresse sensoriale et intellectuelle, le désir du repos, ou tout au plus d'une promenade bien modérée ; quelques personnes sont dans un état de rêvasserie, de somnolence, ou même de sommeil après le repas; les travaux de l'esprit sont lents, pénibles, ou impossibles; les muscles inspirateurs meuvent plus difficilement, moins vite les parois du thorax, la respiration est ralentie; elle est encore gênée par le volume de l'estomac. La circulation est aussi affaiblie (à moins qu'on n'ait usé de liqueurs stimulantes). Les physiologistes ont coutume de dire qu'il y a *concentration des forces de la vie vers l'estomac*. Pour nous, qui ne connaissons d'autres forces que celles des organes, et qui savons que les organes ne changent pas de place, nous nous contentons d'observer que, pendant l'action digestive, la puissance cérébrale est sympathiquement affaiblie. De plus, nous admettons comme cause débilitante de cette puissance, les sensations excitées par les impressions gastriques dont nous venons de parler, ce sentiment de gêne, de malaise, de pesanteur. La preuve que cette assertion est fondée, c'est que 1°. si le repas est léger, ordinaire, ces sensations n'existent pas, et le cerveau n'est pas non plus affecté; 2°. d'autres sensations produisent de semblables effets : telles sont celles de la chaleur, du froid, à un certain degré. Il est vrai que sans cette dernière raison la première n'aurait aucune valeur, car on pourrait attribuer le défaut de phénomènes cérébraux à la moindre action de l'estomac. Remarquez, en outre, que les sensations vives, aiguës, soit agréables, soit douloureuses, excitent l'éveil, l'insomnie, et qu'au contraire les sensations lentes, monotones, sourdes, portent au sommeil, engourdissent, favorisent une sorte de stupeur.

Cet état dure plus ou moins; la chymification est ordinairement achevée après trois ou quatre heures. Mais les phénomènes décrits disparaissent souvent auparavant ce temps, surtout si au lieu de se laisser aller au repos, on se livre à un exercice modéré, à la distraction, si l'on fait usage d'un léger stimulant qui favorise la digestion, cause une sensation agréable et vienne encore par la circulation exciter le cerveau.

Si un tel ordre de choses se répète fréquemment, si le cerveau est ainsi assoupi par ces sensations plusieurs fois par jour, et tous les jours, l'on doit pressentir les effets qui en résultent sur les fonctions cérébrales. Il arrivera ce que nous observons chez les habitans des contrées méridionales ou septentrionales, dont l'énergie cérébrale est épuisée par l'action continuelle d'une température excessive. Ce ne devra pas être là le régime des gens de lettres, des personnes de cabinet, de tous ceux qui se livrent aux travaux de l'intelligence.

Le chyle, séparé des fèces, pompé par les suçoirs absorbans, est conduit dans le sang noir et reçoit avec lui, en traversant les poumons, le degré d'animalisation nécessaire à la nutrition et à la vie des organes; il est ensuite mêlé au sang rouge et jouit de toutes ses propriétés.

Les alimens tirés des animaux fournissent davantage de chyle que ceux tirés des végétaux. Les physiologistes pensent aussi que le premier est plus nutritif et plus stimulant; ils ont encore admis des distinctions relatives à d'autres qualités des alimens. Les moralistes, les chefs de religions ont fondé sur ces opinions des règles d'hygiène.

Des boissons; de l'eau, des liqueurs fermentées, du café, du thé.

Les boissons sont des liquides destinés, chez tous les animaux, à étancher la soif, à imprégner les alimens solides après qu'ils ont été ingérés dans l'estomac et aident la digestion; l'homme s'en sert encore pour se procurer des jouissances, soit par le goût, soit par des impressions gastriques produisant des sensations agréables, soit enfin par une excitation particulière déterminée sur le cerveau par voie de circulation.

Les boissons peuvent être divisées en deux classes: en aqueuses et en spiritueuses et excitantes.

L'eau pure, ou contenant quelque principe propre seulement à rendre son usage plus agréable, tel que du sucre, du miel, une très petite quantité d'acide, est la boisson la plus naturelle; elle satisfait au besoin de la soif, favorise la digestion sans trop exciter ni l'estomac, ni le cerveau. Certainement si les hommes s'en tenaient à cette boisson, ils auraient un grand nombre, de maladies de moins. Et qu'on ne s'imagine pas qu'aucune de leurs facultés en souffriraient; loin de là, tous les organes profiteraient de la vigueur des principaux d'entr'eux. Ce n'est que l'habitude des stimulans qui fait que nous ne pouvons plus nous en passer, et que souvent nous sommes obligés d'en augmenter la dose. Je connais des savans, des hommes pleins d'énergie, dont toutes les forces cérébrales sont toujours dans une grande activité, et qui ne boivent jamais que de l'eau; le vin ou toute autre liqueur analogue leur sont contraires. D'ailleurs, combien de malheureux, de soldats, d'artisans, dont la boisson ordinaire est l'eau, ou un breuvage à peine stimulant, dont la santé est néanmoins des plus florissantes!

Les boissons spiritueuses ont toutes pour caractère de contenir une certaine quantité d'alcool. Elles résultent de la fermentation qui naît de la réunion des principes suivans: l'eau, le sucre et le ferment, exposés à une certaine température. La bière, le vin, les eaux-de-vie distillées de pommes de terre, de grain, de genièvre, etc. n'ont pas d'autre source. Tous les fruits qui contiennent ces principes sont susceptibles de fermentation, et de fournir des liqueurs spiritueuses. L'alcool concentré est un caustique; à vingt-deux ou vingt-cinq degrés seulement, on peut en faire usage comme boisson. Considérées d'une manière générale, et sans nous arrêter aux différences provenant de la quantité d'alcool, de la nature des autres principes constitutifs, des dispositions individuelles, ces boissons déterminent certains phénomènes que nous distinguerons en gastriques et en cérébraux. Prises en quantité modérée, elles produisent un sentiment de chaleur agréable, activent

l'opération digestive; prises en excès, elles occasionnent ordinairement des gastralgies, troublent, empêchent l'action digestive, d'où des vomissemens, la
diarrhée, etc., et ensuite du dégoût, la perte d'ap-
petit, quelquefois une affection plus grave, une véritable gastrite; les ivrognes de profession sont très
sujets aux maladies chroniques de l'estomac, telles que
phlegmasie, cancer, annoncés par des aigreurs, des
gastralgies, des vomissemens d'abord glaireux, l'inappétence, etc. Le cerveau nous offre des phénomènes
d'une toute autre importance, par l'importance même
de la fonction et de l'organe. Une remarque est ici à
faire, et qui est applicable à tout ce qui a une action
par voie d'absorption sur le cerveau; c'est qu'il existe
toujours un intervalle entre l'ingestion des substances, et leur influence sur cet organe; intervalle
plus ou moins long, depuis quelques minutes jusqu'à
dix ou quinze minutes, selon les circonstances: ce qui
tend bien à démontrer que cette influence a lieu par
le transport de la substance ou de quelqu'un de ses
principes, sur le cerveau immédiatement. L'on sait avec
quelle rapidité ce transport se peut effectuer dans d'autres cas semblables, et l'on ne doit point être étonné
dans celui-ci. Les boissons spiritueuses commencent
par exciter légèrement le cerveau et favoriser, exal-
ter l'exercice de ses fonctions; de là ce sentiment de
force, de vigueur, cette gaîté, ces saillies d'esprit,
cette rapidité d'idées, cette énergie dans les combats
vénériens; à des doses plus fortes, il en résulte l'ivresse

à divers degrés, caractérisée par une déraison plus ou
moins complète, un délire véritable, le trouble, l'affaiblissement des sens, du système musculaire, lequel
devient incapable de soutenir l'individu, de mouvoir
la langue pour la parole, enfin au dernier degré, par
la perte complète des forces cérébrales; *le malade*
tombe dans un sommeil apoplectique qui dure plus ou
moins de temps. Au réveil, il reste une sorte de stupeur, de commencement d'ivresse, une lassitude générale, du malaise, de la céphalalgie, une plus grande
susceptibilité à l'action du froid, de l'affaissement moral et intellectuel, de la tristesse, un besoin de repos,
d'inaction, ou d'une nouvelle excitation; c'est à satisfaire ce nouveau besoin que les ivrognes se trouvent
sans cesse obligés; mais aussi faut-il qu'ils recom-
mencent tous les jours. L'ivresse occasionnée par
l'eau-de-vie ou des liqueurs pareilles, est quelquefois suivie d'effets cérébraux plus graves, tels que
l'affection connue sous le nom de *delirium tremens*,
qui, au rapport des médecins anglais et allemands,
peut être mortelle en moins de vingt-quatre heures,
l'apoplexie, l'ataxie, la mort subite. L'habitude de
l'ivresse conduit à l'affaiblissement des forces cérébrales, à l'abrutissement, à la démence, à la paralysie, à l'abréviation de la vie, aux brûlures spontanées qui consument tout le corps. Les liqueurs spiritueuses sont plus particulièrement utiles dans les
climats froids et chauds, pour remonter le cerveau et
s'opposer aux effets énervans du froid et de la cha-

leur, et non pas, comme le dit Cabanis, et avec lui les physiologistes, pour stimuler l'estomac, soutenir les forces affaiblies par l'excitation cutanée, etc.

Le café est la liqueur excitante par excellence ; il réunit tous les avantages des boissons spiritueuses, sans en avoir les graves inconvéniens. Il active la digestion, produit vers l'estomac un sentiment de chaleur, de bien-être difficile à rendre. Aussitôt qu'il parvient au cerveau, il y détermine une augmentation d'action, une grande facilité de former, de rappeler, d'émettre des idées ; la pensée est rapide, vive, exaltée. La composition, le débit de la parole, tous les travaux de l'esprit sont alors plus faciles, plus prompts, plus parfaits ; ceci est d'expérience commune et journalière. L'énergie musculaire est en proportion de l'énergie morale et intellectuelle. Le café a pourtant des effets nuisibles qu'il ne faut pas taire ; comme tous les stimulans cérébraux, de quelque nature qu'ils soient, s'il augmente l'action du cerveau, ce ne peut être qu'aux dépens de sa durée : ainsi celui qui en prend l'habitude n'est pas le maître de la quitter ; car sans son café, il ne peut rien faire ; son organe intellectuel est descendu au-dessous du ton nécessaire au travail, il devra l'y faire remonter. Le café produit presque toujours, surtout si l'on n'en fait pas un usage continuel, ou s'il est très fort, de l'insomnie, la céphalalgie des vaporeux ou de ceux qui se fatiguent par la méditation, un état d'agitation quand on veut se livrer au sommeil, ou bien un sommeil léger, facilement interrompu, d'où l'on sort sans avoir à peine réparé les forces qui reposaient ; il cause aux personnes nerveuses, dont le cerveau est très irritable, des accidens qui ne leur permettent pas d'en user, tels que, outre ce qui précède, des crampes spasmodiques, plusieurs symptômes vaporeux. Je ne sache pas qu'on ait observé que le café, pris en telle quantité que ce soit, pût produire l'ivresse ou la déraison ; il ne conduit pas non plus, comme les liqueurs spiritueuses, à la démence, à la paralysie, au *delirium tremens*, etc.

L'infusion de thé possède des propriétés analogues à celles·du café, tant sur l'estomac que sur le cerveau. L'usage de ces deux boissons est très répandu dans les pays où l'on ne recueille pas de vin; mêlées avec du lait, elles font la partie principale du déjeuner. On se sert avec avantage du thé pour remonter les forces gastriques ou cérébrales affaiblies par suite d'un état d'ivresse.

La plupart des auteurs qui ont écrit sur les maladies vaporeuses, rangent au nombre de leurs causes fréquentes, l'usage de ces deux boissons ; mais ils les accusent non comme agissant à la manière de stimulans cérébraux, mais comme *boissons chaudes*, et agissant uniquement sur l'estomac. S'il en était ainsi tous les alimens pris chauds devraient avoir les mêmes inconvéniens; ce que personne n'a encore soutenu.

Trois stimulans cérébraux d'un usage très répandu, sont encore introduits par les voies gastriques : ce sont le bétel, le tabac et l'opium.

Le bétel est un composé de feuilles du piper bétel, de tabac, de noix de l'arec, de chaux vive. Les peuples des îles de la mer des Indes, les mêmes qui recueillent la cannelle, la noix muscade, le poivre, le gingembre, le girofle, mâchent ce bétel, comme ailleurs on mâche du tabac. Son action paraît tendre à s'opposer aux effets trop débilitans de la chaleur, excessive dans ces pays ; ils croient par ce moyen se préserver des maladies typhoïdes qui ravagent si souvent ces contrées.

Le tabac fumé, et plus rarement mâché, détermine chez les personnes qui n'y sont point habituées, assez promptement une sorte d'ivresse avec stupeur et des vomissemens. Mais il procure une agréable excitation à celles qui, s'en servant depuis un certain temps, n'éprouvent plus ces accidens.

L'opium est très employé par les Orientaux, qui finissent par pouvoir en prendre plusieurs gros par jour. Ils se procurent par ce moyen une ivresse accompagnée de sensations agréables, de plaisirs délicieux, de rêves enchanteurs. On en distribue aux soldats avant le combat, pour animer leur courage, comme on fait en Europe, avec de l'eau-de-vie. L'on a remarqué que cette excitation habituelle du cerveau hâtait la vieillesse. C'était avec de pareilles préparations que ce prétendu sorcier dont parle Gassendi provoquait un sommeil pendent lequel il avait ces illusions fantastiques, ces rêves qui lui persuadaient à son réveil qu'il avait assisté au sabbat et à toutes les assemblées des autres prétendus sorciers, devins, magiciens, etc.

J'aurais beaucoup trop à dire, et je m'écarterais de mon sujet, si je voulais déduire toutes les règles du régime alimentaire applicables à l'exercice cérébral ; le lecteur est d'ailleurs aussi à même que nous de suppléer à notre silence. Il lui suffit de se rappeler les conditions de cet exercice en même temps que les effets de la digestion et des diverses espèces d'alimens et de boissons. Il ne lui sera pas moins facile de concevoir les motifs qui ont conduit les moralistes, les chefs des religions à établir des jeûnes, des macérations, des carêmes, des jours maigres, de recommander l'usage des végétaux préférablement à celui des viandes, et tout ce qui a pour objet d'affaiblir l'action cérébrale, les penchans et les passions.

Mais pourtant l'on a été trop loin, l'on a trop étendu l'action des alimens sur la production de l'intelligence ; il est vrai qu'en cela l'on n'a fait que suivre les opinions des philosophes qui n'ont tenu compte que de l'action des excitans intellectuels. Ainsi Cabanis dit positivement que « l'effet des alimens grossiers, surtout lorsque des boissons analogues les secondent, est d'engourdir à différens degrés les sensations ; de ralentir, à des degrés correspondans, l'action des organes moteurs. Et ainsi dans certains pays où la classe indigente vit presque entièrement de châtaignes, de blé sarrazin, ou d'autres alimens grossiers, on remarque chez cette classe tout entière un défaut d'intelligence presque absolue, une lenteur singulière dans les mouvemens et les déterminations. (1) » Comment ne pas voir que chez ces malheureux l'intelligence n'est pas développée à cause de l'état d'abandon, d'isolément où ils se trouvent, du peu de temps qu'un pénible travail laisse à leur réflexion, par l'affaissement de la misère? Épars sur un sol plus ou moins ingrat, qu'à peine ils peuvent fertiliser pour en tirer quelque nourriture, sont-ils en état d'aller aux sources d'instruction, ou d'y profiter? On sait que les idées sont en raison du nombre et de la diversité des sensations; et ces hommes isolés, ou réunis à d'autres hommes aussi bornés qu'eux, n'ont de rapports qu'avec un petit nombre d'objets les plus nécessaires à leur subsistance. Voyez si l'esprit naturel ne se développe pas en raison de la population des villes; comparez l'habitant des bois avec celui du hameau; et successivement considérez les villageois, les citadins des petites, des moyennes et des grandes villes, et de Paris, vous serez bientôt convaincu de cette vérité. Voyez si le spirituel, l'espiègle Parisien ressemble au rustre campagnard, et je les suppose nourris d'alimens de même nature. D'ailleurs est-ce que les idées viennent par l'estomac? Est-ce

____

(1) *Rapports*, etc., tome II, page 146.

qu'il n'y a que ceux qui se nourrissent avec de bons alimens qui ont de l'esprit, ou plutôt la chose n'a-t-elle pas lieu en sens inverse ? Il serait ridicule de soutenir aujourd'hui de telles opinions. Cabanis a toujours accordé trop d'influence aux excitans de la pensée.

Je me crois dispensé de réfuter l'opinion de ceux qui voudraient faire dépendre la férocité des animaux carnassiers, de l'habitude qu'ils ont de tuer, de dé-chirer, de se nourrir d'êtres animés, et la douceur des herbivores, d'une cause contraire; car il faudra toujours remonter aux causes qui portent les uns et les autres à des actes si différens, c'est-à-dire à une organisation primitive qui les pousse à ces actes, les-quels n'en sont que des effets.

Maladies gastro-intestinales.

Est-il croyable qu'on ait jamais pu supposer que la maladie d'un organe fût capable de perfectionner, de rendre plus énergiques et plus actives les fonctions d'un autre organe? et dès que des faits auraient paru favoriser une telle opinion, n'était-ce pas une raison puissante de douter, et de chercher une autre explica-tion? Cette erreur a pourtant été commise par Cabanis, et répétée par M. Virey, dans. plusieurs articles du Dictionnaire des sciences médicales., sans que l'un ni l'autre ait soupçonné que les faits sur lesquels ils s'appuyent, pussent être expliqués autrement. « Et l'on peut souvent observer, dit Cabanis; que la grande activité de l'organe pensant est souvent entretenue par les spasmes des viscères du bas-ventre, ou par des points de sensibilité vicieuse établis dans leur région : *D'où l'on peut, ce semble, conclure qu'un état physique maladif est souvent très propre au développement brillant et rapide de l'intelligence comme à celui des affections morales les plus délicates et les plus pures* » (1). Et ailleurs, « de l'engorgement des glandes et de l'altération de la lymphe naissent des maladies dont l'effet est quelquefois, je l'avoue, d'augmenter l'activité du cerveau » (2); rien de plus clairement exprimé. Mais il est facile de trouver le mot de l'énigme : ces auteurs commencent par poser en principe que l'hypochondrie a son siége dans les viscères abdominaux; ils observent ensuite que les hommes de lettres, les savans y sont très sujets, que l'augmentation du mal coïncide avec l'activité des travaux de l'esprit : la conclusion est toute naturelle. Elle ne l'eût pas été moins, et elle aurait été vraie, si, au lieu de prendre des effets pour des causes, ce célèbre philosophe avait accusé l'activité du cerveau de donner naissance à ces spasmes des viscères du bas-ventre, et s'il s'était abstenu, dans le second cas, de vouloir trouver des rapports de cause et d'effet, là où il n'y a peut-être qu'une simple concomittance.

Les médecins avancent des choses non moins ridicules relativement aux effets de la présence des vers

---

(1) *Rapports*, etc. t. II, p. 201.
(2) *Id.* p. 167.

dans le canal alimentaire. Ils ne décrivent pas une maladie d'autres organes sans admettre dans le nombre de ses causes, le séjour de ces insectes, et cela surtout dans les affections du cerveau. Un enfant a-t-il des convulsions, est-il épileptique ; observe-t-on des désordres quelque part en même temps que l'affection vermineuse ; sans douter, l'on s'empresse de juger, d'admettre la liaison de l'une à l'autre dans le dernier cas, de la soupçonner dans le premier. J'avoue que j'ajoute bien peu de foi à ces merveilles. Comment se ferait-il que l'irritation produïte par ces corps étrangers, et qui est souvent tellement légère qu'elle ne se décèle par aucun phénomène, pût causer des accidens que ne déterminent même pas des gastrites, des cancers de l'estomac ou de l'intestin, des hernies étranglées, etc. ? Comment se rendre compte de la violence des effets, de leur persistance après la cessation de la cause, qui dans ce cas serait pathologique (chose essentielle à noter ; car, dans ces sortes de cas, l'effet cesse avec la cause), en admettant qu'ils ont des rapports immédiats avec de légers troubles alimentaires, à moins toutefois qu'on ne veuille encore se retrancher derrière de mystérieuses sympathies ? Les vrais symptômes de l'affection vermineuse sont locaux, gastrointestinaux, ou ne s'étendent qu'aux extrémités de ces organes, au nez, à la bouche, etc. Ce n'est que lorsque le conduit alimentaire vient à éprouver des désordres plus graves, en raison même de leur gravité, et sans déroger aux lois des relations sympa—

thiques, qu'il se manifeste des symptômes plus éloignés, plus généraux. « Mais nous devons à la vérité
de déclarer, est-il dit dans un article du Dictionnaire
des sciences médicales, dont je n'ai noté le nom ni
celui de son auteur, que parmi un grand nombre
d'enfans que nous avons traités, ayant des convulsions, très peu ont rendu des vers, et chez aucun les
accidens ne nous ont paru devoir être rapportés à
cette cause. » J'adopte entièrement cette manière de
voir, bien persuadé qu'elle est vraie. Quand enfin on
étudiera les forces organiques dans leurs rapports, le
mode d'action des causes des désordres pathologiques,
l'on n'aura plus besoin de recourir à des circonstances
étrangères, à des accidens simplement concomittans
pour se rendre compte de la production des maladies, de supposer que quelques insectes nichés dans
les voies gastriques, et qui se bornent souvent à partager les sucs alimentaires avec l'individu, puissent
occasionner des congestions cérébrales et des convulsions, la paralysie et l'épilepsie, et une foule
d'autres affections du même genre.

Les phlegmasies aiguës du canal alimentaire sont
en général très dangereuses par l'action prompte que
ces organes ont sur le cerveau pour y déterminer
l'adynamie, l'ataxie. Cette action est surtout manifeste
dans les hernies étranglées : ici on ne peut accuser que
la maladie de l'intestin. Néanmoins il ne faut pas, à
l'exemple de certains exclusifs, dire que les fièvres
adynamique et ataxique sont toujours des gastro-enté-

rites ; nous nous sommes déjà assez expliqué sur ce sujet pour n'être pas obligé d'entrer de nouveau en discussion. Nous devons surtout être dispensé de réfuter les opinions de ceux qui admettent de prétendues liaisons entre les organes digestifs et le système musculaire, pour expliquer la manifestation des phénomènes adynamiques, relatifs aux fonctions des muscles soumis à l'empire de la volonté.

J'ai parlé précédemment de l'influence morale des maladies des voies gastriques. J'ai fait voir que les malades s'affectent surtout lorsqu'ils s'aperçoivent qu'ils n'ont plus d'appétit, ne digèrent plus, et pensent ainsi ne plus pouvoir recouvrer leurs forces, réparer les pertes de leurs organes.

La première dentition est souvent accompagnée d'accidens cérébraux qu'on ne peut attribuer qu'aux sensations continuelles de chatouillement, de démangeaison ou de douleur, qui durent des jours et des mois entiers sans interruption, ou se renouvellent à des époques plus ou moins rapprochées. Ces accidens sont un état fébrile, de la chaleur à la tête, de l'insomnie, des souffrances annoncées par les cris, les impatiences de l'enfant, enfin des convulsions.

J'ignore si l'on a bien saisi ce qui se passe dans un coup porté à l'épigastre, si l'on sait à quel organe rapporter les troubles extrêmement graves qui en résultent. Outre une douleur vive, la respiration est sur-le-champ arrêtée, d'où une oppression plus ou moins absolue, plus ou moins durable, et quelquefois la mort. Est-ce l'estomac qui souffre, ou plutôt ne serait-ce pas le diaphragme qui, pris d'un mouvement convulsif, reste immobile et suspend ainsi la respiration ; ou bien ces deux organes sont-ils affectés en même temps ? La chose est très possible et même probable ; c'est à l'expérience à décider.

L'on meurt d'inanition. Dans ce genre de mort le cerveau est affecté de plusieurs manières : 1°. par le défaut d'élémens nutritifs et excitans, élémens qui ne sont plus renouvelés par l'action digestive ; 2°. par les sensations de la faim et de la soif ; 3°. par les affections morales tristes qui portent à un pareil acte, ou qui doivent nécessairement en accompagner l'exécution. Je suis convaincu que ces deux dernières causes, et surtout la dernière, sont les plus fâcheuses ; il est en effet possible de vivre très long-temps, pourvu que, d'un côté, l'on dépense peu en gardant un repos absolu, et que, d'un autre côté, l'on apaise la soif, l'on trompe l'estomac avec quelque liquide, quelque substance qui ne contienne aucun suc réparateur ; tandis que rien n'est à comparer aux souffrances, aux douleurs, aux tourmens de la faim et surtout de la soif, comme il est constaté par les rapports de ceux qui ont tenté de se faire mourir d'inanition ; et il est hors de doute que ces malheureux doivent être dans des angoisses morales extrêmes. On consultera sur ce sujet, avec intérêt, l'observation fort curieuse, publiée par Hufeland, et dont un extrait se trouve dans la Bibliothéque médicale de janvier 1820, d'un homme de trente et quelques années, qui a écrit jour par jour sa situation, son état, ses sensations, pendant plus de vingt jours qu'il eut la force de le faire depuis l'instant où il cessa de prendre toute nourriture jusqu'à une extrême faiblesse; la soif le tourmentait tellement, que plusieurs fois il ne se sentit pas le courage d'y résister, et que rien n'égale ses plaintes lorsqu'il se trouve dans l'impossibilité de se procurer quelque liquide; il parle peu de la faim. Les physiologistes pensent que l'on résiste d'autant plus de temps à cette espèce de cause de mort, toutes choses étant égales d'ailleurs, que le cerveau est doué d'une plus grande puissance, de plus d'énergie, et qu'ainsi les enfans, les femmes et les vieillards périraient avant un adulte.

Action des Médicamens.

Quelle idée doit-on se faire de la puissance d'un médicament? La même idée que de la puissance d'une cause morbide, l'une et l'autre étant des modificateurs de l'action organique; avec cette seule différence, que la cause agit sur un organe sain pour le troubler, et que le médicament est censé devoir changer en bien l'état actuel d'un organe malade. Le nom de médicament sera donc donné à tout agent ingéré intérieurement ou appliqué extérieurement dans le but d'apporter des changemens favorables dans l'état pathologique des organes.

L'administration de tels agens présuppose la connaissance intime de plusieurs circonstances auxquelles elle est subordonnée. Ce sont : 1°. La nature de l'état pathologique ; 2°. les vertus absolues et relatives du médicament ; 3°. son mode d'action sur l'économie, les sympathies qu'il met en jeu. Or, avons-nous une idée assez claire de ces choses pour administrer *rationnellement*, je ne dirai pas tous ni la plupart, mais même un petit nombre de médicamens. Aussi, voyez ce qu'est un ouvrage sur la médicale, et combien ces sortes de livres ont de fâcheux résultats entre les mains de l'impéritie et de l'ignorance. Ici, les médicamens ont des propriétés absolues ; l'un est tonique, l'autre calmant ; en sorte qu'il n'est aucun mal, ou plutôt aucun symptôme qui n'ait son remède. Il est bien plus facile, plus commode de se contenter d'adapter le médicament à l'état maladif, que d'établir des indications d'abord, pour chercher à les remplir ensuite. Les médicamens n'ont que des propriétés relatives ; le bain tiède et la saignée sont les meilleurs calmans dans les phlegmasies ; la diète et l'eau sont les toniques les plus efficaces dans les maladies aiguës en général, et particulièrement dans les gastro-intérites ; les stomachiques, carminatifs les plus sûrs sont ceux qu'indique la nature de la maladie, etc. J'aurais trop à faire si je voulais m'attacher à discuter les opinions des auteurs sur le mode d'action de toutes les classes de médicamens admises par les auteurs.

Parmi les médicamens, les uns exercent leur action sur le canal alimentaire même, et ce n'est qu'indirectement, par les sympathies nerveuses de ces organes que les autres organes s'en ressentent ; tels sont les vomitifs, les purgatifs : d'autres sont absorbés et portés au loin, où ils agissent immédiatement ; dans cette classe nous distinguerons les stimulans diffusibles, les antispasmodiques et les narcotiques, qui influencent directement le cerveau.

Les stimulans diffusibles se composent des liqueurs spiritueuses, de l'ammoniaque liquide, etc. Leur action est facile à prévoir. Il n'est pas tout-à-fait de même des cas où ils conviennent. Mais ce ne sera certainement pas dans ceux où il existera déjà une surexcitation de l'encéphale, dût-elle être exprimée par *l'ady-namie la plus profonde*. Je crois qu'il ne faut pas confondre cette espèce d'adynamie avec l'espèce de stupeur qui caractérise les affections typhoïdes, dans lesquelles ces stimulans peuvent être quelquefois avantageux. Dans les pays chauds c'est avec leur usage que l'on remonte le ton du cerveau nécessairement affaibli par la chaleur ; et lorsque, par cette cause, l'organe devient plus malade, tombe dans la stupeur, il est assez rationnel, pourvu que les voies gastriques ne soient pas trop endommagées, d'essayer le moyen employé comme préservatif. C'est sans doute pour avoir confondu sous la dénomination unique de fièvre adynamique ou ataxique, des maladies différentes dans leur nature et leur siége, qu'aujourd'hui les praticiens ont des opinions si opposées sur le traitement de ces maladies, et s'appuyent tous de faits qui paraissent contradictoires.

Les uns ont affaire à des adynamies, à des ataxies causées par des gastro-entérites, et la méthode antiphlogistique leur réussit, les stimulans augmentent le mal et amènent la mort. Les autres rencontrent des affections idiopathiques du cerveau, dans lesquelles des stimulans gastriques peuvent opérer une salutaire dérivation, ou bien avoir une action vraiment tonique sur le cerveau, si cet organe n'est point atteint d'une inflammation, offre seulement des signes d'une stupeur ayant pour cause les agens des contagions et des épidémies.

Les substances prétendues antispasmodiques ne sont que des stimulans encore plus pénétrans, plus volatils, plus odorans que les autres. Tels sont les éthers, le musc, le camphre, etc. Cette vertu qui leur est attribuée, de calmer les mouvemens convulsifs, les a fait recommander dans une foule de cas où ils ne peuvent qu'être très nuisibles. J'avoue que je ne les ai vus être de quelqu'utilité, et cela momentanément, que pour prévenir ou faire cesser une syncope, quelquefois un accès de vapeurs, soit par leur odeur, soit en les ingérant dans l'estomac. Ils agissent alors comme de véritables stimulans, et il re convient de les employer que comme tels et non comme antispasmodiques, dans tous les cas de convulsions. Sous ce rapport on s'en sert avec avantage chez les vieilles femmes débilitées par le froid, et qui éprouvent divers accidens, tels que des faiblesses, des étouffemens qui ne tiennent point à une lésion organique du cœur, mais qui paraissent dépendre de l'affaiblissement des muscles respirateurs.

Les narcotiques sont des médicamens qui possèdent, entre autres propriétés, celle de rendre le cerveau moins irritable, d'affaiblir ainsi les sensations, de produire l'assoupissement, le sommeil. L'opium est le principal narcotique; l'on place à sa suite la jusquiame, la ciguë, la belladone, etc. Les chimistes ont découvert dans l'opium, le principe stupéfiant ; c'est un alcali végétal qu'ils ont appelé *morphine*.

Quelle est l'action des narcotiques sur le cerveau ? Comment déterminent-ils leurs effets? Nous avons déjà vu que les Orientaux se servent de l'opium comme d'un stimulant qui remplace chez eux le vin, dont l'usage est défendu par leur religion. Il est certain aussi que l'observation journalière nous démontre que les premiers effets de cette substance annoncent une excitation : telles sont la céphalalgie, l'insomnie, une augmentation dans la force du cœur; mais bientôt succède, non pas un affaissement semblable à celui qu'on remarque après un excès de boissons spiritueuses, mais un état de torpeur, d'engourdissement, qui précèdent un état de sommeil qui ne tarde pas à survenir. Ce qui prouve bien que les narcotiques exercent ici une action spéciale, c'est qu'ils l'exercent aussi sur d'autres portions du système nerveux : ainsi l'on calme la douleur dans certaines affections où cette sensation fixe presque seule l'attention, par des applications locales, et sans qu'il en résulte aucun phénomène du narcotisme cérébral; les opérateurs qui veulent extraire ou abaisser le crystallin, introduisent sur la conjonctive, quelques minutes auparavant l'opération, de la dissolution d'extrait de belladone, et l'iris disparaît presque entièrement, et de manière à offrir une pupille très large. L'iris ainsi stupéfiée reste dans cet état plusieurs heures, et même plusieurs jours, selon la force de la liqueur et la durée de son séjour sur la conjonctive. Je crois donc que les effets soporifiques de l'opium et de ses succédanées ne doivent pas être comparés à ceux qui résultent d'une excitation suivie d'affaissement; il y a autre chose. Cependant c'est toujours un sommeil factice, peu réparateur, et qui jusqu'ici n'a été conseillé que dans le but d'affaiblir ou d'empêcher la perception de sensations douloureuses, de souffrances qui rendent l'existence insupportable. Il ne faut pas, avec ces calmans, prétendre calmer le cerveau irrité, enflammé; on augmenterait plutôt alors son affection. Du reste je suis convaincu qu'il est impossible et irrationnel de vouloir faire cesser l'insomnie, forcer le cerveau au sommeil, chez les aliénés, les hypochondriaques et les hystériques, avec des narcotiques. Les narcotiques pris à trop haute dose produisent des accidens graves, tous cérébraux, et peuvent causer la mort. Ces accidens sont du délire ou un assoupissement contagieux, des convulsions, etc.

Action des Poisons.

Les poisons, quant à leur mode d'action, à la manière dont ils causent la mort (je ne parle que de ceux ingérés dans les voies alimentaires) peuvent être divisés en trois classes ; les uns sont irritans, corrosifs, enflamment ou détruisent l'estomac ; dans ce cas se trouvent des acides et des alcalis, des sels, etc. : d'autres sont absorbés, sans beaucoup troubler l'estomac, ou du moins de façon à produire la mort ; c'est sur le cerveau qu'ils vont directement porter leurs ravages ; ici se rencontrent les narcotiques, la strichnine, etc. : enfin l'on doit classer à part l'action de l'acide hydrocyanique, et de l'acide fluorique ; ces deux corps, et surtout le premier, ont une action si épouvantable et si instantanée, et cela à la dose de quelques gouttes, qu'on ne peut supposer autre chose qu'une sensation vive, violente, subite, pour tuer ainsi le cerveau. J'ai vu mettre sur la langue d'un chien, au moyen d'un tube de verre, deux ou trois gouttes d'acide hydrocyanique ; l'animal jetait un cri, se roidissait et mourait. Si la dose était moins forte, le chien avait des convulsions horribles, et finissait encore par succomber, ou rester dans un état pitoyable. M. Magendie a constaté ces faits par des expériences sur l'action de ce terrible poison. L'acide fluorique produit de semblables effets, qui ne diffèrent que par une moindre intensité ; j'en ai vu verser sur le dos d'un chien, qui parut sur-le-champ souffrir des douleurs horribles, eut des convulsions, mais n'en mourut pas. M. Thénard dit avoir éprouvé de ces douleurs, qui étaient horribles, pour s'être mis de cette liqueur sur le pouce, seulement ce que pouvait retenir la pointe d'une épingle; il s'en ressentit encore plusieurs mois après.

L'empoisonnement est toujours caractérisé par des accidens cérébraux des plus graves, que les substances soient corrosives ou autres; il survient des syncopes, du délire, des convulsions, et la mort si la dose est suffisante.. En même temps, les premières voies offrent aussi de grands désordres, tels que des douleurs atroces, des vomissemens et des déjections continuelles, etc. M. Magendie a observé que la strichnine, alcali extrait du strichnos nux vomica, produisait un tétanos général: c'est de ce fait que sont partis quelques médecins pour administrer ce poison, à dose de médicament, contre la paralysie. Mais la paralysie n'étant qu'un symptôme propre à des affections diverses ou opposées, tant par leur nature que par leur siége, il est peu rationnel de lui opposer ainsi toujours un même médicament. Pour mon compte, je l'ai vu employer sans le moindre succès. Que faire d'ailleurs contre des compressions, des ramollissemens du cerveau, etc. ?

§. VI. *Sympathies du foie.*

1°. *Action du cerveau sur le foie.*

Deux modes d'action du cerveau nous montrent

combien cet organe exerce d'influence sur le foie ; ce sont certaines affections morales vives et subites, telles que la colère, la frayeur, la terreur, etc., lesquelles occasionnent parfois une jaunisse générale en peu d'instans, et les plaies, les commotions cérébrales, lesquelles sont presque toujours accompagnées ou suivies d'accidens, d'inflammations, d'abcès du foie. Desault avait très bien remarqué ces phénomènes dans ces dernières circonstances ; il les attribuait à une influence inconnue dans son mécanisme du cerveau sur le foie. M. le professeur Richerand prétend qu'ils ne sont dus qu'aux secousses, aux contusions, indépendantes du cerveau, que le foie reçoit en même temps et souvent par les mêmes causes que celui-ci est blessé, comme cela pourrait arriver dans les chutes. Mais l'on objecte avec raison, l'on apporte en faveur de l'opinion de Desault, que le foie est fréquemment affecté lorsque le cerveau a été blessé sans secousse générale, lorsqu'il est pris d'inflammations qui reconnaissent toute autre cause qu'une plaie, dans les affections morales, etc.

2°. *Sympathies nerveuses directes.*

Les phlegmasies du foie se propagent quelquefois aux organes voisins de la manière la plus évidente ; c'est ainsi qu'on a vu des exemples d'abcès de sa substance, qui se sont fait jour, après une inflammation adhésive, dans le colon, l'estomac, la cavité thoracique ou le poumon, à l'extérieur.

3°. Sympathies nerveuses cérébrales ou par sensation.

Dans l'ordre fonctionnel le foie ne manifeste aucune sensation, le cerveau est tout-à-fait hors de son influence par le moyen des nerfs. Le foie est très fréquemment atteint de maladies chroniques, peu douloureuses, souvent ignorées pendant la vie, qui, lorsqu'elles se rencontrent en même temps que des désordres cérébraux, comme cela a quelquefois lieu dans les hypochondries anciennes, doivent bien plutôt être regardées comme effets que causes de ceux-ci. On ne reconnaît dans un grand nombre de cas la présence de ces maladies qu'à l'ouverture du corps. Dans l'hépatite aiguë la douleur est obtuse et profonde, à moins que le péritoine ne soit également enflammé. L'intensité de l'influence nerveuse du foie sur le cerveau, peut être mise sur la même ligne que celle du poumon; l'un et l'autre sont, sous ce rapport, renfermés dans une sphère assez étroite. Ferrand place le siége de l'amour déraisonnable dans le foie. (1)

4°. Sympathies de fonction.

J'ai tant de fois cité l'action de la bile pour exemple, en parlant des sympathies en général, qu'il me reste fort peu de choses à dire sur ce fluide. Je ne répéterai point qu'il est absurde, et digne du siècle de Galien ou de Paracelse, de faire jouer à la bile aucun rôle dans la manifestation de la pensée, qu'il

---

(1) *Maladie d'amour.*

est contraire à l'observation et à la raison de la regarder comme la cause d'une foule de maladies, soit du cerveau, telles que la folie, la mélancolie, etc., soit même des organes avec lesquels elle a des rapports immédiats. Il n'est pas vrai non plus que les calculs biliaires soient plus fréquens chez les mélancoliques suicides que chez toute autre espèce de malades.

§. VII. *Sympathies de la rate.*

Les fonctions et les maladies de cet organe sont à peu près inconnues. A considérer la grande quantité de sang qu'il reçoit, on doit présumer qu'il fait subir à ce fluide quelque modification essentielle. Galien pense qu'il est chargé de sécréter l'atrabile, humeur à l'existence de laquelle l'on ne croit plus aujourd'hui. Pline place dans la rate le siége des affections gaies, et Vanhelmont, celui de l'âme sensitive.

§. VIII. *Sympathies des reins.*

L'influence sympathique du cerveau sur le rein se manifeste dans plusieurs circonstances qui ne permettent pas de douter qu'elle ne soit bien réelle. Ainsi les affections morales vives sont quelquefois suivies d'une abondante émission d'urine claire et limpide ; le même phénomène est noté par les auteurs comme l'un des caractères des maladies vaporeuses hystériques et hypochondriaques.

Quant à l'influence sympathique des reins sur le

cerveau et les autres organes, elle n'est pas plus importante que celle du foie ; mais comme elle ne l'est pas moins, comme l'urine est tout aussi âcre que la bile, il est étonnant que les reins aient été totalement oubliés dans la distribution des tempéramens ; comment n'a-t-on pas fait un tempérament *urineux*, à l'exemple du tempérament *bilieux ?* Quand on fait tant que de bâtir ou de reconstruire des systèmes, autant vaut-il les faire complets.

§. IX. *Sympathies des organes sécrétoires du lait, de la salive, et des larmes.*

J'ai seulement à indiquer ici l'influence cérébrale exercée sur ces organes ; car pour ce qui concerne leurs autres phénomènes de relation, ils méritent peu de fixer notre attention.

Deux modes d'action du cerveau opposés peuvent déterminer une plus abondante sécrétion des larmes : ce sont le chagrin, la peine, la tristesse, et une joie excessive, un sentiment d'admiration. Les enfans et les femmes pleurent très facilement, les hommes versent difficilement des larmes. Je ne sais de quelle utilité peut être cette action de la glande lacrymale dans cette circonstance ; mais ce qui est positif, c'est qu'un chagrin *concentré*, qui ne *s'exhale* point en larmes et en soupirs, en gémissemens, est généralement plus pénible, suivi d'effets, d'accidens cérébraux, ou autres, surtout du côté de la respiration, plus fâcheux que lorsque ces phénomènes ont lieu. *Étouffer de chagrin*, est une expression commune qui caractérise très bien l'état de la plupart des personnes dont *le cœur est oppressé* de douleur, sans pouvoir en être soulagées par l'écoulement des larmes.

L'on ne manque jamais de prescrire pour condition essentielle du choix d'une nourrice, que celle-ci soit d'un caractère égal, peu susceptible d'affectiohs et de passions vives. C'est qu'on a remarqué qu'après un violent accès de colère, par exemple, le lait a acquis des propriétés malfaisantes, cause des coliques à l'enfant, le nourrit mal. L'on conçoit que si de pareils inconvéniens se renouvelaient souvent, cette faible créature deviendrait victime des suites d'une alimentation dont elle ne tirerait aucun profit, et qui, au contraire, irriterait ses organes et les disposerait à des maladies, si elle ne les rendait malades par elle-même. J'ai cité l'exemple rapporté par Boerhaave, d'un enfant qui devint épileptique pour avoir pris le sein de sa nourrice qui venait d'éprouver un violent accès de colère; j'avoue cependant que, malgré l'autorité d'un tel nom, je doute que dans ce cas l'épilepsie ait été provoquée par cette seule cause : peut-être n'a-t-on pas tenu compte de la frayeur qu'aura eue l'enfant en apercevant l'état de sa nourrice ou des personnes qui l'excitaient à la colère.

Il est aussi d'observation que les morsures des

animaux sont plus dangereuses, suivies d'accidens
plus graves, lorsqu'ils sont en colère, en fureur, que
si leur esprit est calme et sans irritation. Cette différence de résultats ne peut tenir qu'à deux causes, à
l'état des plaies, et à la nature de la salive. Les plaies
de l'animal en colère doivent être plus nombreuses,
plus profondes, plus déchirées, ce qui les rend plus
douloureuses, plus irritantes pour le cerveau; de là
des syncopes, des convulsions, des tétanos, et peut-
être la rage. Mais il n'est pas invraisemblable d'admettre que la salive puisse contracter des propriétés
nouvelles et concourir, avec la lacération nerveuse,
à augmenter la douleur, et par là les accidens cérébraux; d'autant que s'il existe un virus rabique, c'est
très probablement la salive qui en est le véhicule.
Un fait qui servira à éclairer celui-ci, ce sont les
suites de la morsure de la vipère, quoique le venin
de cet animal ne soit pas de la salive, et que ce soit
de ce venin, et non de la blessure qui est peu de chose
par elle-même, d'où provienne les accidens. Il est
positivement certain que cette morsure est d'autant
plus grave que la vipère a été plus excitée, plus irri-
tée ; ainsi un chien mordu inopinément en passant
auprès d'un de ces animaux, s'en ressent quelquefois
à peine, tandis que dans le cas contraire, s'il cherche
à combattre, à tuer son adversaire, il est très malade, et
souvent périt des suites de ses blessures. Cependant
est-il juste de tenir compte des dispositions morales ou
cérébrales du chien dans ces deux cas, dispositions plus

favorables dans le premier, puisqu'il est sans crainte, sans inquiétude, sans frayeur, toutes circonstances que nous avons notées comme propres à causer des maladies cérébrales ou autres, ou à aggraver celles qui se développeraient par une autre cause, ou qui existeraient déjà, et qui doivent être très fréquentes dans le second cas.

§. X. *Sympathies des membranes séreuses.*

Je ne connais rien de particulier et d'intéressant à dire de relatif à l'*influence du cerveau sur les membranes séreuses. Les sympathies nerveuses directes* de ces membranes ne s'étendent guère qu'aux organes qu'elles revêtent, auxquels elles sont intimement unies par du tissu cellulaire.

Leurs relations avec le cerveau, ou leurs sympathies par voie sensoriale, ne s'observent que dans les maladies qui les affectent. En général lorsqu'elles sont enflammées elles causent une douleur des plus vives, des plus aiguës, pongitive, extrêmement fatigante, et qui surexcite quelquefois le cerveau de manière à ce que cet organe soit promptement pris d'ataxie ou d'adynamie. La péritonite, lorsqu'elle est générale et intense, développe surtout promptement ces phénomènes sympathiques.

Les sympathies de fonction des membranes séreuses ne méritent pas d'être examinées.

Ce qui précède sur les sympathies des membranes

séreuses ne devra point être appliqué à l'arachnoïde.
Cette membrane, par sa position, ses relations avec
le cerveau, devient le siége ou la cause de phénomènes que nous indiquerons lorsqu'il sera question
des maladies de ces organes.

§. XI. *Sympathies du système lymphatique.*

Sous le rapport de l'influence sympathique qu'il
exerce, soit sur le cerveau, soit sur les autres organes,
le système lymphatique est sans contredit le moins
important de tous les systèmes organiques. Les vaisseaux et les ganglions de ce système sont ordinairement
affectés de maladies chroniques, indolentes, peu
douloureuses ; la liqueur qu'ils contiennent, outre
qu'elle est aqueuse, albumineuse, douce, non irri-
tante, loin d'être destinée à servir d'excitant à quelque fonction, se compose de fluides absorbés dans
tous les organes, et qui se mêlent au sang pour
être soumis aux opérations pulmonaires. L'on devrait donc s'étonner de voir que les physiologistes
modernes continuent d'admettre un tempérament
lymphatique, cause de certaines dispositions morales et intellectuelles. Je voudrais d'abord qu'au
lieu d'établir la prédominance de ce système par
des suppositions, par de faibles considérations,
telles que la coloration de la peau, l'expression des
formes, etc., on la fît voir le scalpel à la main. Je
demanderais ensuite quels rapports il a, même dans

l'état de prédominance, avec le cerveau dans lequel on n'en a point encore découvert de vestiges. Que si l'on m'opposait la coïncidence fréquente de certains phénomènes intellectuels et moraux, avec ce qu'on appelle tempérament lymphatique, avec les scrophules, je ferais observer que ce n'est pas le cerveau seul dont les fonctions sont peu énergiques ; que les poumons, les viscères abdominaux se présentent chez ces personnes, fréquemment affectés d'irritations, d'inflammations chroniques, de tabès mésentérique, de phthisie, etc. ; et j'ajouterais que loin d'attribuer de prime abord ces désordres à des dispositions du système lymphatique, je chercherais s'il ne serait pas beaucoup plus rationnel de penser le contraire, de faire dépendre d'organes importans par leurs fonctions, et très influens, l'état de ceux qui ne sont pour ainsi dire que leurs accessoires.

Je ne dirai rien ici de l'absorption, parce qu'il en est parlé lorsqu'il est question des organes où elle a lieu.

§. XII. *Sympathies des muscles.*

1°. *Action du cerveau sur les muscles.*

Le système musculaire est autant sous la dépendance du cerveau, dans la production des mouvemens et de la voix, que les volitions qui provoquent ces phénomènes. Les muscles ne sont que des agens cérébraux dont le nombre, la forme, la direction, sont en rapport avec toutes les combinaisons locomotrices et vocales, dont l'animal doit faire usage pour la satisfaction de ses besoins et de ses désirs. Ils sont à l'ordre de la volonté ; et si , avec le temps , leur action devient plus ou moins indépendante , machinale , cela tient à une grande habitude , à une répétition multipliée à l'infini. La même chose a lieu pour les autres facultés cérébrales. Les sensations , la pensée , dont l'éducation et le développement sont souvent si longs, si difficiles , n ont presque plus besoin de l'influence de l'attention ou de la volonté , ce qui , dans ce cas , est la même chose, lorsque par l'habitude , les sens et le cerveau ont acquis cette facilité d'exercice. Dans la vieillesse , avec l'affaiblissement de la pensée et des sensations , survient l'affaiblissement des mouvemens musculaires. Mais c'est surtout dans les affections cérébrales qu'on reconnaît la dépendance du système musculaire, par les désordres à peu près constans qu'il présente alors. Il est très important de se fixer sur la nature de ces désordres, comme signes de l'état qu'ils caractérisent, de les distinguer de ceux qui , ayant toujours leur siége dans les muscles , n'ont pas leur source dans le cerveau. Les premiers , que nous rapporterons à quatre formes, l'*adynamie musculaire*, qui comprend depuis les bâillemens et les pendiculations de l'invasion d'une maladie aiguë, jusqu'a l'impossibilité d'exécuter aucun mouvement ; *la paralysie*, qui consiste dans la privation du mouvement, sans fièvre, ordinairement partiel, hémiplégique, *les convulsions*, et *l'immobilité cataleptique*, sont toujours des désordres qui existent dans tout le système musculaire, ou dans des portions considérables. Parmi les seconds, il faut séparer ceux qui proviennent de l'affection d'un nerf, ou de la moelle épinière, lesquels ont beaucoup d'analogie avec ceux-là, d'avec les désordres musculaires idiopathiques, lesquels se rapportent à peu près tous aux rhumatismes, et qui gênent les mouvemens bien plutôt par la douleur que provoque la contraction, que par une impossibilité réelle et absolue, et sont le plus souvent circonscrits, bornés à une partie peu étendue, non plus en rapport avec le mode d'action de l'influence cérébrale, c'est-à-dire n'occupant point un côté seulement du corps, un seul membre, etc. d'une manière fixe.

Toutes les fois que des effets compliqués, que des phénomènes se manifestent en même temps dans un grand nombre de points divers, ils doivent avoir la même source, reconnaître une cause première, unique de leur production. Tels sont les phénomènes musculaires cérébraux. On ne conçoit pas qu'ils puissent être idiopathiques. Quelle cause, autre que l'organe qui domine tout le système musculaire, pourrait faire naître ces désordres généraux ? Comment l'affection des muscles du bras entraînerait-elle l'affection des muscles du pied ? Comment des organes, par des sympathies directes, auraient-ils ainsi des liaisons avec tous les muscles pour les affecter, et également, et en même temps ? C'est donc une grande erreur commise par notre célèbre professeur Pinel, d'avoir voulu placer le siége d'une fièvre adynamique dans le système musculaire; et ce n'en est pas une moins grande commise par les médecins, de croire que ces organes soient influencés directement et généralement par un organe quelconque, autre que le cerveau.

Cabanis a très bien senti cette vérité : « Quand nous voyons des organes musculaires se mouvoir, dit-il, nous sommes assurés que les points ou les divisions, soit du cerveau, soit de ses dépendances qui s'y rapportent, sont eux-mêmes aussi dans un ordre correspondant. *Dans les spasmes cloniques généraux,* où toutes les parties musculaires s'agitent à la fois, les divisions cérébrales et nerveuses qui régissent ces différentes parties sont très certainement, soit par excitation directe, soit par sympathies, dans une convulsion générale. En irritant le cerveau, on produit des convulsions, l'épilepsie (1). »

Il est surtout un ensemble de muscles sur lequel le cerveau a une telle influence que ses opérations sont souvent répétées, réfléchies par lui comme par un écho fidèle; je veux parler des muscles de la face et des yeux. C'est ce qui a fait donner à cette partie le nom de *miroir de l'âme.* Cette influence est certainement encore plus manifeste dans les affections du cerveau; ici la dissimulation n'est plus possible, l'état

____

(1) Tome I, pages 171, 172.

du cerveau est fidèlement représenté par l'état de
la face.

2°. *Influence de l'exercice musculaire sur le cerveau, considéré comme organe intellectuel.*

On peut poser en principe, et l'observation le démontre, que ce n'est qu'aux dépens de l'énergie morale et intellectuelle, que le système musculaire acquiert un grand développement, une grande force.
Si nous étudions, en premier lieu, l'état des facultés
cérébrales d'une personne qui vient de se livrer à
l'exercice de la marche, de la danse, ou de tout
autre semblable, jusqu'à se *fatiguer*, nous remarquerons qu'elle n'est plus propre au travaux de l'esprit,
qu'elle est affaissée, portée au sommeil, à moins que
les muscles ne soient douloureux, auquel cas la douleur excite l'insomnie; rien de plus difficile que de
penser pendant une marche un peu soutenue, et à
plus forte raison pendant l'exercice de la danse, de
l'escrime, de la course, etc. Le repos, le sommeil, ne
réparent qu'imparfaitement les forces épuisées, et si
l'on se fatigue beaucoup pour la première fois, il
s'écoule plusieurs jours pendant lesquels les muscles
exercés restent douloureux, et l'intelligence dans l'affaissement. Si nous considérons, en second lieu, l'habitude de l'exercice musculaire, chez les athlètes, par
exemple, nous serons bien plus frappés des effets qui
en résultent relativement à l'intelligence. Les athlètes

étaient en général bornés, peu énergiques au moral
Hercule filait aux pieds d'Omphale. Leur vie se pas-
sait à lutter, manger et dormir. On les nourrissait
d'alimens succulens et en abondance ; Galien nous dit
qu'un athlète ne mangeait, dans un repas, pas moins
de deux livres de pain et autant de viande. Milon de
Crotone en prenait jusqu'à quinze de l'une et de l'autre, et quinze pintes de vin. Astydamas, de Milet,
engouffra seul le souper somptueux de neuf personnes.
Après de tels repas ils étaient lourds, pesans, endor-
mis. *Animam suam quasi cæno largo suffocant et
obruunt* (Galien). Ils devenaient d'un embonpoint
excessif, et accablaient quelquefois leur adversaire de
leur propre poids.

On nous a représenté les athlètes ayant une petite
tête. Mais de ce fait, très vrai en lui même, l'on serait
dans l'erreur, l'on concevrait mal la liaison de la cause
à l'effet, si l'on concluait que la petitesse de la tête, une
mauvaise conformation de cette partie, est un caractère
essentiel, une cause de la grande énergie musculaire.
Je crois que c'est précisément le contraire, c'est-à-dire
que l'énergie, la bonne organisation cérébrale serait
une cause de plus, un excitant puissant d'un système
musculaire déjà bien disposé. Notez bien que je ne
parle pas ici de l'énergie intellectuelle, je serais en
contradiction avec ce que j'ai dit tout à l'heure. Comment donc expliquer d'après cela la conformation des
athletes? Le voici : Il n'y a qu'un homme borné, un
homme sans passions et sans moyens qui veuille sacri-

fier une existence morale et intellectuelle au stérile plaisir de remplacer nos machines hydrauliques, hydrostatiques, et d'égaler à la course le cerf aux pieds légers, et en force le taureau furieux ; chacun suit la carrière que lui a ouverte la nature, et s'illustre à sa manière. Et l'homme qui sent la supériorité du bonheur que procure l'exercice des plus nobles facultés de l'espèce humaine, et dont l'organisation lui indique la possibilité de suivre cette route privilégiée, ne balance pas à cultiver ces facultés aux dépens de toutes les autres. Il luttera peut-être pendant quelques années de sa jeunesse, comme fit Platon ; mais comme Platon aussi il abandonnera bientôt une carrière réservée à ceux à qui la nature n'a pas permis de connaître de plus nobles travaux. Il est d'ailleurs très probable que tous les athlètes n'avaient pas cette conformation de la tête ; il devait en exister parmi eux, qui, destinés à d'autres exercices par leurs dispositions cérébrales, avaient été entraînés par la direction donnée à l'éducation. On sait, en effet, que chez les anciens, où la force du corps n'était pas moins indispensable pour la défense de la patrie, sans cesse menacée par des ennemis voisins, jaloux, ambitieux, que la force de l'intelligence pour le gouvernement de la république, toute la jeunesse mâle, et même les femmes, chez les Spartiates, était de bonne heure conduite aux gymnases, dans l'hyppodrome ; en outre, les Spartiates, peuple tout-à-fait singulier dans ses mœurs, barbare même, avaient proscrit de leur sol les arts, les talens, tout ce qui n'était pas d'une utilité absolue. Tandis qu'Athènes fournissait des poètes, des peintres, des orateurs, Sparte se contentait de voir sortir de son sein des guerriers, des hommes dont le courage égalait la valeur et la force dans les combats.

La fatigue musculaire excessive peut causer un épuisement extrême des forces cérébrales, mettre le cerveau dans le cas d'être affecté de maladies graves, d'influer d'une manière fàcheuse sur celles qui pourraient se manifester ailleurs, d'être atteint de mort subite. Ces phénomènes s'observent souvent sur les animaux, tels que bœufs, cochons, moutons, qu'on amène à marches forcées à Paris. Les uns périssent en route de fatigue; ils tombent et expirent après quelques heures; d'autres ont des maladies charbonneuses, etc. On les observe aussi dans les armées poursuivies par l'ennemi. Mais ici il faut mettre en ligne de compte les affections morales, la disette, les veilles, etc.

§. XIII. *Sympathies de la peau.*

Il est d'autant plus nécessaire de bien étudier les sympathies de la peau, que cet organe est une des voies par lesquelles le médecin dirige les moyens curatifs, cherche à modifier l'action pathologique des autres organes. Par une raison analogue, la peau reçoit souvent la première impression des causes extérieures des maladies.

1°. *Action du cerveau sur la peau.*

Les phénomènes cutanés déterminés par l'influence cérébrale, quoique moins évidens que dans plusieurs organes, à cause de l'obscurité qui règne dans les fonctions de la peau, sont pourtant réels et dignes de fixer l'attention de l'observateur. Habitué qu'on est de ne voir que des sympathies directes ou de laisser le cerveau dans l'oubli, on les a peu remarqués, ou du moins on ne l'a fait qu'en en méconnaissant la cause occasionnelle. Pourtant, il faut en convenir, il n'est pas toujours facile de saisir les vrais rapports, la liaison des phénomènes cutanés à ceux qui les précèdent ou les suivent, et que l'on regarde comme leur cause ou leur effet. Nous avons vu les affections morales être accompagnées ou suivies de plusieurs de ces phénomènes, tels qu'un resserrement général avec frisson dans la frayeur, la pâleur ou la rougeur, la sécheresse ou une sueur abondante, l'altération de la physionomie, du poli et de la couleur du visage qui ne peuvent être attribués qu'à l'influence cérébrale. Mais la part que prend la peau à l'état fébrile reconnaît-elle la même cause, et en cas d'affirmative, comment se fait-il que son aspect soit différent dans plusieurs circonstances, lorsque des organes différens sont malades? Ainsi elle est ordinairement chaude, mais douce, halitueuse dans les affections de poitrine, sèche et âcre dans celles des viscères abdominaux. Je pense que le tissu cutané ne fait point ici exception, que c'est toujours par l'intermédiaire du cerveau qu'il entre dans le mouvement général, et que c'est cet organe, différemment affecté, qui agit différemment pour produire les phénomènes fébriles. A l'appui de cette opinion , remarquons que les deux ordres de maladies précitées, ne se distinguent pas par ce seul caractère , et présentent au contraire de très notables oppositions dans tout le cortége des symptômes généraux. Dans les affections abdominales, l'adynamie profonde et l'ataxie sont en général plus promptes que dans les affections pectorales; la face , cet écho cérébral, reçoit de profondes atteintes dans les premières , elle est presque naturelle dans les secondes ; on connaît le pouls abdominal, etc.

Je crois qu'un grand nombre d'affections cutanées chroniques sont dues à des causes morales du genre des chagrins lents et prolongés, soit que ces causes agissent seules, ou unies à des causes locales, comme cela se voit chez les malheureux que le manque des moyens nécessaires force à une malpropreté continuelle. « On a remarqué, dit M. Foderé (Essai de physiologie positive), que les maladies cutanées sont devenues plus fréquentes chez tous les peuples qui ont vécu sous la tyrannie, surtout dans le passage de la liberté à l'état d'oppression, et chez les individus que leurs richesses et leur naissance exposaient davantage aux soupçons et à la cruauté des tyrans; ce qui prouve combien est grande l'influence des affections de l'âme sur les divers systèmes du corps ». « Parmi les causes de la pellagre, dit le Dr Jourdan (Dictionnaire des Sciences médicales, article *Pellagre*), on doit remarquer non seulement les alimens de mauvaise qualité, les eaux insalubres et la malpropreté, mais encore la profonde misère, le chagrin, la crainte et toutes les autres affections tristes du moral, causées par les invasions réitérées, les taxes exorbitantes, les changemens de gouvernement et la mauvaise administration, fléaux dépopulateurs qui désolent depuis trente ans les parties septentrionales de l'Italie. » D'après ce que j'ai lu sur cette maladie, dans l'article que je viens de citer et dans d'autres auteurs, et aussi d'après des renseignemens qui m'ont été fournis par un médecin du pays même, je suis très porté à adopter l'opinion de Vidémarius et de quelques autres, qui la font consister en une hypochondrie, folie, ou idiotie, car les malades sont susceptibles de présenter ces divers états, en une affection cérébrale, enfin, dont le désordre cutané n'est le plus ordinairement qu'un effet, un symptôme. En effet, 1°. les symptômes avant-coureurs de la pellagre (nous venons de voir ses causes) sont un sentiment de mélancolie, de l'abattement musculaire et moral, c'est-à-dire de l'adynamie; 2°. les pellagreux sont tristes, moroses, inquiets, ennuyés, éprouvent des céphalalgies, les sensations extraordinaires des hypochondriaques; ils ressentent un sentiment d'ardeur qui occupe toute la tête et le rachis. 3°. Beaucoup sont aliénés; davantage sont idiots ou

en démence. Sur cinq cents fous de l'hôpital de Milan,
le docteur Holland reconnut les deux tiers de pellagreux.

Le docteur Rostan a fait insérer dans le nouveau
Journal de médecine, deux observations qui prouvent
une influence bien manifeste du cerveau sur la peau;
ce sont deux femmes dont la peau est devenue noire
presque comme celle d'un nègre, à la suite d'affections
morales très vives.

La peau est le siége d'un grand nombre d'affections
sympathiques qui doivent reconnaître une cause semblable. Telles sont les éruptions cutanées qui arrivent
dans le cours de certains typhus, vers la fin de beaucoup de maladies aiguës; les furoncles, les érysipèles
qui paraissent dépendre, et qui ne font peut-être que
coïncider avec des désordres des voies gastriques. Il
est néanmoius probable que dans quelques uns de ces
cas, il faut tenir compte de l'état des fluides circulatoires, comme pouvant avoir une action directe sur
la peau, lorsqu'ils la pénètrent. L'action cérébrale détermine aussi très souvent des suppressions d'exan-
thêmes, des répercussions, que les pathologistes prennent toujours pour des causes des effets qui succèdent,
tandis que ce ne sont que des effets d'une même
cause. C'est surtout dans les maladies mentales qu'il
est facile de faire de pareilles méprises.

2°. *Sympathies nerveuses directes.*

Les rapports anatomiques de la peau, d'accord avec l'observation des phénomènes physiologiques, nous montrent jusqu'où peut s'étendre l'action directe de la peau. D'un côté, cet organe, uni avec les couches musculaires superficielles, et ayant tout au plus des connexions avec les membranes internes des grandes cavités, est entièrement séparé des viscères que ces cavités contiennent. De l'autre, si nous analysions avec soin les effets locaux des affections cutanées, et parmi elles je comprends les irritations provoquées à dessein, nous verrions qu'ils s'accordent avec ces dispositions anatomiques. En effet, dans quelles maladies applique-t-on avec le plus de succès les topiques irritans, les sangsues qui agissent aussi en partie de cette manière ? Dans les rhumatismes, les hydropisies articulaires, les phlegmasies des séreuses. Et que font-ils, au contraire, dans la péripnemonie, l'hépatite ? Peu de chose, lors même qu'ils ne développent pas des sympathies cérébrales qui augmentent l'état morbide particulier et général. Nous étudierons tout à l'heure cet objet. Les maladies cutanées idiopathiques, si elles ne sont accompagnées de douleur, restent ordinairement locales, ne s'étendent quelquefois aux parties sous-jacentes que lentement, existent long-temps sans désordres fébriles. Tous ces grands mouvemens sympathiques, lorsqu'ils sont primitivement excités par la peau, se propagent par le cerveau auquel ils répondent d'abord. Cette vérité est d'une haute importance dans la thérapeutique ; et le médecin qui l'ignore risque, par une fausse application de moyens actifs, de surajouter encore à ce qu'il cherche à combattre, comme il arrive toujours à la suite de l'emploi des vésicatoires dans les maladies aiguës, surtout lorsque le cerveau est déjà très irrité.

3°. *Sympathies nerveuses cérébrales ou par sensation.*

Par ce que j'ai dit touchant l'action du froid, de la chaleur, du chatouillement et de la douleur, j'ai effectivement traité cette partie des sympathies cutanées. Comme je viens de l'énoncer, tant qu'une affection cutanée n'est point douloureuse, et pourvu que le malade n'en ressente pas de chagrin, le cerveau et toute l'économie y sont étrangers. L'organe se détériore partout, se détruit continuellement sans en avertir l'organisme. C'est ce que nous présentent la lèpre, les dartres, excepté la rongeante, les gales, les teignes, etc. Cependant lorsque ces maladies persistent trop longtemps, il se manifeste parfois un phénomène qui éveille les sympathies cérébrales, et conduit à la consomption ; c'est une démangeaison continuelle, un prurit incommode qui cause l'insomnie, le malaise, la perte d'appétit, etc. J'ai observé, étant interne à l'hôpital Saint-Louis, cet accident chez plusieurs individus atteints de cette espèce de gale connue sous le nom de *prurigo*; on les en guérissait un grand nombre de fois pour quelques mois seulement; à la fin aucun moyen ne pouvait les soulager; bains tièdes, simples ou médicamenteux, fumigations, tout était inutile; ils dépérissaient peu à peu, et mouraient de consomption.

Un fait bien remarquable, et que nous ne saurions expliquer, c'est le mode de développement des éruptions cutanées aiguës, telles que la variole, la rougeole, le zona, etc., qui offre cette singularité, que les symptômes généraux, la fièvre précèdent de plusieurs jours l'apparition de l'affection de la peau. Jusque-là cet organe a conservé toutes ses propriétés physiques intactes, n'est ni douloureux, ni altéré dans ses fonctions excrétoires et sensoriales. Les partisans de la doctrine des fièvres citent surtout ce fait à l'appui de leurs opinions. Mais dans toutes les sciences l'on ne doit procéder que du connu à l'inconnu, du simple au composé; l'on doit se renfermer dans le doute dans les cas compliqués, et au moins se servir de l'analogie de ce que l'on voit clairement pour juger de ce que l'on ne voit pas du tout. Or, nous pensons qu'il est maintenaut suffisamment démontré que les symptômes fébriles ne sont que des mouvemens sympathiques mis en jeu par l'influence première d'un organe en état de trouble, pour ne pas admettre ici une exception.

4°. *Sympathies de fonction.*

La peau a deux ordres de fonctions : elle sert au

toucher. J'ai parlé ailleurs des fonctions sensoriales de la peau. Elle est le siége d'une perspiration le plus souvent invisible, insensible, et qui devient visible et sensible dans certaines circonstances. Ce sont la transpiration et la sueur. Pourvue également de vaisseaux absorbans, elle doit aussi être à même de donner passage à certaines substances qui s'introduisent ainsi dans la masse humorale.

Les expériences faites sur la transpiration cutanée par Sanctorius, prouvent que cette évacuation excrémentitielle est d'une grande importance, tant par la quantité du fluide évacué, que par l'étendue de l'organe qu'il traverse. Mais il faut avouer que nous ne savons rien de positif, rien que de très conjectural sur le rôle qu'elle joue dans la production des maladies. Dabord nous n'avons aucun signe qui indique sa suppression, quoiqu'on ne cesse d'en parler comme pouvant causer toute sorte de maladies. Ensuite les causes que l'on regarde comme capables de la supprimer, tel que le froid, agissent en même temps et sur le cerveau, et sur la surface pulmonaire; en sorte que les effets déterminés par ces influences peuvent reconnaître à la fois plusieurs causes. Remarquez, de plus, que si ces suppressions de transpiration causaient et entretenaient autant d'accidens qu'on le pense, on devrait, en rappelant cette évacuation, comme on le peut très aisément, du moins momentanément au moyen de fumigations, de bains tièdes ou chauds, faire cesser ou diminuer ces affections rhumatismales, thoraciques ou autres; et c'est ce qui n'arrive pas d'une manière assez évidente pour appuyer cette opinion. Remarquez encore que dans ces cas la peau ne présente pas de changement de couleur, n'est pas douloureuse, enfin ne paraît point affectée. Je crois d'ailleurs que, de même que la suppression, l'altération des sécrétions sont des caractères de l'état fébrile, des symptômes des souffrances organiques qui envahissent toute l'économie, la transpiration peut et doit souvent éprouver ces mêmes dérangemens; tantôt elle est augmentée, comme dans la troisième période d'un accès de fièvre ; tantôt elle paraît être nulle, et alors la peau est constamment sèche et aride. Elle éprouve ordinairement de grandes variations dans l'hypochonderie ; Reveillon regardait ces variations comme cause des phénomènes de cette maladie ; je pense que ce n'en sont que des effets.

La faculté absorbante du tissu cutané est exercée dans certaines circonstances avec évidence. Des frictions purgatives faites sur l'abdomen agissent souvent assez bien sur le canal alimentaire. Des oiseaux déplumés et plongés dans des gaz délétères, de manière à n'en pas respirer, sont néanmoins morts au bout de quelque temps. L'immersion du corps dans l'eau a sans doute des effets de ce genre. Gardons-nous cependant de prendre l'organisme pour une machine soumise aux lois de la physique des corps inanimés, et de croire, avec les physiologistes mécaniciens, que l'eau tiède amollit, relâche, comme elle ferait dans une éponge; et que l'eau froide resserre, astreint la fibre, comme l'on dit; ce sont là des idées tout-à-fait fausses. Ce n'est pas parce que les habitans des pays marécageux, ceux qui habitent des lieux bas et humides, ou travaillent exposés à de telles influences, pompent trop de fluides aqueux, qu'ils deviennent hydropiques; car ici, d'une part, l'hydropisie n'est qu'une des formes, une des suites de la consomption qui fait périr tant de ces malheureux à l'époque de la vigueur des autres hommes, de quarante-cinq à cinquante ans, âge où périssent beaucoup des habitans qui cultivent les rizières, de ceux qui dessèchent des marais : et d'autre part, il est des voies par lesquelles il en peut entrer en bien plus grande quantité. Il faut tenir compte bien davantage et de l'impression continuelle du froid, de la respiration d'un air détérioré par des gaz délétères, des miasmes putrides, et des affections tristes qui accompagnent nécessairement l'exercice de professions qui n'offrent pour récompense que la misère et une mort prématurée.

De l'emploi de quelques moyens, fondé sur les sympathies cutanées.

Je veux dire un mot de l'usage des principaux moyens thérapeutiques appliqués à la peau.

Les vésicatoires sont d'un emploi si commun, qu'il est nécessaire de nous arrêter sur leur action, sur leurs effets. Les médecins espèrent, en irritant la peau, 1°. déplacer une irritation profonde, 2°. *réveiller les forces vitales*. Ainsi, c'est dans l'intention d'obtenir cette révulsion qu'ils appliquent des vésicatoires dans presque toutes les affections superficielles ou profondes, et pour opérer ce prétendu réveil des forces, dans les maladies avec ataxie ou adynamie. Dans les trois quarts des cas ce moyen trompe l'attente du médecin, souvent il augmente le mal. Voyons en effet ce qu'il peut produire. Si nous le considérons comme pouvant développer des sympathies directes, il ne peut agir que sur la peau et les enveloppes des cavités, sur les muscles sous-cutanés. Mais son action principale, notamment dans les premiers jours de son application, n'est pas de réveiller les forces de la vie, mais d'exciter le cerveau, et par là de causer un mouvement de fièvre, s'il n'en existe pas déjà, ou probablement de l'augmenter dans le cas contraire. Aussi tous les praticiens ont-ils observé que le vésicatoire ne convenait pas dans la période d'irritation des maladies, de la pleurésie ou de la péripneumonie, par exemple; qu'il fallait en faire précéder l'application de l'usage des saignées générales ou locales. Et que pense-t-on qu'ils feront dans ce qu'on appelle les fièvres graves? la même chose que dans la pleurésie; ils irriteront de nouveau le cerveau, augmenteront l'ataxie; quelquefois ils rappelleront un instant le malade à la connaissance, mais ce sera à force de douleur, et pour le replonger dans une déraison plus complète. Il est de fait que je n'ai jamais vu les vésicatoires être utiles dans ces circonstances, et que la raison m'indique qu'ils doivent être nuisibles. Un jeune médecin est atteint d'une phlegmasie chronique des voies gastriques et du poumon droit ; je lui conseille deux vésicatoires aux cuisses : le lendemain, état fébrile très intense, symptômes gastriques et pulmonaires très prononcés, insomnie, céphalalgie ; les plaies suppurent ; point d'amélioration ; on en supprime une, et bientôt l'autre ; mieux, retour à l'état ordinaire de maladie. Six semaines après, vésicatoire sur le côté malade ; retour de tous les accidens que je viens d'énoncer ; suppression immédiate du vésicatoire, en huit jours disparition des accidens. Les personnes très irritables, très sensibles, souffrent beaucoup de l'emploi de ce moyen. Il détermine, pendant les premiers jours, de l'insomnie, de la céphalalgie, de la fièvre.

Je pense qu'en thèse générale, les vésicatoires ne conviennent pas dans les maladies aiguës, parce qu'ils augmentent l'état fébrile, en irritant le cerveau par la sensation douloureuse qu'ils excitent ; que c'est une erreur de croire qu'il soit possible de déplacer une irritation profonde par l'action sympathique directe de la peau ; que les irritations cutanées ne sont guère d'une utilité bien constatée que dans certaines affections cutanées, sous-cutanées, musculaires, des membranes séreuses et synoviales, et des organes qui sont situés à l'extérieur, tels que les sens. Mais on ordonne des vésicatoires comme bien d'autres remèdes, parce qu'ils ont été conseillés par tous les médecins, et parce qu'on veut ordonner quelque chose.

C'est à peu près dans ces cas que sont employés les moxas et le cautère actuel; leur action, plus énergique, demande à être plus ménagée. On n'a jamais songé à en faire usage dans les maladies graves, avec adynamie et ataxie; c'est fort heureux, car ils auraient fait bien plus de ravages que les vésicatoires. On en retire de bons effets dans le mal de pott, dans les affections scrophuleuses articulaires, sous-cutanées, dans les névralgies, les rhumatismes, etc.

Je ne comprends pas trop comment peut être utile le cautère ou fonticule; par routine, on le pratique dans une foule d'affections diverses et même opposées par leur nature et leur siége. S'il n'a pas de grands avantages, il ne doit pas non plus avoir de grands inconvéniens.

Les sangsues me paraissent être une grande ressource thérapeutique; elles ont le double avantage de procurer une évacuation sanguine locale ou peu étendue, et de déterminer en même temps une irritation locale, une révulsion vers la peau sans excitation cérébrale, car leur application n'est pas très douloureuse, et la guérison des piqûres est prompte, sans inflammation. On en retire d'excellens effets dans les phlegmasies aiguës de toutes les parties, excepté des organes profondément situés; elles opèrent une utile révulsion, appliquées à la vulve, pour rappeler l'évacuation menstruelle supprimée. Le jeune médecin dont je viens de parler, a été conduit à la guérison par ce moyen employé tous les deux jours, avec beaucoup de ménagement.

L'action des ventouses scarifiées a beaucoup de ressemblance avec celle des sangsues, et pourrait la remplacer au besoin. Néanmoins elles sont d'un emploi plus difficile, plus effrayant pour le malade, et aussi plus douloureux.

Dans les asphyxies, les syncopes, on cherche et l'on réussit souvent à ranimer l'action du cerveau par des frictions sèches, l'action du froid ou de la chaleur, le chatouillement exercé sur les lèvres, à l'entrée des narines avec les barbes d'une plume, par des odeurs piquantes, pénétrantes.

L'eau froide ou tiède, liquide ou en vapeurs, n'a d'action sur l'économie que par la température, lorsqu'elle est appliquée à la peau en bains ou en fumigations ; c'est, à proprement parler, la sensation de chaleur ou de froid, uniformément, plus continuement développée et ressentie pendant un espace de temps plus ou moins long, par les sympathies nerveuses directes et cérébrales de la peau, excitées par la température, qui est cause des effets dont est suivi l'usage des bains ou des fumigations humides. L'eau n'est point un corps émollient ou astringent, comme l'entendent les partisans du mécanicisme ; ce n'est point la petite quantité qui est quelquefois absorbée, qui peut déterminer les modifications importantes qu'éprouve l'organisme dans le bain, et après son usage. Je dis quelquefois, parce que lorsqu'elle est froide, la peau est resserrée, et ses vaisseaux probablement peu susceptibles d'absorption. Ce que nous avons dit précédemment de l'action du froid et de la chaleur doit trouver ici son application.

Je ne dirai point tous les avantages des bains tièdes; ils sont nombreux. Les bains tièdes sont utiles en santé, d'abord pour entretenir les fonctions de la peau en la débarrassant des matières qui peuvent gêner la transpiration, ensuite comme agissant sur le cerveau dans toutes les situations de l'organisme où ce viscère a été fatigué, trop exercé, ou lorsqu'il est naturellement irritable, comme cela se voit dans les fatigues musculaires, chez les personnes très occupées de l'esprit, ou prises d'insomnie, chez celles qu'on appelle nerveuses, etc. Ils sont utiles dans toutes les maladies inflammatoires où il y a éréthisme, fièvre, irritation cérébrale; dans celles surtout qui occupent la peau ou les parties avec lesquelles elle a des rapports directs; car alors le bien arrive de deux côtés, directement et indirectement.

Les bains tièdes trop prolongés, les bains chauds, affaiblissent extrêmement les forces cérébrales et musculaires; mais au reste comme fait la sensation de la chaleur perçue dans l'air échauffé. Lorsqu'on entre dans un bain trop chaud, on éprouve un malaise, un sentiment de faiblesse musculaire, de la céphalalgie, la respiration est gênée, le sang se porte subitement et avec rapidité vers la tête; quelquefois on éprouve une syncope complète ; une attaque d'apoplexie peut en être la suite.

Les bains froids, avec l'exercice de la natation, sont suivis de bons effets chez tous ceux qui peuvent les supporter. La température et l'exercice deviennent alors un excellent excitant cérébral. On les conseille aux personnes faibles et débiles, qui, par quelque cause que ce soit, ont épuisé les forces de ce centre, pourvu, toutefois, qu'elles soient encore capables de résister à l'excitation, sans quoi elles n'auraient point à se louer de leur usage. L'eau froide employée en bains ou en lotions a été utile dans les maladies avec stupeur cérébrale, tels que les typhus, la peste ; ils tendent, dans ce cas, à réveiller l'irritabilité du cerveau.

On pourrait me faire cette objection : si la température seule donne au bain ses propriétés médicinales, pourquoi n'obtiendrait-on pas les mêmes effets du séjour dans l'air auquel on donnerait cette température ? Mais l'air échauffé jouit de propriétés différentes de l'eau échauffée : l'un est raréfié, difficilement respirable, ne s'applique point à la peau de manière à produire une sensation agréable ; l'autre comprime la peau, la presse de toutes parts, excite une sensation douce, agréable, bienfaisante, n'agit point sur la respiration d'une manière pénible. D'égales réflexions s'appliquent à l'action de l'eau et de l'air froids, qui diffère aussi essentiellement.

Ce peu de réflexions sur l'action des principaux

agens thérapeutiques externes, doit mettre à même de voir combien nous sommes peu avancés dans l'application rationnelle de ces remèdes, combien il reste à faire sur cet objet!

§. XII. *Sympathies des organes génitaux.*

Je ne veux m'occuper que des relations des organes génitaux avec le cerveau, et seulement en ce qui concerne l'exercice de leurs fonctions. Nous retrouvons ici cette question : quel est le siége du penchant à l'amour physique?

Et d'abord, avant d'entrer dans le détail des faits, remarquons que s'il s'agit d'un penchant, d'un désir, d'une passion, c'est dans le cerveau que nous aurons à en chercher le siége immédiat; car cet organe seul est l'instrument des facultés intellectuelles et affectives, du moins chez l'homme et les grands animaux; l'amour, le désir de l'union des sexes est donc dans le cerveau. Seulement il peut exister ailleurs un excitant, un besoin qui éveille par influence sympathique, ce désir, ce penchant. Et tantôt alors le désir naîtra le premier, uniquement par la force cérébrale, et provoquera le besoin; tantôt, au contraire, celui-ci sera le moteur de celui-là. Ce sont précisément là les rapports des organes génitaux et du cerveau. Ne cessons non plus jamais de nous représenter l'organisme composé d'un premier agent pour lequel semblent exister tous les autres, et sur quelques uns desquels il exerce un empire plus ou moins direct, plus ou moins absolu. Le cerveau est le pivot de la vie, autour duquel viennent se mouvoir toutes les puissances qui la conservent et l'entretiennent, et qu'il dirige dans leurs actions, soit médiatement, soit immédiatement.

1°. *Action du cerveau sur les organes génitaux; désirs vénériens naissant directement de l'action cérébrale.*

Je ne crains pas d'avancer un paradoxe en soutenant que les causes les plus nombreuses et les plus puissantes des désirs vénériens ont leur source dans l'action même du cerveau. Les propositions suivantes en sont des preuves incontestables.

1°. Le désir vénérien est un phénomène cérébral.

2°. Les fonctions génitales sont en très grande partie sous l'empire de la volonté : je ne crois pas que le penchant à l'union des sexes soit jamais tellement irrésistible, que l'individu ne puisse y résister, du moins momentanément. D'ailleurs il suit la loi commune aux autres penchans, qui acquièrent d'autant plus de pouvoir et d'influence sur la raison, qu'ils sont plus énergiques.

3°. Les désirs vénériens, et l'action de l'appareil organique destinée à les satisfaire, présentent dans leur développement, leur marche, leur terminaison, des phénomènes analogues à ceux que présentent les autres penchans, les fonctions qui sont sous la direction immédiate du cerveau. Ainsi, ces désirs et cette action, tout-à-fait nuls à la naissance et pendant les premiers temps de l'existence, commencent à se manifester plus ou moins vite, plus ou moins fortement dans les années qui précèdent la puberté; de cette époque, qui arrive en général de douze à seize ans, quelquefois plus tôt, quelquefois plus tard, selon les dispositions particulières, les sexes, les climats, jusqu'à quarante-cinq ou cinquante ans, ils sont dans leur plus grande énergie; ils vont ensuite en décroissant, et finissent par s'affaiblir et s'éteindre à mesure que le cerveau perd de sa force, et en même temps que les autres passions.

4°. Les causes les plus fréquentes qui éveillent les désirs vénériens, qui excitent les organes génitaux, les situations de la vie les plus propres à produire cet effet, sont les idées, les conversations, les lectures lascives; des affections gaies; les réunions de sexes différens, telles que spectacles, sociétés, bals, etc.; la vue de personnes du sexe opposé; des rapports plus ou moins directs, des attouchemens, etc. Il est bien certain que l'excitation génitale, dans la grande majorité des cas, est précédée de l'idée, de la pensée de la jouissance désirée; c'est alors que l'on sent ce trouble de l'intelligence, ce feu brûlant qui semble couler dans les veines et se porter au lieu du sacrifice, que l'on est pris de ce frissonnement qui annonce une forte détermination partie du centre sensitif. Et, au contraire, les causes qui font oublier, rester dans l'inaction le besoin de la reproduction, sont la solitude, ou plutôt une société peu nombreuse, l'éloignement des sexes, l'absence des circonstances qui retracent des tableaux voluptueux, tels que romans, livres où sont des peintures vives et animées de l'amour, l'occupation continuelle de l'esprit à des travaux qui fixent l'attention, les fatigues musculaires, les affections morales tristes, l'ennui, le dégoût, la possession du même objet, etc.

5°. Pendant le sommeil, le cerveau a un tel empire sur les organes génitaux, qu'il suffit de rêves voluptueux pour exciter l'éjaculation. « Et si l'excitation directe des organes génitaux, dit Cabanis, est souvent la véritable source des tableaux voluptueux qui se forment dans le cerveau pendant le sommeil, c'est aussi très souvent de ces tableaux seuls que l'excitation de ces mêmes organes dépend (1). Pendant le sommeil l'imagination a une puissance plus étendue sur certains organes; par exemple sur ceux de la génération, parce que dans cet état le cerveau ne recevant plus d'impressions externes, les impressions internes sont plus vives ou plus dominantes. » (2)

6°. La pensée, l'imagination, influent bien manifestement sur la puissance vénérienne, sur la promptitude et la vivacité des jouissances vénériennes;

----

(1) *Rapports*, *etc.*, tome I, page 540.
(2) *Id.* t. II, p. 184.

ces jouissances sont plus ou moins vives, promptes, faciles, possibles même, selon les dispositions d'exaltation ou d'indifférence, de désir ou de dégoût, etc. Les exemples se présenteraient en foule pour appuyer cette proposition.

7°. L'excitation cérébrale légère que produisent les liqueurs alcooliques, le café, réveille le penchant amoureux; l'ivresse l'éteint. Entre ces deux états il en existe souvent un autre fort remarquable, ce sont des désirs violens, mais sans véritable besoin, une excitation purement cérébrale avec le calme, l'inaction la plus absolue des organes génitaux.

8°. On connaît les effets des prétendus charmes, sorts, etc., jetés sur de nouveaux conjoints dans les temps d'ignorance et de superstition; on connaît les succès des noueurs et dénoueurs d'aiguillettes, etc.

9°. Les praticiens ont observé des phénomènes génitaux dans des affections cérébrales. Ainsi l'érection chez l'homme a été observée par Bichat, à la suite de commotions cérébrales; elle n'est pas rare dans l'ataxie; M. Serres l'a vue dans deux cas d'*affection du cervelet*, dont l'un était un épanchement de sang, et l'autre une inflammation. On sait que les pendus présentent fréquemment ce phénomène, et que des individus ont été assez dépravés pour chercher à se procurer des jouissances par un moyen aussi odieux.

10°. La saignée, l'affaiblissement des penchans et des passions par les macérations, les jeûnes, le régime végétal, l'usage de l'eau seule pour boisson, diminuent et finissent par faire oublier *les désirs charnels*, surtout chez les personnes qui n'en sont pas naturellement très tourmentées.

11°. M. Gall place le siége de l'amour physique dans le cervelet. C'est peut-être le point de la doctrine sur la pluralité des organes cérébraux et leurs fonctions particulières, en faveur duquel M. Gall a réuni le plus de preuves. L'observation de M. Serres est ici de quelque poids. M. Larrey en cite une d'un militaire, qui, après avoir reçu un coup de sabre sur la nuque, ne ressentit plus jamais aucun désir vénérien. Hippocrate assure que les Scythes se rendaient impuissans en se coupant les veines qui sont derrière les oreilles; cette tradition, qui n'est sans doute point vraie quant au fait qu'elle nous transmet, indique pourtant qu'on avait saisi quelques rapports entre la nuque et les organes génitaux. Ferrand (de la Maladie d'amour ou Mélancolie érotique) assure que des médecins ont retiré des avantages de l'application de sangsues à la nuque ou derrière les oreilles, chez les malades atteints de cette affection. Enfin j'ai vu à la Salpêtrière une de ces femmes à *tempérament ardent*, dont toute la déraison consistait en des désirs vénériens des plus impérieux; avant d'entrer dans l'hospice elle avait plusieurs fois supporté, provoqué les approches de dix, douze ou quinze hommes dans un jour. Pendant son séjour, elle était très souvent prise d'une forte douleur à la nuque, en même temps qu'elle ressentait ce vif penchant à l'union des sexes, qu'elle satisfaisait par la masturbation, à laquelle elle se livrait jusqu'à dix ou douze fois par jour; ce qui la soulageait beaucoup, ne lui causait aucun accident, et faisait disparaître immédiatement la douleur de la nuque.

12°. Un fait très important, et bien propre à éclairer la question qui nous occupe, est celui-ci: il est d'observation que la diminution et l'extinction de la possibilité du coït, chez l'homme (chez la femme on ne peut s'assurer de cette remarque), précède constamment la diminution et l'extinction des désirs vénériens; c'est ce que l'on voit arriver naturellement chez les vieillards, et accidentellement chez les libertins, dont les organes génitaux ne sont plus excitables à force d'avoir été excités. Les vieillards qui n'ont pas la prétention de donner pour un acte de sagesse ce qui n'est réellement que l'effet de l'impuissance, conviennent sans peine de cette vérité; et il n'est personne qui n'ait été à même d'observer la situation triste et misérable de ces malheureux dont les organes génitaux, flétris et comme inertes, ne peuvent plus répondre en aucune manière à l'action cérébrale manifestant des désirs vénériens d'autant plus pressans, qu'il est moins possible de les satisfaire.

II. *Action des organes génitaux sur le cerveau; désirs vénériens excités par l'action de ces organes.*

1°. L'état d'érection excite ordinairement les désirs

vénériens, soit par la sensation agréable ou de gêne qui l'accompagne, soit en rappelant à l'esprit l'image de la jouissance dont cet état est une condition. Tantôt, comme nous venons de le voir, elle naît de l'influence cérébrale, mais d'autres fois ce sont des circonstances purement locales qui la provoquent, telles que des attouchemens, le frottement de la muqueuse du gland ou du vagin. Toutefois il est bien digne de remarque que l'acte vénérien ainsi excité, est beaucoup moins ardemment désiré que lorsque le cerveau en est le premier provocateur, à moins que le besoin n'ait le pouvoir de réveiller le désir dans toute son énergie.

2°. La plupart des maladies génitales n'ont aucune action sur le cerveau, comme excitans vénériens. Lors même qu'elles causent l'érection, comme on le voit dans certaines phlegmasies de l'urètre, dans l'irritation du col de la vessie par l'usage de cantharides, cet état est plutôt douloureux, pénible, que propre à porter aux plaisirs de l'amour.

3°. L'action de la chaleur sur les organes génitaux favorise l'érection; le froid produit un effet contraire.

4°. Les physiologistes qui ne veulent tenir aucun compte de l'influence cérébrale sur les organes génitaux, et rapportent tout à ces organes, s'appuient beaucoup des résultats de la castration. Il est en effet certain que les personnes auxquelles on a enlevé les testicules de bonne heure, présentent des phénomènes fort remarquables. Il n'est pourtant pas absolument vrai que ces personnes soient entièrement sans désirs vénériens : on a de nombreux exemples du contraire. Les eunuques ou castrats ne présentent point les caractères de la virilité ; ils conservent la complexion féminine. Comme les femmes, ils ont la voix enfantine, leur système pileux ne se développe point à la figure ni au thorax. Le cerveau reste chez eux sans énergie morale et intellectuelle, et comme les êtres faibles, les eunuques sont faux, dissimulés, trompeurs, vindicatifs. Narsès est peut-être la seule exception qu'ait offerte cette classe malheureuse ; par ses exploits et son courage, par son caractère, il se montra l'égal d'un grand capitaine. Les eunuques, ainsi que les animaux châtrés, engraissent promptement. Ces derniers, comme les premiers, n'ont point ou perdent les signes propres à leur sexe. Bien plus, quelques animaux, mais les mâles seulement, éprouvent des changemens très marqués lors de la saison des amours ; ainsi le bois du cerf croît d'une branche ; certains oiseaux sont parés d'une hupe, et leur voix retrouve la faculté de chanter.

Un fait ne peut anéantir un autre fait ; et, bien que les testicules influent, n'importe comment, sur le cerveau, il n'est pas moins certain que cet organe est le siége du désir vénérien, et devient le plus souvent la cause excitante qui provoque le besoin de l'union des sexes. Tout de même, les muscles et l'intégrité du cordon rachidien sont essentiels à l'exercice des mouvemens volontaires, quoique le principe de ces mouvemens, leur point de départ réside dans le centre des volitions. Je n'entrerai ici dans aucune explication, parce que j'avoue que mes réflexions sur cet objet ne m'ont conduit à rien de satisfaisant touchant la nature des rapports des testicules et du cerveau.

L'on a voulu trouver aussi chez la femme une partie de l'appareil génital qui correspondît au testicule, pour le siége du besoin de l'union des sexes, et la plupart des auteurs se sont déclarés en faveur de l'utérus. En sorte qu'ils placent dans cet organe toutes les maladies érotiques ou prétendues érotiques ; de là les noms de *fureur utérine*, d'*hystérie*, de *suffocation de matrice*, par lesquels ils les désignent. Mais ici, non seulement aucun fait ne rend la chose probable, il en existe qui prouvent évidemment le contraire : ainsi, l'on a observé des femmes privées d'utérus et extrêmement portées aux plaisirs de l'amour. Le clitoris a été regardé par quelques uns comme étant chargé de cette fonction ; Moschio, Albucasis, Ferrand en conseillent l'excision dans certaines affections libidineuses. M. le professeur Dubois prétend avoir retiré du succès de cette opération chez une jeune nymphomane. Cependant personne ne suit la pratique de ces observateurs, probablement parce qu'on n'en espère rien de bien avantageux.

Il suit de ce qui vient d'être dit, que toute exaltation morbide des désirs vénériens est une véritable monomanie, dont le siége ne peut être que dans le

cerveau, et dont la cause, comme celle des désirs
vénériens, doit le plus souvent être cérébrale. Je suis
bien convaincu que, dans cette circonstance, les organes génitaux ne sont que secondairement excités,
qu'ils ne sont que les complices du cerveau. Remarquez
en effet, 1°. que cette maladie a lieu précisément à
l'aide des circonstances que nous avons considérées
comme des excitans cérébraux : ainsi c'est dans les
grandes villes, dans le grand monde, dans les classes
qui fréquentent les spectacles, les bafs, les sociétés,
qui lisent des romans, qui n'ont aucune occupation qui
les distraye ou les fatigue, qu'on rencontre des nym-
phomanes; on sait à peine ce que c'est dans les campagnes, les petites villes, où, pourtant, le besoin de
l'union des sexes est aussi bien senti que dans ces
conditions: 2°. Que la masturbation qui éteint, satisfait
le besoin, n'est ici presque toujours d'aucun secours,
parce que ce sont des désirs particuliers, comme
de posséder tel ou tel objet: 3°. Les hommes dont
l'imagination n'est en général que très peu occupée de
ces sortes d'idées ne sont point non plus sujets à cette
affection, quoique, selon moi, ils aient des besoins
plus pressans, plus forts que les femmes. Nous reviendrons d'ailleurs sur ce sujet dans la partie de
cet ouvrage réservée à la pathologie. Les auteurs confondent avec cette maladie une autre affection qu'ils
placent également dans les organes génitaux, dans
l'utérus, quoiqu'elle n'ait le plus ordinairement aucun
rapport avec elle, et que, seulement, elle la recon-

naisse quelquefois pour cause; je veux parler de la prétendue hystérie. Un fait bien remarquable aurait pourtant dû frapper les médecins, et les éclairer sur le siége de ces maladies : c'est que les affections des organes génitaux, de l'utérus ou du vagin, du pénis, du testicule ou des ovaires, aiguës ou chroniques, telles que cancers, syphilis, blennorrhagie, hydrocèle, sarcocèle, hydropisie des ovaires, tumeurs utérines de toutes sortes, restent plus locales que toutes autres, ne se manifestent souvent que par des incommodités locales, ou même ne se rencontrent qu'après la mort, ayant été ignorées pendant la vie.

M. Esquirol a connu une dame âgée de cinquante ans, dont les règles avaient cessé de paraître depuis un an, chez laquelle l'écoulement reparut, et dura plusieurs années, par l'effet d'une passion amoureuse vive qui vint troubler son repos. Nous avons précédemment exposé la sensation vénérienne et tous ses effets, de manière à n'avoir rien à ajouter, et à renvoyer à ce que nous en avons dit.

L'exercice des fonctions de l'utérus, l'écoulement menstruel, la grossesse et l'acccouchement, sont souvent marqués par des phénomènes cérébraux dignes d'attention.

L'époque menstruelle est, chez beaucoup de femmes, précédée de céphalalgies, de migraines, de malaise fébrile léger; les céphalalgies, la tristesse, la morosité, les inégalités de caractère, l'insomnie, sont fréquentes pendant que dure l'écoulement. L'on a remarqué que le délire, chez les aliénées, était en général augmenté alors, et que souvent le suicide avait lieu à cette époque chez celles portées à ce funeste penchant. Que se passe-t-il dans l'économie qui nous explique ces connexions? Je n'en sais rien. Mais combien d'accidens sont attribués aux désordres, à la suppression des règles, et qui au contraire les ont précédées, en sont la cause? Quelle influence le cerveau n'a-t-il pas sur cet écoulement? Toutes les affections morales vives et brusques, ou lentes et pénibles, en dérangent le cours, et finissent par le supprimer. Presque toujours les maladies cérébrales produisent les mêmes effets. L'on a aussi coutume, très gratuitement, je pense, de ne voir que les troubles de cette fonction, dans une foule de cas où ils ne sont qu'un phénomène accessoire ou concomitant, tels que les infirmités de l'âge critique et toutes les aménorrhées possibles. L'aménorrhée est bien rarement le symptôme d'une affection essentielle de l'utérus, excepté dans les lésions organiques polypeuses, fibreuses, cancéreuses, et dans les oblitérations de cet organe. Hors de là, on ne doit le considérer que comme un symptôme, et ne lui adapter un traitement que relativement à ce caractère. Sous ce rapport il mérite quelquefois une sérieuse attention ; si la suppression a lieu le premier jour de l'écoulement, il en résulte presque toujours des accidens, légers ou graves ; il faudra tenter le rétablissement de cet acte fonctionnel en cherchant en même temps à le suppléer par une évacuation sanguine locale. Les femmes , lorsqu'elles arrivent à leur temps critique, ou que l'écoulement menstruel éprouve des dérangemens, se plaignent souvent que le *sang les gêne*, *les travaille* ; mais qu'on ne s'y trompe pas , ces accidens sont ordinairement des symptômes vaporeux, et la cause première en est ailleurs ; c'est un effet qu'elles prennent, ainsi que des médecins, pour la source de leurs maux.

L'état de grossesse s'accompagne de phénomènes insolites dans plusieurs systèmes organiques, et particulièrement dans ceux des fonctions nerveuses et digestives, d'autant plus remarquables que les femmes sont dans des circonstances plus favorables au développement des maladies dites nerveuses, ce qui indique bien que dans l'un et l'autre cas les mêmes organes sont influencés. Ainsi, ces phénomènes sont plus fréquens, les accidens plus graves à la ville qu'à la campagne, chez les femmes oisives que chez celles accoutumées au travail et à une vie active, chez les femmes nerveuses, délicates, irritables, que chez celles d'une forte complexion. Du côté du cerveau l'on observe certains désordres vaporeux, qui varient suivant la période de la grossesse, l'âge, la complexion, etc., tels que des céphalalgies, des vertiges, des tintemens d'oreille, des malaises ; quelquefois des syncopes plus ou moins profondes, de légers accès de convulsions ; l'on rapporte des exemples de désirs singuliers, d'envies déraisonnables, et peut-être de véritables folies, quoique je n'en aie pas vu d'exemples ; mais ils sont rares, et c'est parce qu'ils sont connus de tout le monde, qu'ils semblent se multiplier. Du côté de l'estomac, et très probablement par l'intermédiaire du cerveau, car on conçoit difficilement une influence directe de l'utérus sur l'estomac, dans les premiers mois de la grossesse, l'on observe des dérangemens chez presque toutes les femmes; ils se manifestent ordinairement vers la fin du premier mois : ce sont la perte ou des inégalités, des bizarreries d'appétit, des dégoûts, des nausées, des *soulèvemens de cœur*, des vomissemens fréquemment répétés et survenant avant comme après le repas. Quelques femmes éprouvent des accidens sans nombre pendant cette période d'un travail inaccoutumé et qui apporte de si grands changemens dans l'organisme; mais des détails sur cet objet deviendraient ici superflus. Je ne parle pas non plus des troubles locaux occasionnés vers la fin du septième ou du neuvième mois, par le volume qu'acquiert l'utérus, et la gêne qui en résulte pour les parties voisines.

Quant aux effets cérébraux et immédiats de l'accouchement, je les ai indiqués en traitant des effets de la douleur; car je suis persuadé qu'ils dépendent de cette sorte de cause, ou plutôt de la même influence sur le cerveau que celle qui excite la douleur. Bien entendu que je n'entends point tenir compte ici des effets qui suivraient une hémorrhagie, et à plus forte raison, des accidens consécutifs, des phlegmasies, etc. La douleur n'est cependant pas le seul élément d'épuisement ou d'irritation cérébrale ; les efforts, les contractions musculaires si énergiques et tant de fois répétées, souvent pendant des heures entières, viennent de leur côté encore en augmenter l'intensité. Le cerveau ainsi tourmenté par deux voies, manifeste des phénomènes constans, et quelquefois assez graves pour alarmer le médecin, les assistans et la femme elle-même. Lorsque le travail est long et pénible, il survient chez beaucoup de femmes des convulsions, des syncopes ; quelques unes meurent en couches, et cette mort doit avoir beaucoup d'analogie avec celle qui suit une vive excitation cérébrale causée par une affection morale. Dans tous les cas, l'accouchement étant terminé, la malade est dans un affaissement moral, intellectuel et musculaire extrême, a besoin de repos, et se livre ordinairement au sommeil pendant quelques instans. C'est alors que l'organe intellectuel est très susceptible de désordres, et que la moindre cause morale provoque la folie, des affections cérébrales ataxiques, etc., lesquelles naissent même quelquefois sans qu'il soit nécessaire de cause excitante autre que celles que nous venons d'observer. Combien de femmes aussi sont atteintes d'accidens vaporeux, rhumatismaux ou autres, qu'elles attribuent à des *laits répandus,* et qu'on doit rapporter aux efforts musculaires, à l'ébranlement du centre sensitif !

Si un instant nous reportons notre pensée sur les détails et les considérations qui précèdent, si nous arrêtons nos regards sur la variété, l'étendue, l'importance des attributs du cerveau, de ses rapports, de ses liaisons, d'un côté, avec le monde extérieur, et de l'autre, avec l'organisme ; si nous retraçons à notre esprit le tableau de ces attributs si nobles, si variés qui lui sont départis, de ces fonctions si grandes, si élevées auxquelles il préside chez l'homme, de ces modes si divers de communications, d'influences, de correspondances dont il est l'agent général, le moteur ; si, après tout cela, nous examinons les autres élémens de l'économie, le rôle qu'ils jouent respectivement dans les opérations de la vie, quelle ne sera point notre admiration pour une organisation, cause de tant et de si sublimes effets ! pour un arrangement organique dont les résultats d'action sont tellement au-dessus de tout ce que nous présentent les autres forces de la nature vivante ! Nous n'hésiterons point à placer le cerveau au premier rang dans l'ensemble organique ; nous le contemplerons produisant la pensée, le langage, les sciences, les arts, les sociétés ; sentant les besoins de ses coassociés et commandant les actes pour les satisfaire ; nous le verrons chef, régulateur volontaire des principaux organes, dispensateur du plus indispensable excitant de toutes les fonctions, centre appréciateur de leur état, miroir réflecteur de leurs souffrances, point à la fois de départ et de réunion des grands mouvemens de la machine, le plus important agent des sympathies, généralisateur des phénomènes pathologiques. Semblable à cet arbre qui s'élève majestueusement au sein des airs, et dont le feuillage épanoui reconnaît les bienfaits des rayons lumineux, à ce ruisseau qui serpente et se divise pour fertiliser les lieux qu'il arrose, le cerveau étend au loin ses relations, apprécie les qualités des objets que lui transmettent les espèces de sentinelles qui s'avancent de divers côtés, mesure l'espace, compte les mondes, et connaît leurs mouvemens, vivifie tout ce qui reçoit de son influence au moyen des nombreux conducteurs répandus et divisés à l'infini, qui communiquent directement ou indirectement avec lui.

Rien ne me plaît et ne me paraît plus juste que la comparaison de l'organisme vivant au meilleur mode de gouvernement des sociétés humaines. Dans l'un comme dans l'autre, c'est un tout admirable dans l'ensemble comme dans les parties; c'est une distribution, une subordination, une dépendance et une indépendance de pouvoirs, une centralisation et une division des forces principales, un état d'isolement et de rapports des individus, qui rendent la marche de la machine générale, libre et facile. Dans l'un et dans l'autre, nous voyons un chef chargé de deux ordres de fonctions; d'établir des relations avec les objets environnans, avec le monde extérieur pour le cerveau, avec

les autres nations pour les chefs des gouvernemens;
d'exercer une influence sur tous les individus de la
société, immédiate, et plus ou moins absolue sur certains, sur des ministres chargés de l'exécution des
actes volontaires, tels que les sens et les muscles
pour l'organisme; moins immédiate et moins absolue
sur d'autres, très indirecte et presque nulle sur
plusieurs. Nous voyons dans l'ordre fonctionnel les
individus de la société organique vivre plus ou
moins isolément les uns des autres, ne communiquant entre eux que pour l'exercice et par l'exercice de
leurs fonctions, mais pouvant tous avoir des rapports
directs avec leur chef, le cerveau, qui sera par là averti
si leur existence est tranquille ou menacée, libre ou
troublée, s'ils éprouvent quelque besoin. Aussitôt que
l'un d'eux n'est plus libre, se trouve affecté contrairement à ses habitudes fonctionnelles, il exprime et
fait parvenir ses souffrances au cerveau, en produisant
les impressions d'où naît la douleur, et tout l'organisme
en est aussitôt averti. Le cerveau informé, instruit des
désordres existans, est appelé à y porter remède ; pas-
sivement, en modifiant naturellement l'exercice de
ses fonctions et l'exercice de celles qui sont sous son
influence, et activement, à l'aide des divers moyens
indiqués par la raison et l'expérience. Dans les graves
circonstances, dans les désordres des organes importans, des premiers pouvoirs, toute la société est bientôt mise en danger, et périt dans le cas où, d'aucune

manière, l'on né peut arrêter les funestes effets ressentis par le centre cérébral, qui meurt, et avec lui toute la machine.

Et de même que les chefs des nations, par l'influence grande, prompte, directe qu'ils exercent sur la prospérité publique, sont presque toujours la cause du bonheur, et bien plus souvent des malheurs et des infortunes qui accablent si continuellement les peuples, de même aussi c'est de la conduite du cerveau que dépend, dans l'immense majorité des cas, l'état de santé ou de dérangement de l'économie; c'est de lui directement que proviennent les désordres sans nombre que déterminent les travaux de l'esprit, les passions, les affections morales; c'est encore presque directement à lui que l'on doit attribuer ceux qui suivent les excès, le vice d'exercice des organes sur l'action desquels il exerce une grande influence, tels que l'estomac, les organes génitaux, et ceux de la respiration; c'est bien aussi lui qui, plus ou moins volontairement, place la peau dans les circonstances, qui la mettent dans le cas d'éprouver les variations subites de température. Or, les sources presque exclusives de toutes les maladies accidentelles qui affligent l'espèce humaine, sont très certainement les affections morales, les excès dans le boire et dans le manger, les alimens et les boissons de mauvaise qualité, les excès vénériens, l'abus de la masturbation, la respiration d'un air mêlé de gaz délétères, de miasmes, d'effluves, et les sensations excessives du froid et de la chaleur, les variations brusques de température.

L'animal n'est qu'un cerveau pensant, désirant, sentant par lui-même, parlant, se mouvant par ses agens locomoteurs; introduisant des alimens dans un estomac, respirant, procédant à l'union des sexes. Le je, le moi, la personnalité, l'individualité, ne sont que des modes de l'existence du cerveau, quoiqu'on les applique toujours, soit à tout l'individu, comme lorsqu'on veut indiquer une personne, soit à quelque chose hors des organes, comme lorsque quelqu'un dit *mon cerveau, mes membres,* etc. Un individu *est, existe,* tant que son cerveau conserve l'intégrité de ses fonctions, et malgré qu'il puisse avoir tous ses membres de moins, ses organes génitaux dans une absolue nullité, son cœur, ses poumons, son estomac dans un état de destruction qui permette difficilement de concevoir comment leur exercice soit suffisant. Au lieu que dès que lés fonctions cérébrales intellectuelles et morales, sont anéanties, il n'y a plus d'individu. *Le cerveau constitue donc l'individu.*

La connaissance des fonctions et des relations sympathiques du cerveau nous prépare une voie à la fois plus large et plus sûre à l'étude, non seulement de ses propres maladies, mais encore de celles de tout l'organisme. Quand bien même, par exemple, nous n'aurions pas déjà souvent fait entrevoir l'étendue et l'importance de la pathologie de cet organe, l'exposé seul de son action fonctionnelle nous aurait nécessairement conduit à un pareil résultat. S'il est vrai, en effet, que les organes soient d'autant plus susceptibles de maladies qu'ils sont en rapport plus souvent et avec des excitans plus nombreux, le cerveau doit, sans contredit, occuper par ses affections la première place dans les cadres nosologiques. Combien cette connaissance nous servira pour apprécier le mode, le centre d'action, la nature des causes cérébrales, remonter à la source de l'immense variété des symptômes cérébraux, pour nous éclairer enfin dans l'application des agens thérapeutiques!

FIN DE LA PHYSIOLOGIE.

RECHERCHES

SUR LES MALADIES

DU SYSTÈME NERVEUX,

ET EN PARTICULIER SUR LE SIÉGE, LA NATURE ET LE TRAITEMENT DE L'HYSTÉRIE, DE L'HYPOCHONDRIE, DE L'ÉPILEPSIE ET DE L'ASTHME CONVULSIF.

Lorsque j'eus l'idée de m'occuper des maladies du système nerveux, je pensai à faire une pathologie plus ou moins complète de ce système. Ce n'est qu'après avoir recueilli les matériaux et les observations nécessaires à ce travail, qu'effrayé de leur nombre, et de l'étendue des considérations qui s'y rattachent, je me décidai à remettre à une autre époque la rédaction de cet ouvrage. Mais pénétré de l'importance de cet objet, frappé de l'obscurité qui règne dans cette matière, et de la nécessité de l'éclairer, désirant de contribuer de tous mes efforts à rendre l'étude et la connaissance des affections du système nerveux plus méthodiques et plus sûres, j'ai cru qu'il ne serait pas sans intérêt de donner ici un aperçu, une sorte d'analyse du travail général, en m'arrêtant davantage aux points qui me paraissent en avoir le plus de besoin, et qui d'ailleurs me sont le plus familiers, je veux dire à l'histoire de l'hystérie, de l'hypochondrie et de l'épilepsie, affections que j'ai pu observer long-temps, et sur un très grand nombre de malades réunies à la Salpêtrière, que j'observe encore journellement, et sur le siége, la nature et le traitement desquelles je pense pouvoir donner des résultats positifs et essentiellement utiles, tous déduits de l'observation, établir des principes en harmonie avec les lois et les règles de la pathologie et de la thérapeutique générales.

Je fus chargé, il y a quelques mois, de faire, pour être inséré dans un recueil, un article sur l'asthme convulsif. Je le fis à la hâte, étant très pressé de l'envoyer à l'impression. Comme ce sujet de pathologie est un de ceux sur lesquels règne le plus d'obscurité, j'ai pensé que l'article dont il est question pourrait ne pas être sans intérêt, placé à la suite des considérations sur des maladies de la même famille que l'asthme convulsif.

L'ouvrage sera divisé en deux parties : la première sera consacrée à des considérations générales, à des principes généraux de pathologie, entièrement applicables, et souvent appliqués à l'étude des affections du système nerveux en général ; la seconde comprendra l'exposition particulière de ces affections.

PREMIÈRE PARTIE.

SUR LA PATHOLOGIE GÉNÉRALE.

Une science, avons-nous dit, se compose de faits, de cas, de principes particuliers, qui en sont comme les fondemens, et de faits, de cas, de principes généraux, conséquences de l'existence, des rapports de ceux-là, d'une application plus collective et plus générale ; elle naît, commence avec les premiers, croît et se perfectionne avec et par les seconds. Les uns en constituent la partie *descriptive*, et les autres la partie *philosophique*.

Or, en médecine, nous avons une immense quantité de *monographies*, de *nosologies*, de descriptions de faits particuliers et isolés, mais nous pouvons hardiment avancer que nous n'avons point encore de pathologie *philosophique* ou *générale*, quoiqu'on ait quelquefois intitulé de ce nom des recueils de définitions arides, des considérations purement scolastiques. La science médicale est riche de faits nombreux, de matériaux importans ; il n'y a plus qu'à les lier, les classer, les coordonner, les encadrer dans un système plus ou moins complet. Pour cela il faut du temps, et un de ces hommes de génie, qui, nouveau Bacon, embrasse dans l'étendue de ses vues l'infinie variété des détails, et l'ensemble des lois qui semblent présider à la production des phénomènes.

La pathologie a pour objet la connaissance de l'homme malade ; cette connaissance a pour but le rétablissement de la santé.

On pourrait donner le nom de *maladie* à tout dérangement de l'action d'un organe ; car un organe est *malade* dès qu'il n'exerce plus convenablement ses fonctions. Cependant on n'appelle point ordinairement maladie, mais *malaise* les désordres légers, et *infirmités*, les vices d'organisation qui ne présentent pour caractère qu'une gêne ou une cessation de l'action des parties, sans travail morbifique.

Connaître une maladie c'est savoir quel est son *siége* ou l'organe primitivement et essentiellement affecté, cause directe ou indirecte de tous les désordres ; quelle est sa *nature*, ou la manière d'être de la partie malade, soit dans son organisation, soit dans son action, si les altérations d'organisation ne sont pas apparentes.

Siége des Maladies.

Le siége d'une maladie est toujours là où se manifestent ses symptómes essentiels, dans l'organe qui leur donne naissance, sans avoir égard au lieu d'action de la cause excitante ; action qui peut être directe ou indirecte, idiopathique ou sympathique. Ainsi, la pleurésie a toujours son siége dans la plèvre, la cérébrite le sien dans le cerveau, qu'elles proviennent, l'une, de coups d'épée dans la poitrine, l'autre, de causes morales, ou l'une et l'autre de maladies des autres organes. Seulement dans le premier cas elles seront idiopathiques, et dans le second sympathiques.

On découvre le siége d'une maladie par l'observation 1°. de ses symptômes; 2°. du mode d'action de ses causes; 3°. de son développement, de sa marche et de ses terminaisons; 4°. des altérations de l'organisation après la mort.

1°. *Symptômes.*

On appelle symptômes les phénomènes nouveaux déterminés par le dérangement des organes. Les symptômes d'une maladie peuvent se rapporter à quatre classes, relativement à leur siége : les uns résultent du trouble de la fonction de l'organe malade, un autre est la sensation douloureuse, la troisième classe comprend ceux qui dépendent des changemens de couleur, de forme, de position de cet organe, et quelques dérangemens purement mécaniques dans les parties voisines; enfin dans la quatrième nous rangerons les symptômes sympathiques.

Il vaudrait peut-être mieux diviser les symptômes en *locaux*, *essentiels*, *caractéristiques*, et en *généraux ou sympathiques*.

Toutes les fois que l'exercice d'une fonction est troublé, ne se manifeste plus par les phénomènes de l'état sain, l'on doit attribuer ce changement à une modification quelconque survenue dans l'existence de l'organe chargé de cet exercice, lui seul en étant responsable. Toute lésion de fonction est donc une lésion d'organe. (1)

Les symptômes essentiels se font ordinairement remarquer par une intensité plus grande ; la douleur est presque toujours un de ces symptômes. Ce n'est guère que dans les maladies du cerveau que ce phénomène fait quelquefois partie des symptômes sympathiques.

Il est des cas où tous les symptômes paraissant de même intensité, il devient difficile de fixer le siége de la maladie, de distinguer les effets des causes. Ce sont ces cas qu'on a en général pris pour des fièvres, ou maladies primitivement générales. Nous n'admettrons pas de ces maladies : nous pensons qu'aucune cause n'agit en même temps sur tous les organes, et que toujours les désordres commencent à un point déterminé de l'organisme. Dans ces circonstances embarrassantes on parvient à s'éclairer, si l'on tient compte du mode d'action des causes, du développement et de la marche des phénomènes, du résultat des ouvertures de corps.

____

(1) Observons néanmoins que certains désordres, mais qui ne seraient pas, à proprement parler, des maladies, pourraient provenir plus spécialement de modifications dans l'action des stimulans propres des organes : ainsi l'estomac étant sain, la digestion se ferait mal, ou même n'aurait pas lieu, si les alimens étaient de mauvaise qualité, ou manquaient entièrement. La même chose aurait lieu pour le cœur par l'absence ou la diminution du fluide sanguin.

2°. *Mode d'action des causes.*

J'ai toujours été frappé de la manière vicieuse dont on étudie en général les causes des maladies. Cette étude ne conduit ordinairement point à la connaissance des vraies causes, et ainsi du siége des maladies, pour deux raisons : la première, c'est qu'on se contente le plus souvent d'une simple énumération au lieu de chercher le mode d'action des agens morbifiques ; la seconde, c'est que l'on a pris l'habitude, lorsqu'on fait l'histoire d'une maladie, de passer en revue toutes les causes qui peuvent affecter les organes, sans s'arrêter beaucoup plus à celles qui devraient davantage fixer l'attention par leur fréquence dans une circonstance déterminée. Il est même curieux de voir dans les nosologies, énumérer les mêmes causes pour chaque maladie, de voir répéter sans cesse : suppression de transpiration, des règles, des hémorrhoïdes, passage subit du chaud au froid, excès de tout genre, etc.

Relativement à leur mode d'action nous distinguerons les causes des maladies en *directes* et *indirectes*.

Les premières ont exercé leur action directement sur l'organe malade. Elles sont *mécaniques* ou *fonctionnelles* ; les contusions, plaies, etc. sont des causes mécaniques ; les troubles de fonction, tels que la frayeur pour le cerveau, la suppression des règles pour l'utérus, sont des causes fonctionnelles. Les maladies qui résultent de l'action de ces causes sont *idiopathiques.*

Les secondes sont *fonctionnelles* ou *pathologiques:* fonctionnelles, lorsqu'elles ne consistent qu'en un trouble de fonction passager, tel que celui qui suit une affection morale ; pathologiques , lorsque c'est une maladie qui en produit une autre. Les causes pathologiques *seules* donnent naissance à des maladies *sympathiques.*

Les maladies sympathiques sont beaucoup plus rares qu'on ne pense. Il y a beaucoup de phénomènes sympathiques, et bien peu de maladies de cette nature. On ne s'avise guère de prêter ce caractère aux péripneumonies, phthisies, anévrismes du cœur. Ce n'est que pour les maladies du cerveau qu'on l'a réservé.

Les phénomènes rangés par les pathologistes dans les causes indirectes physiologiques sont presque toujours des effets d'une première cause, souvent de la maladie même qui se développe. Cette erreur tient à ce qu'on ne fait point assez d'attention aux causes morales ou cérébrales fonctionnelles, les plus fréquentes dans certaines classes de la société, celles qui sont le plus difficile à reconnaître, soit parce qu'on se refuse de les avouer, soit parce qu'elles amènent quelquefois tellement lentement les désordres, qu'on a peine à les leur attribuer. Je soutiens, et cela d'après de nombreuses observations, que les suppressions de règles, d'hémorrhoïdes, d'exutoires, d'écoulemens de toute espèce, sont ordinairement des effets de premières maladies qui se développent. C'est surtout en observant les affections cérébrales que j'ai eu des occasions sans nombre de vérifier ce fait.

Comment une cause indirecte physiologique détermine-t-elle plutôt des accidens graves dans un organe éloigné que dans le lieu de son action? Nous avons répondu à cette question en exposant un fait général de sympathie, duquel il resulte que tous les organes n'étant pas dans d'égales dispositions, celui qui se trouve le moins capable de résister est atteint de préférence par les excitans qui tendent à déranger l'ordre de ses fonctions. Ainsi, une violente colère produira tantôt la folie, tantôt une gastrite, tantôt une pneumonie, selon les dispositions du cerveau, de l'estomac ou du poumon.

Les partisans de la doctrine des fièvres, qui veulent que l'organisme puisse être affecté en même temps et également dans toutes ses parties, appuient en partie leur opinion sur l'existence de ce qu'ils prétendent être des causes générales, des influences agissant sur tous les tissus, telles que le froid, qui n'est qu'une sensation, une perception cérébrale ; l'action du sang, soit que ce fluide pèche par sa qualité, soit qu'il pèche par sa quantité. Mais l'on a très bien répondu que ces circonstances de l'état du sang n'occasionnaient de maladies que dans les organes qui s'y trouvaient le plus disposés; que s'il est en excès, par exemple, il comprime le cerveau et donne naissance aux phénomènes de la pléthore, et quelquefois de l'apoplexie, parce que le cerveau est à peu près le seul organe dont la plus légère compression détermine promptement des accidens.

3°. *Développement, marche, terminaisons des maladies.*

Si, après avoir aperçu la véritable cause d'un état maladif et obtenu ainsi des renseignemens sur son siége, l'on parvient à suivre le début, le développement des symptômes, si on voit le désordre commencer dans un point et se propager ensuite ailleurs, c'est un trait de lumière bien précieux pour s'éclairer sur le siége de la maladie. Un individu éprouve une vive affection morale, son cerveau est atteint de folie, puis son estomac de légers troubles; pas le moindre doute que le cerveau, primitivement affecté et lésé ne soit la cause des dérangemens de l'estomac. En outre, les désordres sympathiques étant subordonnés aux désordres idiopathiques dont ils dépendent, ils diminuent ou augmentent, cessent ou continuent suivant que ceux-ci diminuent ou augmentent, cessent ou continuent. Cette considération nous sera d'une grande utilité dans la recherche et l'étude du siége de diverses affections du cerveau.

Le début des maladies présente à l'observation un fait très fréquent, dont s'appuient encore les partisans de la doctrine des fièvres, et qui, au premier abord, ne laisse pas de paraître de quelque poids. Ce fait résulte de ce que les phénomènes généraux, fébriles, précèdent dans un très grand nombre de cas l'éruption des phénomènes locaux, d'où l'on conclut avec une apparence de raison que les uns ne sont pas la suite des autres.

Je commence par répondre que s'il en est ainsi pour les affections les plus évidemment locales, comme la péripneumonie, un phlegmon, ce fait ne prouve rien en faveur de l'opinion pour laquelle on l'invoque ; seulement l'on ne sait pas s'en rendre compte.

En y regardant de plus près, en rapprochant la nature des phénomènes fébriles ou généraux des causes les plus fréquentes des maladies, je pense que cette contradiction s'explique facilement.

La fièvre est une excitation cérébrale et nerveuse, idiopathique ou sympathique, qui se manifeste promptement partout par l'influence de ces organes, et qui est aussi promptement qu'universellement répandue. Les causes les plus fréquentes des maladies, ou agissent primitivement sur le cerveau, telles que les sensations externes ou internes, le froid, le chaud, etc., les affections morales, etc., ou exercent leur action presque en même temps sur le cerveau et sur l'organe qu'elles atteignent primitivement, telles que les excès de boisson, la respiration de gaz, de miasmes délétères, etc. De sorte que dans un cas, comme dans l'autre, le cerveau ainsi affecté plus tôt ou presque aussitôt que l'organe qui, par ses dispositions particulières, deviendra le siége de la maladie, peut très bien manifester les désordres fébriles sans l'influence de celui-ci, et même auparavant qu'il ne soit profondément affecté.

3°. *Ouvertures de corps.*

Les altérations dans les propriétés physiques des organes donnent la preuve matérielle de la cause de la lésion de leurs facultés. Toutes les fois que des altérations se rencontrent d'une manière constante et en rapport avec l'intensité des symptômes dans des cas donnés de lésion des facultés, il n'y a ordinairement pas de doute qu'elles ne soient la cause de ces lésions. Les anciens, ne pouvant ouvrir de cadavres, ont été obligés de se contenter d'observer seulement les symptômes des maladies. S'il nous en ont transmis quelquefois des tableaux fidèles, l'on conviendra aussi qu'ils sont souvent tombés dans des erreurs graves, lorsqu'ils en ont voulu assigner le siége, indiquer la nature. Aujourd'hui nous sommes plus heureux : les progrès de la science anatomique, et moins de respect pour les morts, nous permettent, dans un grand nombre de cas, de vérifier sur le cadavre, les jugemens portés d'après la simple observation des symptômes, de reconnaître le siége et la nature des altérations qui ont provoqué les désordres des fonctions.

Cependant il faut se garder de vouloir, dans l'état actuel de nos connaissances anatomiques, trouver

après la mort la cause de tous les phénomènes observés dans le cours des maladies. Et je pense que les
médecins, qui disent que c'est seulement par les ouvertures de corps que l'on peut parvenir à fixer d'une manière *certaine* le siége d'une maladie, et qu'une guérison *ne prouve jamais rien* sous ce rapport, attachent
beaucoup trop d'importance aux recherches cadavériques.

En effet remarquez :

1°. Que nous ne connaissons pas la texture intime
des organes, et surtout des nerfs ou du cerveau.

2°. Que presque toujours toute l'économie a souffert sympathiquement, quoique ces désordres sympathiques laissent rarement des traces de leur existence.

3°. Qu'une maladie, depuis son début jusqu'à sa
terminaison funeste, a dû passer par une foule de
degrés ; et lorsque vous visiterez sur le cadavre les
ravages qu'elle a laissés, ce ne sera plus la nature
malade, mais la nature morte que vous aurez sous les
yeux. Sous ce rapport le docteur Chomel a, selon
moi, raison de dire : « L'essence des maladies est distincte de la lésion organique qu'on reconnaît à l'examen du cadavre. Entre l'hépatisation du poumon,
par exemple, et les causes qui la provoquent, il se
passe quelque chose qui nous échappe ; il en est de
même de toutes les lésions qu'on rencontre à l'ouverture du corps : loin d'être la cause première de tous
les phénomènes qu'on a observés, elles sont elles-
mêmes l'effet d'un trouble particulier dans l'action

intime des organes ; or, cette action intime se soustrait à tous nos moyens d'investigation. » (1)

Je ne m'étendrai pas ici davantage sur les connaissances à posséder, les précautions à prendre, les règles à suivre pour déduire des conséquences légitimes des ouvertures de corps, éviter de prendre des effets pour des causes, des états concomitans pour des états dépendans l'un de l'autre, des états naturels pour des altérations, *et vice versâ;* cela m'entraînerait trop loin.

Je pourrais indiquer encore une cinquième source, d'où le médecin peut tirer des indices du siége d'une maladie; je veux parler de la nature et du mode d'action des moyens curatifs les plus efficaces pour la guérir. Car, en général, et autant que possible, c'est en agissant directement sur l'organe affecté que l'on parvient le mieux à le rétablir dans ses fonctions.

C'est en consultant tantôt l'un, plus souvent plusieurs, quelquefois ces cinq ordres de moyens d'investigation, que l'on obtient enfin de fixer le siége d'une maladie.

Je répète que lorsqu'on rencontre diverses maladies sur un même sujet, il faut bien s'attacher à reconnaître si elles sont indépendantes ou dépendantes les unes des autres, quelles sont celles qui sont causes ou effets; ce qui n'est pas toujours facile, surtout si l'on s'en tient à la méthode que l'on suit trop sou-

____

(1) *Élémens de pathologie* , p. 522.

vent, c'est-à-dire si l'on veut juger sur l'état présent, sans remonter aux antécédens ou descendre aux terminaisons.

Nature des maladies.

Les anciens, privés de l'examen des organes après la mort, forcés de n'observer des maladies que les phénomènes extérieurs qui les décèlent, ont fait presque autant de maladies de nature différente que de symptômes, que de désordres de fonction. Sans remonter bien haut, si l'on consulte seulement la nosologie de Sauvages, l'on pourra se faire une idée de ce que j'avance. Presque toutes les affections décrites par cet auteur, au nombre de plusieurs centaines, ne sont absolument que des symptômes : le titre seul de ses classes l'indique assez; la première comprend les *vices*, la seconde les *fièvres*, la quatrième les *spasmes*, la cinquième les *anhélations*, la sixième les *faiblesses*, la septième les *douleurs*, la huitième les *maladies extravagantes* ou *les folies*, la neuvième les *flux* ou *maladies évacuatoires*, la dixième les *maladies cachectiques*, etc.

A mesure que la physiologie et l'anatomie pathologiques ont fait des progrès, l'on a eu des idées plus positives sur la nature des maladies, et l'on s'est de plus en plus convaincu que des désordres organiques analogues dans leur nature, ne donnaient naissance à des symptômes différens que par la différence des fonctions et des rapports des organes. Ainsi, de même qu'une plaie est toujours une plaie, qu'elle soit profonde ou superficielle, en long ou en travers, de même aussi une inflammation du cerveau, du poumon ou de l'estomac, est toujours une inflammation, mais dont les caractères varieront dans les trois organes, consisteront en des désordres des fonctions cérébrales, pulmonaires, ou gastriques. Malheureusement la physiologie et l'anatomie pathologiques ne sont point encore assez avancées, surtout en ce qui concerne le système nerveux, pour que nous puissions connaître le mode organique de toutes les maladies; nous serons donc obligés d'avoir des maladies de symptômes, des *folies*, des *asthmes*, des *épilepsies*, etc. Espérons que le nombre de ces maladies diminuera de jour en jour, et qu'enfin la pathologie acquerra un perfectionnement bien désirable en se simplifiant comme la nature elle-même.

Je ne pense pas qu'il soit d'une utilité particulière à l'étude des maladies qui vont nous occuper, d'entrer dans un examen étendu des opinions des auteurs sur la nature des maladies. Je me contenterai d'émettre les deux propositions suivantes :

1°. Il n'y a pas plus de maladies sans changement quelconque dans les dispositions des organes, que de phénomènes fonctionnels sans organes. Je ne conçois donc pas ce que pourraient être des lésions *vitales*, *nerveuses* (hors des nerfs), *de fonction*, *sans matière*, etc., avec intégrité de l'organisation. Mais je me garderai bien de prétendre toujours trouver après la mort la cause organique de tous les désordres observés pendant sa vie.

2°. Quant à la nature des désordres organiques, je pense que, dans le principe, elle offre peu de variétés, qu'elle se rapproche presque toujours des états que nous appelons *excitation*, *irritation*, *inflammation*; et que ces états peuvent très bien se manifester dans un organe d'une économie très affaiblie. Ceux qui admettent des maladies adynamiques prennent le plus souvent l'affaiblissement du travail fonctionnel des organes, et surtout du cerveau, phénomène qui caractérise les maladies même les plus évidemment inflammatoires, avec une prétendue atonie du travail morbifique. Cette idée, proclamée en Italie au commencement de ce siècle, par le docteur Thommasini, proclamée ensuite en France par le docteur Broussais, doit avoir la plus grande comme la plus heureuse influence sur l'avancement de la pathologie, et le perfectionnement de la thérapeutique.

DEUXIÈME PARTIE.

MALADIES PARTICULIÈRES DU SYSTÈME NERVEUX.

Siége des maladies nerveuses.

Une pareille question devrait paraître oiseuse ; car si le siége des maladies est dans les organes où se manifestent leurs phénomènes caractéristiques, il est bien entendu que des maladies nerveuses ne peuvent exister que dans le système nerveux. Mais les pathologistes en ont décidé autrement ; ils ont admis des maladies nerveuses dans les organes qui ne sont pas les nerfs ; ils ont décrit des névroses cardiaques, pulmonaires, gastriques, utérines, etc. Toutes les fois qu'ils ont observé des désordres d'une fonction présentant deux conditions, la première, d'exister sans fièvre pendant la vie, la seconde, de ne laisser aucunes traces apparentes après la mort, ils les ont attribués à une lésion des nerfs de l'organe chargé de cette fonction. Si les désordres sont accompagnés de fièvre, alors ce n'est plus une maladie nerveuse, c'est une lésion *vitale* ou de *fonction*.

A mesure que l'anatomie pathologique sera plus cultivée et fera des progrès, le nombre des maladies

prétendues nerveuses, vitales, de fonction, déjà pas-
sablement diminué, diminuera sans doute encore
beaucoup. D'un autre côté une étude mieux entendue, plus physiologique, des maladies des nerfs et
surtout du cerveau, démontrera que les maladies
prétendues nerveuses des organes ne sont, s'ils ne
dépendent d'une affection locale de ces organes, que
des phénomènes sympathiques des premiers. .

Nous n'admettrons donc de maladies nerveuses que
dans le système nerveux. Nous ne verrons que des
phénomènes nerveux, des symptômes de maladies du
système nerveux, dans les désordres jusqu'ici considérés par les auteurs comme des maladies nerveuses.

Ces idées ont été développées dans mon Ouvrage
sur la folie.

PREMIÈRE SECTION.

MALADIES PRÉTENDUES NERVEUSES DES ORGANES AUTRES QUE LE CERVEAU OU LES NERFS.

APRÈS avoir décrit les affections du système nerveux, et ainsi toutes les maladies nerveuses, nous
passerons en revue tous les organes, ou plutôt toutes
les maladies de ces organes que l'on a coutume de
qualifier nerveuses; de cette manière nous compléte-
rons le cadre que nous nous sommes tracé.

Ainsi, nous verrons que *les nevroses de la diges-*

tion, telles que *la cardialgie, la gastrodynie, le pyrosis, les vomissemens spasmodiques, l'anorexie, la dyspepsie, la boulimie, le pica*, etc. ne sont, le plus souvent, que des phénomènes des affections cérébrales prétendues hystériques, et hypochondriaques. Nous renverrons *l'asthme convulsif* et *la coqueluche* dans les affections spasmodiques, prétendues hystériques du cerveau ou des nerfs de la respiration. Nous considérerons *les palpitations* et *les syncopes* dites nerveuses comme des phénomènes hystériques ou hypochondriaques; enfin *l'hystérie* et *la nymphomanie*, prétendues névroses des organes de la génération de la femme, seront pour nous deux affections dont le siége est essentiellement dans le cerveau.

DEUXIÈME SECTION.

MALADIES DES NERFS ET DU CERVEAU.

Pour bien connaître les affections du système nerveux proprement dites, nous examinerons successivement tous les appareils de ce système.

Cet examen nous démontrera que presque toutes ces affections, que celles surtout qui méritent de fixer particulièrement l'attention de l'observateur et du médecin, ont leur siége dans le cerveau.

CHAPITRE PREMIER.

MALADIES DES APPAREILS NERVEUX AUTRES QUE LE CERVEAU.

Ne connaissant presque rien des fonctions des nerfs ganglioniques ou trisplanchniques, nous ne savons rien non plus sur les maladies de ces organes. Si cependant nous jugeons de ce qui doit arriver chez l'homme par ce qui arrive chez les animaux, nous serons portés à supposer que ces maladies ne sont pas très importantes; car les animaux qui ont ces nerfs très développés, ne sont pas pour cela plus sujets que d'autres aux affections nerveuses; tandis que le contraire a lieu à mesure que les fonctions du cerveau s'étendent et deviennent plus actives.

Les nerfs des mouvemens volontaires et des sensations sont plus sujets aux maladies; mais c'est précisément en raison de leur dépendance du cerveau, de la part qu'ils prennent à ses fonctions; c'est presque toujours secondairement, et comme agens du cerveau, que ces nerfs présentent des désordres dans leur action.

Tout désordre nerveux qui n'est pas *local, borné à un nerf ou à un petit nombre de nerfs venant de la même source*, est dépendant du cerveau; très souvent encore ce désordre local provient-il aussi de la même cause. Ainsi, des désordres de tout ou de grande partie du système musculaire, de plusieurs ou de tous les sens, ne sont que des effets d'une affection du cerveau. Si l'on n'a point oublié que les nerfs des sensations et des mouvemens volontaires ne forment un *tout* que par leurs rapports avec les fonctions de cet organe; que, considérés sous tout autre point de vue, ils sont plus ou moins isolés les uns des autres, sans communication immédiate, l'on ne sera point étonné que cette proposition ne soit vraie. Coupez un nerf, son action seule est détruite, celle de ses voisins est conservée ; coupez la moelle épinière d'un animal, et les muscles seulement qui reçoivent des nerfs séparés du cerveau sont paralysés, les autres exercent très bien leur action. Si le désordre ne remonte point dans ces cas vers le cerveau, ne se propage pas aux nerfs les plus voisins, il faut donc chercher dans un autre genre de cause, les désordres généraux du système nerveux, s'adresser à l'organe qui domine et met en action tout ce système.

Nous ne ferons donc, ni du tétanos, ni de l'épilepsie, ni de la danse de Saint Guy, ni enfin des convulsions générales, comme de la paralysie, des affections immédiates des nerfs ; mais nous placerons le siége de ces affections dans le cerveau, nous regarderons les convulsions et les paralysies générales ou hémiplégiques, et même des désordres musculaires moins étendus, comme des symptômes de lésions de cet organe. C'est vers lui que nous dirigerons les moyens de traitement, et non plus sur les parties convulsées ou paralysées.

En passant en revue les désordres des nerfs des sens, nous rencontrerons quelques affections de ces organes qui peuvent être idiopathiques ; telles sont *l'amaurosis*, certaines espèces de *surdité*. Nous parlerons de *la paralysie* qui résulte de la section ou de la compression des nerfs des mouvemens volontaires. Enfin, nous étudierons les maladies locales des nerfs particulièrement désignées sous le nom de *névralgies*.

CHAPITRE II.

MALADIES DU CERVEAU.

LA pathologie du cerveau est encore peu avancée, incomplète, fourmille d'erreurs dans le plus grand nombre de ses points : cela tient à beaucoup de causes, la plupart déjà indiquées, et parmi lesquelles je distinguerai les suivantes :

1°. L'on ne remonte point assez aux causes premières des affections du cerveau ; l'on fait souvent peu d'attention à ces causes. Personne ne doute qu'une indigestion, ou plutôt l'irritation intempestive de l'estomac par des alimens, ne puisse causer des rechutes, aggraver des maladies ; mais peu de personnes se persuadent qu'une irritation cérébrale déterminée par une vive contrariété, un chagrin violent, une révolution morale, un excès d'étude, etc. doive être suivie, dans les mêmes circonstances, d'effets souvent plus fâcheux. L'on méconnaît ordinairement la nature de plusieurs de ces causes, leur mode d'action, tels que le froid ou la chaleur, que l'on ne considère pas comme des sensations, les passions ou affections, dont on place encore le siége ailleurs que dans le cerveau.

2°. L'on n'attache d'importance aux troubles des fonctions du cerveau, que lorsqu'il y a déraison complète; un individu a beau être pris d'insomnie, de céphalalgie, d'affaissement moral, intellectuel et musculaire, quelquefois même de changemens assez marqués dans ses goûts, ses habitudes, son caractère, pourvu qu'il raisonne, qu'il lie et suive quelques idées, l'on ne craint pas d'affirmer que cet individu a le cerveau sain, que les fonctions de cet organe ne sont pas dérangées, surtout s'il manque de la céphalalgie. Et, voyez l'inconséquence! à peine un autre individu éprouve-t-il une diminution d'appétit, un léger dégoût pour les alimens, etc. que l'on qualifie promptement son état d'embarras gastrique, de maladie de l'estomac. De là est venu que, faisant plus d'attention à des désordres très secondaires, consécutifs à ceux très antérieures du cerveau, l'on a considéré ceux-là comme primitifs, essentiels, et ceux-ci comme sympathiques.

3°. Le cerveau ayant de promptes communications avec tous les organes, ses maladies fébriles devenant promptement générales, l'on en a fait des fièvres, des maladies de tous les systèmes.

4°. Les symptômes cérébraux n'étant point aussi locaux que les symptômes idiopathiques des autres organes, pouvant s'étendre partout où il existe des agens sensoriaux et locomoteurs, l'on a fait une foule de maladies particulières des désordres de ces agens, que l'on a même quelquefois rapportées aux organes voisins, tels que, par exemple, l'asthme convulsif ou convulsion des muscles inspirateurs, au poumon ou au cœur. En outre, ce qui n'est pas moins important, les symptômes cérébraux observables ne peuvent être que des désordres fonctionnels, l'organe étant soustrait à tout moyen explorateur; or, on a compris presque tous ces désordres sous le nom de délire, et l'on ne veut jamais qu'un seul symptôme puisse constituer une maladie convenablement caractérisée ; toutes les maladies du cerveau avec délire ne doivent donc être que de simples troubles sympathiques, peu dignes d'attention.

5°. Par l'immense influence exercée par le cerveau sur toute l'économie, cet organe malade provoque quelquefois le développement de phénomènes sympathiques, de maladies très graves, plus graves quelquefois, du moins en apparence, que son propre état. L'on n'a pas eu de peine à prendre ici l'effet pour la cause.

6°. Les recherches cadavériques n'ont pas moins induit en erreur. D'un côté, l'organisation délicate et peu connue du cerveau ne permet guère d'apprécier tous les changemens qui peuvent y naître ; de l'autre, dans les maladies de cet organe, qui, n'étant pas mortelles par elles-mêmes, peuvent durer un grand nombre d'années, il devient impossible, si l'on veut juger d'après le seul examen cadavérique, de ne pas confondre la cause de ces maladies avec la cause de la mort, de ne pas prendre celle-ci pour celle-là, la cause de la mort étant ordinairement beaucoup plus évidente que la cause de l'affection cérébrale. Il est une autre considération qui m'a toujours frappé, parce qu'elle m'a paru extrêmement importante : c'est que l'on est rarement à même de voir un cerveau bien sain, puisque peu de malades meurent sans avoir été pris de fièvre et de délire, phénomènes qui dépendent d'une irritation de cet organe. L'on doit donc le plus souvent prendre pour l'état sain du cerveau, un véritable état pathologique. Aussi ai-je presque toujours remarqué sur les cerveaux prétendus sains, une foule de nuances de coloration de la substance grise extérieure et intérieure, depuis le rose pâle tirant sur le jaune, jusqu'au rose très foncé. J'ai fait la même remarque chez les aliénés. Tantôt cette coloration est générale, tantôt elle n'existe que dans quelques circonvolutions, tantôt enfin elle varie dans les diverses régions occupées par la substance grise.

Siége des maladies du cerveau.

A quels signes reconnaîtrons-nous une affection du cerveau? Comment nous assurer si cette affection est idiopathique en sympathique?

Nous reconnaîtrons une affection du cerveau, 1°. à des désordres dans les fonctions et les attributions de cet organe; 2°. à des altérations de sa substance.

Nous chercherons à nous assurer si cette affection est idiopathique ou sympathique, par la considération, 1°. des désordres qui se présentent ailleurs; 2°. des influences présumées causes des dérangemens observés; 3°. du développement, de la marche et de la terminaison de la maladie; 4°. de la nature et du mode d'action des moyens curatifs.

1°. *Désordres cérébraux*. Ces désordres sont sensoriaux, intellectuels et moraux, musculaires. Parmi les premiers l'on remarque l'*affaiblissement, la suspension de l'action des organes des sens*, soit à la suite d'une compression cérébrale, soit dans certaines affections convulsives; *une extrême susceptibilité* de ces organes, qui leur rend insupportable l'irritation de leurs stimulans propres, comme cela s'observe chez les vaporeux, dans toutes les excitations cérébrales légères; *les hallucinations* ou perception imaginaire d'un objet qui n'existe pas dans le moment. Parmi les seconds nous indiquerons *l'insomnie*, phénomène qui se manifeste dès le début de toutes les irritations cérébrales, qui les annonce quelquefois bien long-temps d'avance; *l'inaptitude au travail intellectuel, une fatigue plus prompte qu'à l'ordinaire causée par ce travail, une grande susceptibilité morale, de légers changemens dans le caractère, les mœurs, les habitudes;* enfin *le délire, la suspension de l'intelligence ;* cette dernière se manifeste dans les compressions cérébrales, dans les accès de quelques affections convulsives, dans l'asphyxie, vers la fin des irritations cérébrales qui se terminent par la mort, etc. Les désordres musculaires consistent en des *paralysies* plus ou moins complètes, plus ou moins générales, ordinairement *hémiplégiques*, des *affaiblissemens adynamiques* (j'unis ici deux mots synonymes pour distinguer la paralysie de l'état qu'ils indiquent), *des convulsions* plus ou moins générales, permanentes ou intermittentes, des *contractures* ; nous rapporterons aux désordres musculaires, l'*expression de la physionomie.*

La douleur est un phénomène variable pour le lieu où elle est ressentie, pour sa nature. Les cas de maladies du cerveau sans douleur sont très fréquens; les compressions du cerveau, beaucoup de folies, les phlegmasies intenses, avec délire, assoupissement, existent sans douleur. Les hystéries, les hypochondries, les épilepsies, s'accompagnent toujours de céphalalgies, souvent de céphalalgies d'une intensité extrème. Tantôt la douleur est ressentie dans la peau du crâne, au front ou à l'occiput, au vertex ou aux tempes, etc., ou bien elle semble plus profonde, plus intérieure; tantôt elle parait exister dans les nerfs, dans les muscles. Les douleurs de tête sont *des pesanteurs, des serremens, des élancemens, des chaleurs, des battemens internes, des sifflemens;* les douleurs nerveuses et musculaires, dépendantes d'affections cérébrales, sont *des élancemens,* dans le cancer, *des fourmillemens, des picotemens, des engourdissemens,* dans les cérébrites locales (ramollissemens), les sensations les plus diverses, *de chaud*, *de froid*, etc. dans les vapeurs, l'hypochondrie.

L'on doit considérer comme des symptômes cérébraux l'état de *la température et de la circulation capillaire des parties extérieures de la tête*, et probablement *l'état de la température de tout le corps*.

2°. Il sera question *des altérations du cerveau* en même temps que de la nature de ses maladies.

3°. *Désordres non cérébraux, symptômes sympathiques des maladies du cerveau.* Une femme est bien réglée, éprouve des désirs vénériens comme une autre femme, les satisfait de même, conçoit, accouche à terme d'un enfant bien portant; elle éprouve des céphalalgies atroces, continuelles, des insomnies sans relâche, des accès de convulsions générales avec suspension plus ou moins complète des actes cérébraux, sensoriaux, intellectuels et moraux, et souvent dans l'intervalle des accès, si la maladie dure depuis long-temps, un affaiblissement de l'intelligence, des sens et des mouvemens musculaires, des agitations de l'esprit, un état permanent de tristesse et d'affaissement, etc.; en même temps, le plus ordinairement, les autres fonctions se font bien ou ne sont que peu dérangées: je vous le demande, aurez-vous perdu tout-à-fait le sens commun, serez-vous privé de la dernière lueur de votre raison pour regarder un pareil état comme ayant son siége, sa cause primitive dans l'utérus? Un individu présente une sensibilité cérébrale extérieure et intérieure excessive, de manière à être affecté vivement des moindres impressions, des plus légères affections morales, d'un effort intellectuel quelconque; il est tour à tour, et souvent sans motif réel, gai ou triste, morose, inquiet, profondément affligé, fort ou faible, agité ou tranquille; la moindre souffrance est ressentie vivement, exagérée, et cause les plus grandes alarmes, la crainte de la mort ou de l'incurabilité; il est pris de maux de tête, d'insomnies continuelles, de chaleurs à la tête, de sifflemens, de bourdonnemens, etc.; d'un autre côté il respire et digère bien, il a la fraîcheur, les apparences extérieures d'une bonne santé, ou bien il éprouve quelques légers désordres circulatoires, respiratoires ou digestifs, qui, en réalité, sont peu de chose, mais qu'il décrit en termes propres à les annoncer comme des affections mortelles: aurez-vous encore assez peu de raison pour placer la prétendue hypochondrie de ce malade ailleurs que dans le cerveau? Cet enfant est affecté périodiquement, plus ou moins souvent, d'accès de convulsions générales avec perte complète de connaissance, de tout sentiment, dans l'intervalle desquels il est en parfaite santé; seulement chaque accès se terminera quelquefois par des nausées et des vomissemens: ferez-vous de cette épilepsie une maladie de l'estomac? Enfin, cet asthmatique est saisi, pendant plusieurs heures, une fois toutes les nuits, toutes les semaines, ou moins fréquemment, d'une gêne extraordinaire dans la respiration; son thorax est tenu immobile par les muscles convulsés, les poumons comprimés ne peuvent recevoir d'air ; le diaphragme également convulsé semble une barre immobile vers l'estomac ; mais une fois l'accès passé, la respiration est libre ou peu gênée, le cœur et le poumon ne sont point affectés, ou ne le sont que consécutivement aux accidens convulsifs : direz-vous que cet appareil de désordres provient d'une lésion de ces deux organes ? Non, sans doute, dans aucun de ces cas vous ne convertirez les suppositions que je fais en opinions, sans quoi vous auriez oublié les plus simples notions de physiologie et de pathologie. Cependant, il faut bien le dire, ces suppositions sont des opinions aujourd'hui consacrées et généralement admises, contre lesquelles on n'élève pas le moindre doute, et que nous combattrons avec d'autant plus de force, qu'elles sont plus erronées, et ne peuvent que conduire à de fausses indications thérapeutiques.

Mais s'il est des maladies du cerveau qui ne présentent à peu près que des symptômes cérébraux, d'autres maladies de cet organe sont constamment accompagnées de désordres sympathiques plus étendus, quelquefois de désordres assez graves pour constituer une affection nouvelle ; ce sont les maladies fébriles. Mais l'on se gardera bien de considérer comme étant aussi graves, soit l'accélération des mouvemens du cœur, soit quelques troubles digestifs, et un ensemble de symptômes cérébraux, tels que de la céphalalgie, l'affaissement sensorial, intellectuel et moral, et musculaire, l'insomnie, l'injection des capillaires de la face et du crâne, qui caractérisent les plus légères irritations cérébrales. Dans les cas où un organe paraîtrait autant affecté que le cerveau, supposé que les deux affections fussent liées l'une à l'autre, pour s'assurer laquelle est primitive, on aurait recours à l'examen des circonstances dont nous allons parler.

Quelquefois il arrive, dans certaines affections essentiellement cérébrales, que les phénomènes principaux ou les plus apparens se trouvent être les symptômes sympathiques, que ceux-ci même sont les seuls existans. C'est ce que l'on observe le plus souvent dans les affections dites fièvres pernicieuses, où périodiquement il se manifeste ordinairement des douleurs violentes dans le cœur, le poumon, la plèvre, etc., lesquelles ne durent que quelques heures, comme l'accès (accès d'ailleurs caractérisé par un état des plus alarmans du cerveau), circonstance qui doit démontrer que ces douleurs ne sont point le signe de phlegmasies aiguës. Le docteur Ferrus m'a communiqué l'observation d'un homme qui, ayant reçu un coup à la tête, dont il guérit, fut pris quelque temps après de vomissemens opiniâtres sans aucun trouble du côté du cerveau, puis de congestion cérébrale, et mourut; à l'ouverture on trouva l'estomac parfaitement sain, et le cerveau comprimé par une concrétion osseuse. On lit dans Raulin un fait assez analogue; il s'agit d'un jeune homme qui souffrait tous les jours de fortes migraines et avait de violens vomissemens, et

qui mourut dans les convulsions; son estomac était
parfaitement sain, et l'on trouva cinq globules de la
grosseur d'un pois dans la substance corticale du cerveau (1). Dans un cas semblable le diagnostique est
encore plus difficile que dans les précédens.

4°. *Causes des maladies du cerveau.* Le cerveau
peut être influencé, 1°. *mécaniquement*, par des coups,
des chutes sur la tête, des plaies, des commotions,
des compressions, qui attaquent immédiatement sa
substance; 2°. *fonctionnellement*, par des sensations,
des affections morales, des combinaisons intellectuelles;
3°. enfin par les *fluides circulatoires* qui viennent le
pénétrer, l'exciter, le nourrir. Les premières influences
produisent incontestablement des maladies idiopathiques; parmi les secondes, les affections morales, les
combinaisons intellectuelles, et les sensations autres
que la douleur, produisent encore des maladies idiopathiques. Mais pour que la douleur détermine une
affection sympathique du cerveau, il faut qu'elle
soit liée à une affection bien caractérisée, permanente
d'un organe, à une pleurésie, pneumonie, etc. ; car si
elle est vive et passagère, comme celle qui accompagne une piqûre de nerf, une plaie déchirée, etc.
elle agit à la manière d'une affection morale, d'un
froid subit et intense, et le cerveau est idiopathiquement lésé; c'est ainsi que surviennent souvent
le tétanos, et peut-être la rage, à la suite de plaies

____

(1) *Traité des Vapeurs*, page 148.

déchirées, excessivement douloureuses. Quant aux influences circulatoires, si l'on excepte les cas de pléthore, d'hémorragie, de défaut de conversion du sang noir en sang rouge, de mélange de ce fluide à des gaz délétères, on ne sait que bien peu de choses sur leur influence dans la production des affections du cerveau.

Si donc un état morbide du cerveau et de plusieurs organes qui paraissent également affectés, provient de causes cérébrales, mécaniques ou fonctionnelles, excepté la douleur caractérisant une maladie particulière, il y a tout lieu de supposer que le cerveau est le moteur de tous les désordres.

5°. *Développement, marche et terminaisons.* Nous devons supposer encore ici un de ces cas douteux, dans lesquels, ignorant la nature de la cause, on observe des désordres qui se· sont développés avec une telle rapidité dans divers organes, qu'il devient impossible de remonter à leur source. Ne perdez point alors de vue ce principe général, que l'organe primitivement et essentiellement lésé, *règle*, pour ainsi parler, la marche, l'action des organes secondairement et sympathiquement affectés; qu'ainsi, lorsque les désordres du premier s'aggravent, diminuent ou disparaissent, ceux des seconds s'aggravent ou diminuent, ou disparaissent aussi. Par l'application de ce principe vous reconnaîtrez facilement, que chez cet individu présenté à votre observation, sans aucun renseignement, et qui est atteint d'une irritation cérébrale caractérisée par un état de *folie*, et en même temps d'une irritation gastrique annoncée par la perte de l'appétit, le dégoût, des envies de vomir ou des vomissemens, c'est le cerveau qui est primitivement et essentiellement affecté, si au bout de quelques jours vous voyez cesser l'irritation gastrique, et persister l'irritation cérébrale.

Un caractère extrêmement important de presque toutes les maladies cérébrales, tiré de la marche de ces maladies, est qu'elles sont les unes intermittentes, les autres rémittentes, reviennent dans le premier cas par accès réguliers ou irréguliers dans l'intervalle desquels il ne reste rien ou presque rien des phénomènes de l'accès, comme cela se voit dans l'épilepsie, l'hystérie, etc., offrent dans le second une augmentation, un accès ajouté à un état permanent de désordres, comme cela arrive dans la plupart des affections cérébrales fébriles. L'intermittence, la rémittence, la périodicité surtout, ne s'observent point dans les maladies bien connues des autres organes : une plaie se cicatrise à peu près toujours également, uniformément, depuis le commencement jusqu'à la fin; un poumon enflammé, hépatisé ne revient à la santé, ou ne périt que par une marche graduelle, seulement plus ou moins accélérée. Je sais bien qu'on me citera certains faits qui sembleront contredire ce que j'avance ici, tels que l'intermittence et la périodicité des maladies dites fièvres intermittentes, de l'asthme convulsif, de la goutte, de certaines inflammations cutanées ;

mais je répondrai que le caractère même des fièvres intermittentes et de l'asthme convulsif me prouve précisément que ces affections doivent avoir leur siége dans le système nerveux, et non dans des organes légèrement lésés ou parfaitement libres après les accès; je n'admets pas du tout la théorie des congestions intermittentes, de quelques auteurs. Quant à la goutte, comme je n'ai aucune idée positive sur sa nature, je m'abstiendrai d'en parler. Les inflammations cutanées suivent en général régulièrement leur marche, ou au moins sans avoir le type intermittent; l'on a seulement observé certains érysipèles anomaux, disparaissant, et reparaissant dans le même endroit ou ailleurs.

Je soutiens donc que l'intermittence, la périodicité, la rémittence même, sont des caractères propres à un grand nombre d'affections cérébrales et nerveuses. On aura soin surtout de ne pas confondre la rémittence régulière avec les alternatives de bien et de mal, qui surviennent souvent dans les maladies qui ne marchent pas franchement, dans beaucoup d'affections chroniques qui doivent se terminer tôt ou tard par la mort. Plusieurs de ces affections offrent encore un caractère important, c'est une terminaison subite, un retour subit à la santé : dès qu'un poumon est enflammé, injecté, hépatisé, il ne revient de cet état que par degrés presque insensibles, et en un espace de temps plus ou moins long; tandis que le cerveau affecté de folie, d'épilepsie, de prétendue

hystérie, etc. revient parfois à la santé instantanément, soit par une vive impression morale, soit spon-
tanément.

6°. *Traitement.* Un principe fondamental de
thérapeutique générale, est qu'il faut traiter l'organe
essentiellement affecté, les désordres des autres organes devant céder avec la cause qui les produit, à
moins toutefois que ces désordres ne soient devenus
assez graves pour mériter un traitement spécial. Lors
donc qu'en faisant cesser une irritation cérébrale
vous verrez cesser aussi d'autres irritations liées à
celle-là, tandis que la disparition de celles-ci influe
peu sur la marche de la première, vous en conclurez que
c'est la première qui est essentielle et cause des autres.
En quelques jours l'aliéné est quitte du mouvement
fébrile, des désordres gastriques, ou autres du même
genre, et son cerveau n'en reste pas moins atteint
de folie. Autre considération : lorsqu'un organe est
essentiellement, idiopathiquement affecté, c'est directement sur lui, autant que possible, que doivent
être dirigés les moyens curatifs. Or il est bien certain que si l'on ne traite pas le cerveau des aliénés,
des hystériques, des hypochondriaques, des épileptiques, l'on ne guérira aucune de ces maladies, tout
au plus elles guériront d'elles-mêmes ; médecine morale, applications froides sur la tête, évacuations sanguines locales et générales, sont autant de moyens,
souvent très efficaces dans les trois premières, qui
agissent directement sur le cerveau.

Je terminerai cette discussion par une remarque que je crois d'un grand intérêt : pour les désordres des autres organes il est à peine question qu'ils soient ou puissent être sympathiques; observe-t-on une pleurésie, une pneumonie, on ne s'inquiète guère que de l'état de la plèvre et du poumon; peut-être ne fait-on pas toujours bien. Mais le cerveau est-il affecté, présente-t-il les désordres les plus graves, même relativement à d'autres désordres coexistans, ou, qui plus est, est-il *tout seul* affecté, comme cela se voit dans la plupart des folies, des hystéries, des vapeurs, des épilepsies, etc. on fait tout son possible, non seulement pour rechercher la cause de ces affections dans un autre organe , on va plus loin, car souvent on y place aussi leur *siége*, telle que la prétendue hystérie dans l'utérus. Ces erreurs ne cesseront de peser sur la pathologie du cerveau, que lorsque, laissant de côté l'autorité des auteurs , l'on ne s'attachera qu'à l'observation des faits, l'on parcourra des dortoirs de plusieurs centaines d'aliénés, d'épileptiques, d'hystériques , au lieu de perdre son temps à compulser et à compiler les travaux d'historiens qui n'ont vu, et souvent mal vu, que quelques faits, qui souvent encore n'ont parlé que d'après autrui.

Nature des maladies du cerveau.

Toute dénomination, toute classification de maladies, pour être exactes et utiles, doivent reposer à la fois sur le siége de celles-ci et sur la nature de

l'altération organique. Toutes les fois, au contraire,
qu'une dénomination ou une classification ne sont
fondées que sur des symptômes, même sur des symptômes les plus saillans, elles sont toujours inexactes,
ordinairement peu utiles, souvent dangereuses, un
symptôme pouvant appartenir à des lésions différentes ou opposées. L'expression de *pleurésie* m'indique
de suite une inflammation de la plèvre ; tandis que
l'expression d'*aliénation mentale* ne m'indique qu'un
dérangement intellectuel, sans en préciser la cause
organique.

Les maladies des organes les mieux connus dans
leur texture et leur mode d'action, tels que le poumon, le cœur, le conduit alimentaire, etc. sont en général assez bien dénommées, classées, beaucoup mieux
surtout que les maladies du système nerveux, et particulièrement du cerveau. Celles-ci sont presque toutes
ignorées dans leur nature organique, et seulement
connues par des dérangemens fonctionnels, par des
désordres sensoriaux, intellectuels et moraux, et
musculaires ; d'où *des apoplexies*, *des tétanos*, *des
affections spasmodiques*, *des aliénations mentales*,
des adynamies, *des ataxies*. L'état inflammatoire du
cerveau est loin d'être connu dans toutes ses nuances
organiques, et cependant il doit être très fréquent ;
c'est nécessairement à lui qu'on doit rapporter tous
ces désordres cérébraux fonctionnels ou autres, caractérisés par une excitation locale ou générale. Les recherches cadavériques faites dans ces derniers temps,

notamment celles publiées par MM. Rostan et Lallemand, ont déjà produit des résultats très satisfaisans. J'avouerai que c'est surtout depuis que j'ai lu les réflexions du professeur de Montpellier, sur les caractères organiques du premier degré de l'inflammation cérébrale, que je me suis aperçu d'une foule de nuances dans la coloration des deux substances du cerveau, particulièrement chez les aliénés. Une dame Dieudonné meurt l'hiver dernier à la Salpêtrière, épuisée par un accès de manie aiguë qui durait depuis quatre mois. La substance blanche du cerveau était injectée, violacée ; et la grise était du plus beau rose dans toute son étendue. Le docteur Mitivié ouvre le cadavre de M. B., mort aussi à la suite d'un accès de manie; le cerveau présentait absolument la même coloration. Dans beaucoup d'autres cas moins remarquables, nous avons eu occasion de réitérer les mêmes observations. Je suis convaincu que d'ici à peu d'années, l'anatomie pathologique du cerveau fera de grands progrès, et qu'on ouvrira peu de cadavres d'aliénés sans trouver des traces appréciables de l'affection de cet organe.

De cette ignorance sur le mode de lésion du cerveau, dans un grand nombre de maladies de cet organe, de cette obligation où le pathologiste s'est trouvé, sont résultés de graves inconvéniens, entr'autres ceux-ci, que je me bornerai seulement à indiquer: 1°. les phénomènes cérébraux étant très nombreux, très variés pour le siége, ou plutôt le lieu où ils se manifestent, très apparens et très importans; toutes ces circonstances ont fait que l'on a multiplié à l'infini les maladies cérébrales, que chaque phénomène, et même des variétés du même phénomène, ont été considérés comme des maladies différentes ; je citerai pour exemple le délire de la folie divisé en *manie*, *monomanie*, *érotomanie*, *démonomanie*, *lycanthropie*, *zoanthropie*, *suicide*, etc., suivant les formes qu'il peut revêtir ; il eût été facile de prodiguer ainsi les divisions, d'admettre des centaines et des milliers d'espèces de folie, d'écrire des volumes sur cette affection. Ce que je dis ici du délire est applicable aux phénomènes sensoriaux et musculaires. 2°. Ces maladies n'étant que des symptômes, sont souvent mal caractérisées, difficiles à distinguer, susceptibles de se compliquer à plusieurs, de se transformer les unes dans les autres, etc. ; c'est ainsi que les convulsions épileptiques et hystériques ont quelquefois une telle analogie, qu'il est presque impossible de ne pas les confondre, que l'hystérie dégénère quelquefois (pour me servir d'une expression reçue) en épilepsie, que l'hystérie et l'hypochonderie se ressemblent tellement, que beaucoup d'auteurs praticiens les ont comprises dans un même genre, etc. La connaissance que l'on a de quelques maladies du cerveau, nous prouve que des causes organiques diverses, du moins selon toute apparence, produisent néanmoins des phénomènes semblables : ainsi, la paralysie musculaire dépend tantôt d'une compression sanguine, aqueuse, purulente ou autre, tantôt d'une cérébrite locale ; les convulsions se présentent à la suite d'une perte considérable de sang , d'une vive affection morale , d'une plaie du cerveau, dans une irritation, une phlegmasie aiguë de cet organe, dans les épilepsies , hystéries, etc. 3°. Il suit nécessairement d'un tel état de choses, que les indications curatives doivent être , le plus souvent, difficiles à saisir , à établir, surtout si l'on n'a recours aux règles ordinaires de la thérapeutique générale.

Quoi qu'il en soit, tâchons de classer les maladies du cerveau ; de grouper en différens genres celles qui paraissent , par l'ensemble de leurs caractères, avoir des points de ressemblance , dépendre de dispositions cérébrales qui doivent être à peu près de même nature, si l'on peut juger des causes par les effets. Cette classification sera sans doute très défectueuse ; je ne pense pas qu'il en puisse être autrement.

1°. Je placerai d'abord dans un premier genre trois vices de naissance , *l'acéphalie* , *l'idiotie* et *l'hydrocéphale chronique* ; deux vices de vieillesse, *la démence senile*, et *l'adynamie senile*.

Ces affections du cerveau sont généralement locales, bornées à cet organe et ses agens immédiats ; la digestion, la circulation, la respiration sont libres, et d'une facile exécution, excepté chez les acéphales, qui périssent aussitôt la naissance, faute de pouvoir respirer, les muscles respirateurs ne recevant pas l'influence cérébrale qui leur est nécessaire.

2°. *Plaies du cerveau.* Nous parlerons ici des

expériences faites sur les animaux, des résultats d'enlèvemens des différentes parties du cerveau. En général les plaies de la substance grise ne causent aucun accident sur-le-champ, tandis que celles de la substance blanche causent des convulsions, la mort, surtout si l'on pénètre vers la base de l'organe. Je me tais sur les suites plus éloignées de ces plaies, lorsqu'elles viennent à s'enflammer et à suppurer.

3°. *Commotions cérébrales.* Légères, les secousses, les commotions du cerveau, produisent des vertiges, la vue de bluettes lumineuses, un sentiment d'étonnement, de surprise, souvent des nausées et des vomissemens; plus fortes, elles déterminent une perte complète de connaissance, tantôt avec persistance des mouvemens respiratoires, tantôt avec cessation de ces mouvemens, d'où résulte une mort subite. Les chirurgiens, et en particulier Desault, notent comme accidens sympathiques très ordinaires dans ces cas, les désordres gastriques et hépatiques. Je me tais de même sur les suites plus éloignées des commotions cérébrales.

Je ne sais si l'on ne doit point attribuer les accidens du mal de mer à une secousse particulière, peu sensible, il est vrai, du cerveau, occasionnée par les mouvemens qu'imprime le vaisseau à l'économie; car s'ils dépendaient de commotions gastriques, l'on ne voit pas pourquoi on ne les observerait pas dans une foule d'exercices violens où cet organe est bien autrement remué. Je sais bien qu'on m'objectera que ces mêmes exercices violens, non plus, n'exercent aucun effet fâcheux sur le cerveau, que ce ne sont que certains exercices passifs qui les produisent. Mais j'ajouterai que les effets de la machine rotatoire viennent singulièrement appuyer mon opinion : un animal, un homme, sont horizontalement placés sur cette machine ; à peine a-t-elle fait quelques tours, que ces êtres sont dans une angoisse extrême, perdent connaissance, vomissent, lâchent leurs urines et leurs matières fécales, et perdraient la vie en peu d'instans si la machine continuait à tourner. Certes, ici, l'on ne peut accuser l'estomac de pareils désordres ; et cependant l'action qui se passe me paraît absolument de même nature, seulement de beaucoup augmentée, que l'action du roulis du vaisseau. L'exercice de l'escarpolette, de la voiture, est ordinairement suivi, les premières fois qu'il est pris, de semblables accidens.

4°. *Compressions cérébrales.* Les matières comprimantes sont fréquemment le résultat d'autres affections du cerveau. Le cerveau peut être comprimé par du sang épanché entre la dure-mère et le crâne, à la suite des fractures de ce dernier, ou contenu en trop grande quantité dans les vaisseaux des méninges ; très souvent, chez les aliénés qui succombent après plusieurs années de leur état mental, l'on trouve les vaisseaux de la pie-mère très engorgés, l'arachnoïde étant saine : ou enfin extravasé dans la substance cérébrale même. Il peut être comprimé par du pus provenant d'une arachnitis, par des infiltrations sé-

reuses du tissu lamineux qui unit la pie-mère à l'arachnoïde; ce dernier phénomène se rencontre encore
très souvent chez les aliénés en démence, et je pense
que cette infiltration, ainsi que l'injection de la pie-
mère, sont les vraies causes des paralysies générales
que l'on observe chez ces malades; je pourrais y joindre l'accumulation de sérosité que l'on trouve ordinairement en même temps dans les cavités intérieures
du cerveau. Je n'ai point consigné cette opinion dans
mon Ouvrage sur la folie. Des tumeurs développées
dans les meninges, à la surface interne des os du crâne,
l'enfoncement de ces os, etc. deviennent aussi des
causes de compression du cerveau. L'hydrocéphale
aigu appartient, vers la fin de son existence, à ce
genre de maladies.

La compression du cerveau est caractérisée par
l'affaiblissement, la diminution, ou la suspension des
fonctions de cet organe, sauf des mouvemens respiratoires, ou bien enfin la cessation complète de ces
fonctions, et par conséquent la mort de l'individu.
Dans certains cas, au lieu de la paralysie musculaire,
il survient des convulsions; ce phénomène ne se remarque guère que lorsque le cerveau est graduellement irrité et comprimé par des tumeurs qui se développent auprès de lui. On a appelé *coma*, *carus*,
apoplexie, les différens degrés de compression du cerveau. Avant le coma, il existe encore beaucoup
de degrés, à partir de la pléthore légère, l'engourdissement et la paralysie générale des aliénés en dé-

mence. En général, dans les apoplexies qui ne suivent point un état d'irritation ou d'inflammation du cerveau, ou de l'arachnoïde, les autres organes sont peu affectés, le mouvement fébrile est nul ou peu marqué; les phénomènes sympathiques les plus apparens sont gastro-intestinaux, tels que la perte d'appétit, des coliques, de la constipation, des envies de vomir et des vomissemens, etc. ; ils sont souvent au nombre des désordres précurseurs d'une hémorragie cérébrale. Les désordres musculaires sont généraux, si la compression est générale; hémiplégiques, et du côté opposé à la compression, si cette compression n'existe que d'un côté.

5°. *États fébriles.* J'appellerai états fébriles du cerveau, des affections de cet organe caractérisées par des désordres généraux et uniformes dans l'ensemble de ses fonctions, avec des désordres moins intenses dans les autres fonctions, à moins que ces états ne dépendent de la lésion d'un organe, auquel cas celui-ci serait plus gravement affecté. Tant que les pathologistes ne reconnaîtront pas que l'état fébrile est autre chose que la maladie qui peut le provoquer, que c'est le cerveau qui en est le foyer, le siége, la division qui existe aujourd'hui entre eux ne se terminera point à l'avantage de la science et de l'humanité. Lorsqu'ils seront convaincus que cet état est tantôt idiopathique, constitue une maladie essentielle du cerveau, et tantôt sympathique, causé par le trouble d'un autre organe, la grande question sera jugée; la doctrine de la *localisation des maladies*, doctrine qui compte pour son fondateur l'illustre professeur Pinel, et que le célèbre docteur Broussais a considérée comme l'une des bases fondamentales de la pathologie, ne devra plus trouver de contradicteurs. Les maladies dites *fièvres essentielles*, dans lesquelles les organes thoraciques et abdominaux ne présentent que des désordres fonctionnels qui ne paraissent point en rapport avec l'ensemble des désordres, ou qui n'en présentent que secondairement, seront pour nous des affections primitives du cerveau; et nous n'aurons pas besoin d'avoir recours à une prétendue disparition de phlegmasie pour en expliquer la cause.

Nous admettrons cinq espèces d'états fébriles : 1°. état inflammatoire; 2°. état adynamique; 3°. état ataxique, 4°. état typhoïde et pestilentiel; 5°. fièvre lente nerveuse, consomptive, hectique, etc.

Tous ces états ne sont probablement que des degrés d'un même mode d'affection cérébrale, comme le prouve leur transformation les uns dans les autres. Lorsqu'on connaîtra mieux les caractères organiques de l'état inflammatoire du cerveau, je suis convaincu qu'on le reconnaîtra comme la cause des phénomènes fébriles.

Ce sont les seules maladies du cerveau qui, selon moi, soient tantôt idiopathiques et tantôt sympathiques.

6°. *Cérébrite locale.* Je comprendrai sous le nom de cérébrite locale, l'affection mieux observée et mieux décrite dans ces derniers temps par MM. Lallemand et Rostan, qui l'ont désignée par l'expression de *ramol-*

lissement. Cette affection n'occupe jamais tout le cerveau ; elle est plus ou moins étendue ; quelquefois elle est bornée à un point presque imperceptible ; d'autres fois elle existe dans tout un hémisphère. Tantôt elle est sans état fébrile, et alors elle se rapproche de l'apoplexie sanguine ; tantôt cet état existe, et dans ce cas elle se rapproche des affections ataxiques. Ses caractères, lorsqu'elle est arrivée à un certain degré, sont la suspension plus ou moins complète des sensations et de l'intelligence, des désordres musculaires, soit contractures, soit paralysies, du côté opposé à la lésion cérébrale.

Je comprendrai dans ce genre les abcès, les cancers, les atrophies chroniques qu'on rencontre chez les idiots, les tubercules, quelque différentes que paraissent être ces affections.

Lorsque la cérébrite n'est point accompagnée d'état fébrile, qu'elle est légère ou qu'elle devient stationnaire et chronique, les malades peuvent conserver l'intelligence et l'exercice des autres fonctions, sauf l'exercice des mouvemens musculaires ; ils sont seulement hémiplégiques. Très probablement alors la moitié saine du cerveau supplée la moitié qui est malade, dans l'exercice intellectuel.

7°. *Maladies dites nerveuses, ou névroses cérébrales.* Je rangerai dans ce genre, comme ayant beaucoup d'analogie sous presque tous les rapports, la plupart des maladies que les auteurs comprennent dans les *vésanies*, les *spasmes*, et les *asphyxies*.

Dans le premier ordre se trouveront la *folie* et l'*hypochondrie*; dans le second, l'*hystérie*, l'*épilepsie*, la *danse de Saint-Gui*, la *catalepsie*, l'*asthme convulsif* et la *coqueluche* ; dans le troisième, les *suspensions de toutes les fonctions cérébrales sans exception des mouvemens musculaires de la respiration*, comme cela a lieu dans la *syncope*, l'*asphyxie*.

Je placerai aussi dans ce genre, à côté de la folie maniaque, la *rage*, et à côté des affections convulsives, le *tétanos*. Ces deux affections ne se distinguent de celles desquelles je les rapproche, que par un caractère d'acuité et de gravité extrêmement remarquable.

Les maladies de ce genre (j'entends parler maintenant plus spécialement de la folie, de l'hypochondrie, de l'épilepsie, de la catalepsie et de la danse de Saint-Gui) ont pour caractères communs, d'avoir une existence presque exclusivement cérébrale, sans désordres remarquables dans les autres organes, de manière que les malades respirent, digèrent, se nourrissent, ont souvent tous les signes d'une santé parfaite, et même conservent, dans la folie et l'hypochondrie, une partie plus ou moins étendue de l'exercice des fonctions cérébrales, et dans les affections spasmodiques, l'entier exercice de ces fonctions entre les attaques. Elles se ressemblent encore sous un autre rapport, qui ne prouve pas moins l'identité de leur siége et de leur nature; c'est qu'elles se lient, se succèdent, se compliquent, se transforment naturellement : ainsi les hypochondriaques éprouvent des serremens spasmodiques du larynx et du thorax ; des hystériques éprouvent les désordres de l'hypochondrie ; des épileptiques ont des accès de délire, de fureur, d'imbécillité; des hystériques deviennent épileptiques, etc. Cette remarque me rappelle une réflexion que j'ai souvent faite : a-t-on jamais eu la moindre difficulté à distinguer une cystite, une gastrite et une pneumonie ? a-t-on jamais pu confondre trois maladies dont le siége fût si différent ? non sans doute. Pourquoi donc le contraire arrive-t-il pour trois autres maladies dont vous placez le siége, l'une dans l'utérus (l'hystérie), l'autre dans l'estomac (l'hypochondrie), et la troisième dans la tête (l'épilepsie)? Ces organes sont cependant assez éloignés les uns des autres, chargés de fonctions assez distinctes, pour que leurs affections propres soient distinctement caractérisées et ne puissent être confondues. L'on comprend à présent sans peine le mot de l'énigme, la cause des perplexités et des contradictions des auteurs sur ce sujet : c'est que les affections d'un même organe, quelles que soient d'ailleurs leurs différences, ne peuvent manquer d'avoir un air de famille qui ne permet dans aucun cas de les isoler entièrement, et fait au contraire qu'elles ont si souvent des traits de ressemblance, une tendance plus ou moins grande à ces transformations que nous signalons ici.

On m'a quelquefois fait une singulière objection contre le caractère idiopathique que j'attribue à ces maladies. Pourquoi, me dit-on, ne voulez-vous pas

qu'elles puissent être sympathiques, comme d'autres
maladies du cerveau? J'ai toujours répondu ainsi :
L'influence de ma volonté n'est et ne peut être pour
rien ici ; l'observation seule des faits a pu me conduire au résultat que j'énonce : si l'air n'est pas un
corps simple, ce n'est pas parce qu'il n'est point possible
qu'il soit un corps simple, mais bien parce que l'observation a démontré qu'il est un corps composé. Vous
n'avez pas tout vu, d'autres ont vu autrement que vous,
me réplique-t-on : cela est vrai. Aussi, je dis voilà ce
que j'ai vu, mais vu si généralement et un si grand nombre de fois, que je pense pouvoir en déduire une proposition générale. Quant aux observations d'autrui, il
est très vraisemblable que, d'après une foule de réflexions précédentes, l'on conviendra avec moi qu'elles
ne peuvent être concluantes dans le sens contraire,
et que c'est à de nouvelles observations entourées de
toutes les garanties indiquées, à de nouveaux faits
recueillis avec beaucoup de circonstances trop négli-
gées, qu'il convient de remettre la décision de la
question, si on ne la trouve pas suffisamment éclaircie.
J'ajoute : Dans toute question de cette nature il y a
un point de doctrine et un point de fait. Point de
doctrine : le cerveau, comme tous les autres organes,
est susceptible d'être affecté idiopathiquement et sympathiquement; point de fait : tel mode d'affection du
cerveau est tantôt idiopathique et tantot sympathique,
et tel autre est toujours idiopathique.

Au reste, depuis la publication de mon Ouvrage

sur la folie, trois médecins, MM. Londe (1), Bardin (2) et Falret (3), qui se sont occupés de l'étude de cette maladie, ont partagé et imprimé, sans aucune restriction, l'opinion que j'ai émise sur son caractère; ils l'ont considérée comme une affection idiopathique du cerveau.

Les maladies de ce genre (celles surtout que nous venons de désigner) ne sont pas moins remarquables sous deux autres rapports : 1°. elles ont souvent une apparence de gravité qui les ferait prendre, au premier abord, pour des affections prochainement mortelles, quelquefois pour un état de mort véritable : qui verrait, pour la première fois, un maniaque furieux, une attaque d'épilepsie ou d'hystérie, un état cataleptique, un accès d'hypochondrie, porterait certainement un pronostic des plus fâcheux. Mais le médecin expérimenté ne s'y trompe pas; il reconnaît promptement au peu d'altération de l'extérieur du corps, de la physionomie, aux signes propres de ces maladies, que le cerveau seul souffre, qu'il n'y a aucun danger pour la vie de l'individu. 2°. L'invasion d'une maladie aiguë accidentelle, avec fièvre, fait éprouver à ces affections des changemens, les fait le plus souvent disparaître pendant tout son cours, et quelquefois, mais rarement, pour toujours. Dans l'état actuel de la science, l'on

---

(1) *Gymnastique médicale*, 1821.
(2) *Dissertation inaugurale*, Paris, 1821.
(3) *Journal complémentaire*, 1821.

expliquera ce phénomène en disant que c'est une dérivation, qu'un point d'irritation survenu dans un autre
point a fait disparaître le point d'irritation du cerveau.
Nous, qui ne croyons point à un pareil transport, à
un pareil voyage, et qui pensons que les maladies
aiguës des organes deviennent générales, fébriles, en
modifiant, en irritant le cerveau, nous dirons que, dans
cette circonstance, ce dernier organe, ainsi modifié,
a une autre existence, a eu ses anciennes habitudes
maladives changées; lorsque cette nouvelle existence
cesse par la cessation de la cause éloignée, ou bien il
revient à ces mêmes habitudes, ou bien il guérit en
même temps de toutes ses infirmités.

Les accès de fièvres intermittentes ont une très
grande analogie avec les attaques convulsives. On
pourrait peut-être faire de ces maladies un genre intermédiaire aux affections fébriles et aux névroses.

CHAPITRE III.

MALADIES DES MENINGES.

Les meninges étant des dépendances du cerveau,
leurs affections ayant une influence majeure sur l'état
de cet organe, il devient indispensable de traiter de
ces affections dans un ouvrage sur la pathologie du
système nerveux.

La *dure-mère*, membrane dense et peu vivante, du
genre des aponévroses, dont les usages sont purement
mécaniques, est rarement malade. Ses altérations les

plus fréquentes sont des tumeurs, des ossifications qui compriment le cerveau, et produisent des céphalalgies, des convulsions, des accidens apoplectiques, et finissent ordinairement par amener la mort.

L'arachnoïde est une membrane beaucoup plus importante sous le rapport de sa vitalité; du genre des séreuses, elle fournit sans aucun doute continuellement, comme ces membranes, une vapeur qui, ici, a pour but de faciliter les mouvemens de masse et d'expansion du cerveau. Ses maladies sont aussi beaucoup plus communes que celles de la dure-mère; les principales sont l'arachnitis ou phlegmasie de l'arachnoïde, et les exsudations séreuses ou sanguines, qui se font, soit extérieurement, soit dans l'intérieur du cerveau. De même qu'on a souvent mis le cerveau, dans ses maladies, sous l'influence des organes thoraciques ou abdominaux, de même, surtout dans ces derniers temps, l'on a prétendu rattacher à l'arachnoïde un grand nombre de désordres cérébraux, notamment les désordres fébriles, le délire, etc.; l'on a, je crois, été jusqu'à n'admettre comme maladies essentiellement cérébrales, que celles caractérisées par la paralysie, les convulsions ou les contractures musculaires. C'est du moins ce que l'on doit inférer du passage suivant, de l'ouvrage du professeur Lallemand, de Montpellier (1) : « C'est à elle (à l'inflammation

____

(1) *Recherches anatomico-pathologiques sur l'encéphale*, deuxième Lettre, p. 161.

de l'arachnoïde) que vous rapporterez cette céphalalgie ancienne, violente, opiniâtre, la stupeur, l'assoupissement, la perte de connaissance, le délire sourd, les cris continuels, le serrement des mâchoires. » De pareils phénomènes peuvent bien être quelquefois secondaires d'une arachnitis; mais leur caractère annonce une violence de l'affection du cerveau, qui me fait penser qu'ils doivent plus souvent être idiopathiques, et l'arachnitis n'être qu'une complication, ou même une suite. Si l'on m'objecte avoir trouvé dans ces cas des lésions plus profondes de l'arachnoïde que du cerveau, je répondrai que c'est le propre des membranes séreuses d'avoir des lésions très apparentes; et d'une autre part, que le cerveau présente une foule de changemens dans sa coloration, une injection sanguine très prononcée de sa substance grise, auxquels l'on ne fait généralement point assez d'attention. Je ferai observer, en outre, que les causes de ces maladies sont presque toujours des influences sensoriales, morales et intellectuelles, qui ont une action directe sur l'organe sensorial, moral et intellectuel. Enfin un fait d'anatomie pathologique souvent observé par le docteur Rostan, que j'ai vérifié moi-même, vient à l'appui de cette opinion: c'est que, dans la plupart de ces prétendues arachnitis, la suppuration a lieu du côté de la pie-mère et du cerveau; la première est gorgée de sang, adhérente au cerveau, tandis que la surface libre de l'arachnoïde est à peu près saine, ou légèrement injectée, recouverte de quelques flocons albuminiformes. Or nous verrons dans l'instant, que la pie-mère est une dépendance immédiate, une partie constituante du cerveau, et doit constamment être le siége du principal phénomène inflammatoire de cet organe, la congestion sanguine et la suppuration.

La *pie-mère* n'est autre chose que la réunion d'innombrables vaisseaux sanguins, artériels et veineux, disposés en réseaux, en membrane, immédiatement appliqués à toute la surface extérieure du cerveau, entre toutes ses circonvolutions ; ce sont proprement les vaisseaux de cet organe qui, vu sa contexture, ne pouvant exister dans son intérieur avant que d'être extrêmement déliés, sont ainsi disposés de manière à pouvoir fournir de tous côtés les capillaires assez ténus dont il a besoin. Tous les autres organes, contrairement au cerveau, contiennent dans leur tissu, dans leur intérieur, non seulement les ramuscules et les rameaux, mais encore les plus grosses branches de leurs vaisseaux. Cette différence doit fixer particulièrement l'attention du pathologiste ; elle lui explique pourquoi l'un des principaux caractères des affections inflammatoires, des irritations, l'afflux sanguin, se présente différemment dans les premiers et dans le second, quoique ayant également lieu de la même manière, se passant dans des parties qui remplissent les mêmes usages ; pourquoi le cerveau irrité ou enflammé, n'est jamais rouge, ou brun comme un poumon irrité ou enflammé, est tout au plus légèrement rosé, rarement violacé, tandis que, dans ces cas, les vaisseaux de la pie-mère sont injectés, gorgés de sang, rendent cette membrane rouge et brune comme les poumons.

Chez les aliénés, la pie-mère est presque toujours ainsi injectée et épaissie, comme je viens déjà de le dire. L'arachnoïde, au contraire, est presque toujours saine; sa surface libre est lisse, sans granulations, sans adhérences. Je fais ici cette double remarque, parce que je suis convaincu que quelques personnes qui voudraient faire dériver la folie d'inflammations de l'arachnoïde, assurant avoir trouvé souvent cette membrane *épaissie et injectée* (ce qui ne serait nullement suffisant pour fonder leur opinion), confondent, à l'exemple de plusieurs anatomistes, la pie-mère avec l'arachnoïde. Je pourrais citer des faits notoires à l'appui de cette assertion. Je dirais d'abord que cette méprise a quelquefois été faite sous mes yeux; je citerais une observation imprimée, dans laquelle il est question d'adhérences de l'arachnoïde avec la substance cérébrale; j'ajouterais enfin que, causant un jour sur ce sujet, avec le docteur Ramon, médecin attaché à la maison d'aliénés de Charenton, qui a eu occasion d'observer un grand nombre de cadavres d'aliénés, et qui me parlait de la fréquence des lésions de cette membrane, je lui fis la distinction précédente, et le priai de me dire si l'arachnoïde était dépolie, couverte de fausses membranes, injectée, présentait des adhérences, signes de l'altération des membranes séreuses; ou bien s'il n'avait pas remarqué le contraire (au moins dans la plupart des cas), et seulement l'injection et l'épaississement, d'adhérence au cerveau, de la pie-mère ; il convint qu'en effet c'était là l'état des choses dans ce qu'il appelait les lésions des membranes. (1)

Tels sont les objets qui doivent être traités dans un ouvrage sur la pathologie du système nerveux, et dont je me propose de m'occuper avec tous les détails convenables, sauf ce qui concerne la folie, ce sujet ayant déjà été exposé. Je passe maintenant à l'étude particulière de l'hystérie, de l'hypochondrie, de l'épilepsie et de l'asthme convulsif.

DE L'HYSTÉRIE.

Je comprendrai ce que j'ai à dire sur cette maladie, dans deux paragraphes : dans l'un, j'exposerai les principales opinions des auteurs sur son siége, et je réfuterai celles qui me paraissent erronées ; dans l'autre, je donnerai une description pure et simple de ses phénomènes, de ses causes, de sa marche et de ses terminaisons, de son diagnostic, et de son traitement.

§. I. *Principales opinions des auteurs sur le siége de l'hystérie.*

Les opinions des auteurs, sur le siége de l'hystérie, peuvent se rapporter à quatre : la plus ancienne est celle qui fait de cette maladie une affection de l'utérus ; dans une seconde, on la considère comme une

____

(1) Ce médecin a bien voulu me permettre de consigner ici ce fait.

affection des viscères autres que le système nerveux ;
dans une troisième, elle a son siége dans les nerfs; et
dans une quatrième, elle consiste en des désordres
primitifs et essentiels du cerveau. Je m'attacherai à
citer et critiquer un ou plusieurs auteurs de chaque
opinion.

1°. *Siége de l'hystérie dans l'utérus.*

L'idée de placer le siége des phénomènes prétendus
hystériques dans l'utérus me paraît si absurde et si
ridicule, que je ne chercherais point à la combattre,
si elle n'était regardée comme une vérité par tous
les auteurs modernes qui ont écrit sur l'hystérie; je
me contenterais d'une simple exposition des faits,
comme du meilleur antidote contre l'erreur.

Bien des personnes ne se doutent probablement
pas de l'origine et des opinions qui ont donné naissance à cette idée : il est bon de le leur apprendre.

Pythagore, et depuis, Platon, considéraient l'utérus
comme un être particulier, logé dans un autre être,
doué des facultés distinctives de l'animal, du sentiment et du mouvement; telle fut aussi l'opinion
d'Empédocle, dont Hippocrate fut le disciple. Ce grand
homme suivit les mêmes erremens que ses devanciers
et que ses maîtres; il fit de l'utérus un animal sensible et locomotile, susceptible d'être impressionné
par des odeurs, des saveurs, de se porter à droite
ou à gauche, en haut ou en bas, au foie, au cœur, à
la tête, etc. et d'y causer les divers accidens appelés

hystériques. Voici en effet comment il s'exprime sur l'indication du traitement de ces accidens (1) : « *Si uteri ad hepar processerint, de repente vox deficit, dentes inter se collidit, et color niger evadit,* etc. — *Naribus graveolentibus admotis suffitum parato, subter vero ad uteros odorata apponito, — si in lumbis aut lateris inanitate uteri exstiterint, — si uteri ad ventrem vergant, — si uteri ad caput vertant, — si uteri transmoti fuerint, — quod si ad cor prorumpentes uteri strangulatum inferant, — si uteri ad viscera versi strangularint, — si commoti uteri aliquam in partem procumbant, — si uteri moti aliquam in partem procubuerint, — uteri ubi ex natura sua transmoti fuerint, morbos exhibent, sive ascenderint, sive descenderint.* Voilà qui est clair et positif; l'utérus est un animal. Voilà aussi l'origine de l'idée de faire de cet organe le mobile de l'affection dont nous nous occupons.

Quand les lumières de l'anatomie et de la physiologie eurent appris que l'utérus se trouve fixé par des liens peu mobiles, est privé d'agens sensoriaux, et n'a d'autre destination que de servir à l'écoulement menstruel et à contenir et expulser le fœtus, cet organe ne fut plus un animal locomotile et sensible. Il aurait de même dû perdre l'influence qu'il avait usurpée, ou plutôt qu'on lui avait donnée, par rapport à cette qualité. Mais le fait primitif disparut, et la consé-

____

(1) *De morb. mulieb.* lib. 1.

quence resta : l'autorité d'Hippocrate ne pouvait être faillible.

Il fallut cependant bien remplacer les sauts, les bonds et les courses vagabondes de l'utérus par quelque chose de semblable, de mécanique ; car les fonctions utérines étant le plus souvent intactes, il n'était pas possible d'avoir recours à une influence sympathique, à moins d'oublier dans ce cas toute règle de physiologie. Rien ne fut plus facile ; on avait l'exemple de l'admission de principes, de causes occultes, invisibles, insaisissables, et malgré cela très puissantes, pour expliquer la production de phénomènes très sensibles, d'effets assez matériels et assez étendus ; on imita cet exemple, en imaginant de faire partir *mystérieusement* une *boule*, un *globe*, un *je ne sais quoi* de *je ne sais quelle nature* (personne n'en sait plus que moi là-dessus) de l'utérus, se transporter à travers l'abdomen dans le thorax pour comprimer les poumons, produire la suffocation, se porter de là au col pour saisir le malade à la gorge et l'étrangler. On ne dit pas si la *boule mystérieuse* continue son chemin jusque dans le crâne, redescend dans les membres, et détermine les accidens cérébraux et musculaires. Voilà pourtant les absurdités qui vous sont journellement débitées, le plus souvent avec l'imperturbable sang-froid de la conviction, lorsque vous voulez discuter sur le siége de l'hystérie, combattre les opinions reçues : rien n'égale la surprise et l'étonnement manifestés, si vous niez quelques circonstances de cette prétendue boule, et si vous venez à expliquer très naturellement et sans mystère, comme étant des phénomènes organiques très compréhensibles, celles qui sont réelles. Nous verrons par la suite quelles sont ces dernières circonstances.

Une erreur si capitale sur le point fondamental d'un objet, ne pouvait manquer d'avoir la plus fâcheuse influence sur son étude et sa connaissance. Il fallait bien, d'une part, *supposer* (le mot est convenable) des défauts à l'organe qu'on voulait rendre responsable des désordres observés, puisque ses fonctions, la menstruation et la gestation, n'étaient souvent dérangées en aucune manière; d'autre part, parler à peine des désordres principaux et caractéristiques de la maladie, les regarder comme secondaires, les indiquer sans les rattacher à l'organe d'où ils émanent, sans nommer le cerveau. C'est ce qu'on a fait : d'abord en faisant de l'utérus le siége des *désirs* vénériens (quoique ces désirs ne soient pas moins forts chez les femmes privées d'utérus, quelquefois chez celles qui ont cet organe gravement affecté ou presque détruit), puis en considérant ces désirs comme jouant le rôle principal, soit comme causes, symptômes, indication de traitement de l'hystérie.

On conçoit bien tout ce qu'un ouvrage, dans lequel les faits seraient disposés pour soutenir une opinion aussi complétement fausse, devrait avoir de défectueux, tant sous le rapport des détails d'observation, que sous celui des raisonnemens. C'est vraiment avec

une sorte de regret que je me vois forcé de signaler
comme remplissant les conditions que je viens d'énoncer l'ouvrage du docteur Louyer-Villermay, praticien
distingué, et membre de l'Académie royale de Médecine (1). La première fois que je lus cet ouvrage, je me
demandai si ce médecin avait observé la maladie qu'il
voulait faire connaître, s'il ne l'avait pas observée fort
légèrement, ou bien enfin s'il plaçait les fonctions du
cerveau, le siége de la pensée et des mouvemens volontaires, dans l'utérus. Depuis, la réflexion m'a fait
penser que M. Louyer-Villermay, ayant peut-être eu
envie de se distinguer des auteurs les plus immédiatement ses prédécesseurs, des célèbres Pomme et Whytt,
Raulin et Sydenam, etc., qui avaient abandonné l'erreur
hippocratique, crut sans doute qu'il valait mieux
marcher seul loin du sentier de la vérité, que de s'en
rapprocher à la suite des autres.

M. Louyer-Villermay est partisan absolu, exclusif,
de l'opinion que nous examinons; il pense que l'autorité d'Hippocrate, de Galien, d'Arétée, d'Aétius,
de Paul d'Égine, de Mercurialis, de Forestus, de
Sennert, d'Horstius, etc. qui ont tous regardé l'utérus
comme le siége de l'hystérie, aurait dû prévenir toute
erreur, et l'emporter sur l'opinion de Lepois, de Willis,
de Sydenham, et de Boerhaave, dont les noms, quoique remarquables, ne peuvent balancer les suffrages

---

(1) *Traité des maladies nerveuses ou vaporeuses, etc.*
Paris, 1816.

d'un bien plus grand poids (p. 4). Selon cet auteur, l'hystérie est une affection de *la sensibilité organique* (inconnue) de l'utérus; il fait judicieusement remarquer que cet organe n'est cependant *nullement douloureux* (p. 2). Elle est exclusive aux femmes (p. 11); la continence en est la cause la plus ordinaire (p. 37); sur dix femmes hystériques, neuf le sont par continence (p. 118). Il suffit même que la frayeur ait été cause d'accidens de cette nature, pour qu'il les range dans l'épilepsie (p. 106). Tout annonce dans l'hystérie une affection essentielle de l'utérus, à laquelle le cerveau participe *quelquefois*, mais d'une manière *peu intense et momentanée* (p. 129). M. Louyer-Villermay attache surtout beaucoup d'importance à trois symptômes utérins, dont il parle souvent; ce sont : 1°. *un mouvement vermiculaire* que reconnaît la main placée sur l'hypogastre, et qui se fait également sentir *au doigt introduit dans le vagin* (p. 52); 2°. *le globe hystérique*, lequel dépend d'une *irritation nerveuse*, s'élève communément de la région de la matrice; il *semble* suivre le trajet du nerf trisplanchnique, et le *parcourir* par un *mouvement oscillatoire*; il *monte et descend* un nombre de fois indéterminé. — De l'utérus, ce globe, qui s'accompagne ordinairement d'un sentiment de froid glacial, ou d'une chaleur plus ou moins vive, se porte le long de l'abdomen *vers l'estomac, traverse la poitrine, et s'avance jusqu'au col, où il gêne la respiration* (p. 59, 60), où il exerce un resserrement avec menaces de suffo-

eation, *des convulsions* légères , enfin *une lésion momentanée et incomplète des facultés intellectuelles*
(p. 211); ce phénomène *constitue un des signes caractéristiques de cette névrose ,* etc. (p. 60) : 3°. la
présence ou l'évacuation d'une liqueur *spermatique :*
quand la maladie est produite par l'énergie du système générateur, dit-il, on pourrait *présumer* que
la présence d'une liqueur spermatique *très abondante*
provoque *le spasme* de l'utérus, etc. (p. 52); à la
fin du paroxisme, il s'écoule *fréquemment* par le
vagin une liqueur muqueuse ou spermatique (p. 61).
Le diagnostique de l'hystérie est facile à établir, puisque c'est une maladie de l'utérus, et que les affections
avec lesquelles on peut la confondre, l'épilepsie, par
exemple, ont leur siége dans le cerveau. Dès que l'u-
nion des sexes devient le moyen de guérison, ce n'est
point une épilepsie (p. 82, 83 et suiv.). Comme la
continence est la cause la plus fréquente de l'hystérie,
cette affection cède ordinairement aux plaisirs de
l'amour (p. 82); l'union des sexes en est souvent le
remède spécifique (p. 152); elle se prolonge rarement après cette union (p. 174); Hippocrate, Forestus, Hoffmann, Deïn, Reid, Boerhaave, et tous
les bons observateurs, ont conseillé ce moyen; on ne
peut opposer à de telles autorités qu'une prévention
aveugle (p. 188).

Voilà M. Louyer-Villermay le dogmatiste, entraîné
par une idée fausse dans de fausses conséquences.
Voyons maintenant ce médecin reprenant le rôle de

praticien, et forcé par l'évidence des faits de se rapprocher de la vérité, de contredire ce qu'il vient d'affirmer avec tant d'assurance.

Après avoir dit que, non seulement l'hystérie est particulière au sexe (féminin sans doute), mais encore qu'il n'existe aucune affection correspondante parmi celles que l'on observe chez l'homme (p. 209), il convient que l'homme peut ressentir des affections nerveuses *très singulières* (p. 6), des accidens nerveux, et même des mouvemens convulsifs, *très analogues* à ceux qui *caractérisent* l'hystérie : il est vrai qu'il a le soin d'ajouter que, malgré leur analogie plus ou moins spécieuse, ils ne sauraient être identifiés avec les phénomènes propres à cette dernière affection (p. 10). Il cite plusieurs observations d'hommes présentant *ces affections nerveuses très singulières* (qui seraient pour nous de véritables hystéries), avec convulsions, sentiment de la boule, etc. (p. 6, 7, 8, 9). Il convient encore que, quoique ce dernier phénomène constitue un des signes *caractéristiques* de l'hystérie, il n'est pourtant point exclusif aux personnes du sexe (féminin), puisqu'il existe parfois chez l'homme (p. 60, 337, 340, 486, 761). Relativement aux causes, la première observation citée est intitulée : *Hystérie simple par cause morale* (p. 13); les autres observations sont celles d'une jeune personne de dix-huit ans qui, en jouant à l'escarpolette, fut prise d'étourdissemens, de maux de cœur, de vomissemens, de légers mouvemens convulsifs, et enfin d'attaques complèles, etc. (p. 16); d'une jeune fille de dix-huit ans qui devint hystérique à la suite d'un *refroidissement* (p. 21); de deux dames, qui, *effrayées* à la vue d'un accès convulsif d'une jeune hystérique, furent affectées du même mal (p. 49); d'une jeune personne qui, apercevant entre les mains de ses parens une lettre de son ami, eut une rechute d'anciennes attaques (p. 67); d'une demoiselle de 14 ans qui eut ses règles supprimées par une *frayeur* (p. 70); d'une dame de vingt-quatre ans, chez laquelle les *affections vives de l'âme* font éprouver du malaise, des spasmes nerveux avec perte incomplète de connaissance, et même avec convulsions, accidens renouvelés par le moindre bruit, le choc d'un verre, etc., et qui a la sensibilité des organes génitaux *fort peu développée* (p. 86); d'une jeune personne *contrariée* dans ses affections (p. 173). M. Villermay ajoute à ces détails, que les affections morales déterminent quelquefois ces accidens chez les femmes qui jouissent des plaisirs de l'hymen (p. 37); que lorsqu'il existe une inclination contrariée, très probablement le *moral a été primitivement affecté* (p. 53); que les *affections de l'âme tristes et pénibles* aggravent les accidens de l'hystérie et de l'épilepsie (p. 122); que les efforts du médecin doivent avoir aussi pour but de prévenir les causes morales *d'où proviennent ordinairement les accès* (p. 156), d'éloigner tout ce qui émeut trop vivement les sens moraux, ou l'imagination, les contrariétés, les surprises, la frayeur, les craintes, les chagrins, etc. (p. 208); que les *affections vives de l'âme peuvent devenir causes déterminantes de l'hystérie* (p. 43); que les pratiques religieuses, celles consacrées aux pompes funéraires, ont ramené les paroxismes hystériques (p. 164); que *les prédispositions de l'hystérie et de l'hypochondrie sont les mêmes* (p. 477).

Quant aux symptômes hystériques, c'est en en lisant l'exposition, surtout dans les observations particulières, car ici l'esprit dogmatique colore rarement ou peu les faits, qu'on pourra s'assurer si le cerveau n'est affecté que *quelquefois, et d'une manière peu intense et momentanée*. Lisez surtout l'exemple cité p. 18, et la description du deuxième et du troisième degré de la maladie (p. 62 et suivantes), et vous verrez qu'il n'est nullement question des désordres utérins signalés les premiers comme les plus importans, et que *tous* les désordres décrits sont des désordres cérébraux. Lisez surtout (p. 489) la série de symptômes qui, suivant ce médecin, caractérisent l'hystérie et la différencient de l'hypochondrie ; vous verrez que ces symptômes sont : le *clou* et le prétendu globe hystérique, *la perte de la parole, la suspension presque totale des fonctions de l'entendement, les mouvemens convulsifs, le sentiment de suffocation avec crainte de suffocation, la rétraction de l'abdomen, le gonflement du col, le resserrement tétanique des mâchoires* ; tous phénomènes qui, comme on le voit, ne sont rien moins que produits par l'utérus.

L'hystérie avait d'abord été très facile à distinguer

de l'épilepsie, eu égard au siége *si différent* de l'une et de l'autre maladie. Cependant M. Villermay fait les plus grands efforts pour trouver des caractères distinctifs, souvent bien faibles, et il finit par avouer que la variété d'hystérie, qu'il appelle *épileptiforme*, est surtout remarquable en ce qu'elle présente une *analogie frappante* avec l'épilepsie (p. 211); il ajoute ailleurs (p. 492), que l'hystérie peut *dégénérer* en épilepsie, en manie, en syncopes mortelles. Jusqu'ici j'avais bien conçu qu'une altération d'un organe pût dégénérer en une autre altération de ce même organe; mais je n'avais pas eu l'idée qu'un organe malade pût dégénérer, se changer en un autre organe malade. Toutefois ne prêtons point cette idée à M. Villermay; plaignons-le plutôt d'avoir une si mauvaise cause à défendre.

Relativement au traitement de l'hystérie, M. Louyer-Villermay pense que cette maladie est *très accessible* à l'empire de la *médecine morale ou des moyens de diversion* (p. 132); que la direction donnée aux facultés intellectuelles peut également participer à sa guérison (p. 197). Il conseille d'étudier les *dispositions morales des individus* (p. 191), d'employer les moyens moraux, *qui souvent pourraient revendiquer à eux seuls tout l'honneur du succès* (p. 162). Il dit aussi très bien, qu'il ne suffit pas toujours que le but de la nature (il veut parler de l'union des sexes) soit rempli, qu'il faut en outre que *le vœu du cœur soit exaucé* (p. 197). Enfin il assure, qu'en se transportant dans l'intérieur des familles, en provoquant la confiance, le médecin parvient à connaître les causes morales, qui sont *presque toujours secrètes*, et obtient les *succès les plus brillans*, par *la seule direction donnée aux facultés mentales* (p. 194).

Comme on le voit, les faits du praticien ne servent guère à appuyer les opinions du dogmatiste. Le premier a si bien réfuté le second, que je crois ne devoir rien ajouter à ses argumens par une discussion à peu de chose près inutile.

Les trois opinions sur le siége de l'hystérie, qui nous restent à examiner, se ressemblent sous deux rapports : l'utérus est étranger à la production de cette maladie ; l'hystérie et l'hypochondrie ont le même siége, sont, à très peu de chose près, les mêmes maladies, se présentent chez l'homme et chez la femme, la première plus souvent chez celle-ci, et la seconde plus fréquemment chez celui-là ; ce qui tient à des dispositions particulières, relatives à des différences dans le système nerveux de l'un et de l'autre. Willis est peut-être le seul qui ne donne pas le même siége à l'hystérie et à l'hypochondrie. Charles Pison décrit dans un seul article l'épilepsie et l'hystérie. L'hypochondrie et l'hystérie sont généralement confondues sous le nom de *vapeurs*, par les auteurs qui ne font aucune distinction fondamentale entre ces deux affections. Ce nom vient de ce que les anciens qui n'admettaient plus les courses de l'utérus, imaginèrent que des vapeurs très ténues s'élevaient des viscères qu'ils supposaient la cause du mal, et se portaient au cerveau, où elles occasionnaient les désordres qu'offre cet organe.

Je passerai rapidement en revue les opinions qui me restent à examiner, parce que, n'étant plus en crédit, il suffit de les faire connaître, plutôt que de les combattre.

2°. *Siége de l'hystérie dans les viscères autres que l'utérus et le système nerveux.*

Presque tous les auteurs qui ont émis l'opinion que nous examinons, ont fait dériver l'hystérie de troubles du canal alimentaire. Tous ont ainsi pris des effets pour des causes, effets qui sont très loin d'exister toujours chez tous les individus. Ils n'ont vu les désordres non dans leur développement, mais lorsqu'ils ont fait des progrès, des ravages étendus; ils ont à peine tenu compte des dérangemens fonctionnels du cerveau, considérés soit comme causes, soit comme symptômes. Avouons néanmoins qu'il est bien moins absurde de placer le siége de l'hystérie dans les organes digestifs, qui présentent quelquefois des désordres manifestes, que dans l'utérus, dont les fonctions n'en souffrent que bien plus rarement.

Sydenham s'exprime ainsi sur la question qui nous occupe : « Tous les anciens ont attribué les symptômes de l'affection hystérique au vice de la matrice. Néanmoins, si l'on compare cette maladie avec celle que l'on appelle communément, dans les hommes, *affection hypochondriaque*, ou vapeurs hypochondriaques, et que l'on attribue à des obstructions de la rate, ou des autres viscères du bas-ventre, on trouvera une grande ressemblance entre ces deux maladies. » Cet auteur attribue l'une et l'autre au désordre des esprits animaux qui se portent en trop grande quantité et impétueusement dans telle ou telle partie, et y occasionnent des troubles. Il regarde comme les causes les plus fréquentes de l'hystérie, « des *agitations violentes de l'âme, produites subitement par la colère, le chagrin, la crainte, ou par quelqu'autre passion semblable.* » Il fait même cette remarque extrêmement importante, et d'une application bien plus fréquente qu'on ne croit, « que quand des femmes viennent le consulter sur une maladie dont il ne peut déterminer la nature par les signes ordinaires, il a toujours grand soin de leur demander si le mal dont elles se plaignent ne les attaque pas principalement lorsqu'elles ont du chagrin, ou que leur esprit est troublé par quelqu'autre passion. En cas d'affirmative, il est pleinement assuré que leur maladie est une affection hystérique. » Je ne suis pas toujours l'exemple de Sydenham en pareille circonstance, parce qu'on trouve quelquefois indiscret, de la part du médecin même, de chercher trop promptement à pénétrer les secrets du cœur; je me contente ordinairement de demander si l'on a éprouvé *des serremens à la gorge, des étouffemens, des agitations nerveuses.*

Cullen pense « que les paroxismes hystériques commencent par une affection spasmodique et convulsive du canal alimentaire, qui de là se communique au cerveau, et à une grande partie du système nerveux. » Mais ensuite cet auteur se contredit, et place l'hystérie dans l'utérus. Il se contredit de nouveau, et trouve la plus grande analogie entre l'hystérie et l'épilepsie, croit même que les indications curatives ne diffèrent pas pour l'une et pour l'autre.

Dumoulin (1) réfute l'opinion des anciens qui attribuaient l'hystérie au transport de l'utérus, ou à des vapeurs qui, partant des viscères abdominaux, allaient pénétrer dans le crâne, et irriter l'origine des nerfs. Il dit que « les phénomènes remarqués chez les hystériques en qui l'on assure le vice de l'utérus, conviennent parfaitement aux hommes hypochondriaques où l'on imagine une chaleur d'entrailles. » La boule hystérique est, selon lui, un état convulsif des viscères abdominaux. Mais il ajoute « qu'il arrive quelquefois que ce globe *imaginaire* paraît au dehors sous la peau, montant du pubis à la gorge, parce que les muscles qui s'y rencontrent prennent la détermination de se contracter successivement. »

Raulin (2) est un des praticiens qui ont le plus et le mieux vu les affections dites vaporeuses. Il a néan-

---

(1) *Traité des convulsions comprises sous le nom de vapeurs*, 1703.

(2) *Traité des affections vaporeuses du sexe*, 1759.

moins des idées erronées sur le siége et la cause véritable de ces désordres, qu'il fait dépendre tantôt d'un organe, tantôt d'un autre, suivant la prédominance du trouble observé, soit comme effet, si ce trouble existe ailleurs que dans le cerveau, soit comme cause lorsque ce dernier lui paraît le siége du mal. Il combat victorieusement l'erreur hippocratique sur l'influence exclusive accordée à l'utérus. « Si les médecins qui avaient cette opinion, dit-il, vivaient parmi nous, ils seraient bien surpris de voir, comme nous voyons tous les jours, des hommes vaporeux avec une sensation de boule, semblable à celle que les femmes ressentent dans le bas-ventre (1). » Il pense qu'il n'y a aucune marque ni de vraisemblance que la matrice produise sympathiquement les désordres hystériques; et que le public, qui est imbu, assez mal à propos, que les vapeurs proviennent *de certaines passions*, se trompe également (2).

Le passage suivant, de cet auteur, décèle un praticien exercé, un observateur judicieux; on est autant à même de nos jours que de son temps de plaindre les victimes de l'abus qu'il signale : « Une femme a-t-elle des inquiétudes, des bâillemens, des hoquets, des spasmes, des mouvemens irréguliers des nerfs, elle s'en plaint amèrement; ses parens, ses amis, ses voisins lui répondent avec indifférence, ce sont des va-

---

(1) *Traité des affections vaporeuses du sexe*, préface.
(2) *Idem.*

peurs. Ces légères vapeurs font insensiblement des progrès, la malade devient triste, elle verse des larmes, ou bien elle paraît enjouée, elle rit, chante, pleure alternativement, toujours sans se connaître; on rit comme elle, on plaisante de son état, en disant que ce sont des vapeurs. Ces vapeurs deviennent enfin violentes, c'est leur marche ordinaire; on est *d'abord* agité par de légers mouvemens convulsifs, etc., et après l'attaque on continue de dire sur le même ton, ce sont des vapeurs; cependant ces accidens se multiplient, deviennent très fréquens, etc. (2). » Lorsque ce médecin vient au chapitre de l'emploi des moyens moraux dans le traitement des vapeurs, il énonce un axiome de physiologie thérapeutique important, en disant « que l'esprit (le cerveau) a des maladies dont il ne peut pas guérir sans le secours de ses propres fonctions. »

Je ne dirai rien du Traité des maladies vaporeuses, de Whytt, que tout le monde connaît, et qui renferme d'ailleurs à peu près les mêmes opinions que les auteurs précités, sur le siège de l'hystérie.

3°. *Siége de l'hystérie dans les nerfs, sans distinction.*

Quoique les auteurs dont nous venons d'examiner les opinions aient considéré l'utérus ou les autres vis-

---

(1) *Traité des affections vaporeuses du sexe*, préface.

cères abdominaux comme étant le siége ou la cause primitive de l'affection qui nous occupe, ils ont pourtant tous été obligés de convenir 1°. que les phénomènes principaux de cette affection sont *nerveux*, dépendent immédiatement de troubles nerveux, quoiqu'ils regardent ces troubles comme secondaires; 2°. que la prédisposition *sans laquelle les vapeurs ne sont pas produites*, consiste en *une mobilité extrême, une grande susceptibilité du système nerveux.* Après un tel aveu arraché par l'évidence même des faits, il est assez singulier qu'on s'obstine à chercher ailleurs que dans les organes qui présentent ces caractères essentiels, qui doivent nécessairement y être prédisposés, le siége primitif de la maladie ainsi observée.

Le célèbre Pomme, dont le Traité sur les vapeurs est encore le meilleur ouvrage que nous ayons sur ce sujet, a parfaitement conçu cette vérité, et reconnu que, dans cette circonstance, le système nerveux est primitivement et essentiellement lésé, est le mobile de tous les désordres vaporeux prétendus hystériques et hypochondriaques. Il fait la description la plus exacte de ces désordres, de leur marche, de leurs terminaisons, et cite un grand nombre d'observations qui seront consultées avec fruit. Quoique le traitement qu'il préconise soit fondé sur une idée évidemment supposée et erronée, il n'est pas moins vrai qu'il convient dans un grand nombre de cas; ou que, du moins, dans aucun, ce traitement ne peut devenir nuisible et incendiaire. Croyant cette maladie dépendante d'un *racornissement* des nerfs, il conseille, pour détendre et amollir ces organes, les émolliens à l'intérieur et à l'extérieur, et surtout l'eau de poulet en grande abondance, et des bains tièdes, quelquefois froids, d'une, plusieurs, et même huit heures, pris une ou plusieurs fois tous les jours. « Mais rejetez, dit-il, les remèdes anti-hystériques et anti-spasmodiques, tels que castor, éther, succin, camphre, assa-fœtida, fleurs de tilleul, eau de fleurs d'oranger, ainsi que les amers, les emménagogues, les carminatifs, et les purgatifs même les plus doux. » Il s'élève aussi contre l'opinion d'Hippocrate, généralement répandue, qui considère le coït comme le principal et le plus efficace moyen de guérison de l'hystérie ; opinion provenant d'une double erreur, de ce qu'on fait de l'utérus le siége des désirs vénériens, et des désirs vénériens la cause de cette maladie. « Je citerai à cet effet, dit-il, les filles publiques qui en sont tourmentées, et beaucoup de femmes qui sont forcées de se priver du coït dans ce cas. On a vu des filles guéries par le mariage ; mais n'est-ce pas le remède de l'esprit qu'elles ont trouvé au lieu de celui du corps ? C'est l'ignorance et la dissolution des mœurs qui ont donné lieu à cette erreur. » Pomme parle ici en praticien extrêmement éclairé. Nous pourrions appuyer sa supposition touchant la cause véritable de la guérison opérée par le mariage, en faisant observer, que si c'était à la sensation vénérienne que fût due cette issue heureuse, la masturbation devrait produire le même résultat, ce qui n'est pas. Je dirai, d'ailleurs, pour appuyer l'opinion de ce médecin, que j'ai vu plusieurs hystériques faire des enfans, et non seulement cette circonstance ne les pas guérir, mais quelquefois rendre plus fréquens et plus violens leurs accès, soit pendant la grossesse, soit après l'accouchement.

Quoique ce soit déjà beaucoup se rapprocher du théâtre des désordres dits vaporeux, que de voir ceux-ci dans le système nerveux, il n'est pas moins vrai qu'il faut en particulariser encore le siége; car, d'une part, des phénomènes ne se manifestent point dans une si grande surface sans commencer par un point. De l'autre, 1°. en étudiant les fonctions nerveuses sensoriales, intellectuelles, morales et musculaires, nous avons reconnu le cerveau pour le centre, l'agent principal, le siége essentiel de tous ces phénomènes, et les nerfs comme de simples subordonnés cérébraux. 2°. Ce sont précisément ces fonctions qui sont lésées et offrent les désordres caractéristiques observés. 3°. Enfin, en étudiant le mode de transmission des mouvemens sympathiques, nous avons reconnu, que ceux de ces mouvemens qui s'opèrent par l'intermédiaire des nerfs, sont ou locaux, ou de peu d'importance, s'ils ne passent par le cerveau; en sorte que, à supposer que les désordres hystériques commençassent dans quelques filets nerveux, ils ne deviendraient généraux à tout ce système, qu'en affectant le cerveau, lequel serait à son tour le moteur de désordres d'une toute autre importance, la cause principale, sinon première, du mal.

L'opinion de Pomme est celle du vulgaire; de là les expressions si communes de *maux de nerfs*, *attaques de nerfs*, *nerfs délicats*, *irritables*, *agacés*, etc.

4°. *Siége de l'hystérie dans le cerveau.*

L'opinion généralement adoptée de nos jours sur le siége des phénomènes prétendus hystériques, celles des auteurs les plus accrédités du siècle dernier, qui a tant vu naître d'écrits sur cet objet, étaient tellement éloignées des idées que m'avait fait naître l'observation directe de faits nombreux et unanimes en faveur d'une opinion, que dès lors je croyais nouvelle, qu'il ne me vint guère dans l'esprit de penser à chercher si cette opinion n'avait pas été émise par quelque médecin des siècles précédens. J'avouerai même, que c'est à mon grand étonnement que, après la publication de mon Ouvrage sur la folie, où je consignai ce que je croyais être une découverte, j'ai rencontré dans deux auteurs du dix-septième siècle les idées les plus nettes et les plus précises, les plus conformes à l'observation sur le siége, les causes et le développement de l'hystérie. Charles Pison (Carolus Piso, Charles Lepois) et Thomas Willis considèrent, en effet, le cerveau comme le siége primitif et essentiel de cette affection, et désignent très bien ses causes occasionnelles, sa nature convulsive, etc.

Suivant Pison (1), les phénomènes dits hystériques sont les mêmes que ceux de l'épilepsie ; or l'épilepsie est une affection idiopathique du cerveau (2). Les symptômes hystériques sont communs aux hommes et aux femmes (3) ; le principe ou le centre des nerfs souffre nécessairement dans la suffocation hystérique (4). L'observation des symptômes prouve que la prétendue hystérie n'a point sa cause dans l'utérus, l'estomac ou tout autre viscère, mais que c'est la tête qui est affectée dans cette maladie, *non pas sympathiquement, mais idiopathiquement.* (5)

Willis (6), qui a écrit assez long-temps après Pison, adopte son opinion sur le siége de l'hystérie.

---

(1) *Caroli Pisonis, etc., selectiorum observationum et consiliorum, etc.*

(2) Symptomata vulgò dicta hysterica ad epilepsiam referuntur ; epilepsia autem ipsa capiti idiopathica esse demonstratur, non sympathiam uteri, aut viscerum. 115.

(3) Hysterica symptomata omnia ferè viris cum mulieribus communia sunt. 181.

(4) Quoniam igitur in hystericâ suffocatione totum convellitur et rigescit corpus, principium sanè nervorum patiatur necesse est. 122.

(5) Itaque concludamus, tot tantorumque symptomatum, quæ *falsò* hysterica creduntur, parùm justis de causis uterum, ventriculum, aut aliud ex visceribus accusari, sed eorum omnium unum caput esse parentem, *idque non per sympathiam, sed per idiopathiam* affectum malè et perculsum eos motus universum concutientes ciere. 144.

(6) *Thomæ Willis opera omnia, cap. I, de morb. convuls.*

Je ne saurais trop recommander la lecture de ces deux auteurs dans ce qu'ils ont fait sur ce sujet.

Le docteur Bardin, médecin de l'hôpital de Sens, avait, dans la dissertation inaugurale déjà citée, inséré une proposition où il énonçait que, d'après un grand nombre d'observations qu'il avait été à même de recueillir, étant interne à l'hospice de la Salpêtrière, il lui paraissait de la dernière évidence que le cerveau était le siége essentiel et idiopathique de l'hystérie. M. le professeur Fouquier, son président, ayant assuré ce médecin que sa proposition était insoutenable, pouvait même beaucoup lui nuire dans l'esprit de tous ses confrères, l'engagea à la supprimer ; ce qu'il fit sans difficulté, ne jugeant pas convenable de s'engager dans une lutte où les forces sont toujours trop inégales.

Voilà en général les opinions émises par les auteurs sur le siége de l'hystérie. Je passe maintenant à la description de cette affection. Mais ayant eu en vue bien moins d'en faire une histoire complète que de chercher à jeter quelque lumière sur son siége et sa nature, cette description consistera plutôt en une simple indication des principaux faits, des faits caractéristiques, qu'en un tableau accompagné de tous les développemens qu'il pourrait comporter.

§. II. *Description de l'hystérie.*

1°. *Définition.*

L'affection généralement désignée par les auteurs

sous le nom d'hystérie, est un état morbide du cerveau, sans fièvre, principalement caractérisé par une suspension ordinairement incomplète de ses fonctions sensoriales, intellectuelles et morales, avec des mouvemens convulsifs plus ou moins généraux du système musculaire, lequel revient par accès, dans l'intervalle desquels cet organe n'offre le plus souvent que de très légers désordres, et quelquefois aucun, avec peu ou point de trouble dans le reste de l'organisme, surtout dans le commencement.

2°. *Synonymie.*

Les auteurs qui ont fait dériver de l'utérus l'affection qui nous occupe, l'ont appelée *hystérie, passion hystérique, suffocation hystérique*, etc.; les auteurs des autres opinions, l'ont nommée *vapeurs du sexe, maux de nerfs, attaques de nerfs*, etc.

Toute dénomination de maladie devrait renfermer l'idée du siége et de la nature organique ou fonctionnelle de cette maladie : ainsi *pneumonie* signifie état inflammatoire du poumon. Elle doit au moins rappeler l'idée du siége, soit par l'organe, soit par un phénomène fonctionnel important. Le mot *hystérie* est donc tout-à-fait impropre, de toute inconvenance, puisque, loin d'indiquer rien de ce qui a rapport à la chose à laquelle il est appliqué, il lui prête des attributs qu'elle n'a pas, il en change totalement le caractère. On pourrait, je pense, nommer la prétendue hystérie, *cérébropathie*, en ajoutant

l'épithète *spasmodique* ou *convulsive*, pour la distinguer de l'hypochondrie, qui serait simplement appelée
cérébropathie. Le perfectionnement des idées doit
amener le perfectionnement du langage. C'est en
changeant leur nomenclature, en la fondant sur des
bases solides, que les chimistes ont mis leur science à
même de faire d'immenses progrès, de classer sans
confusion une immense quantité de corps.

3°. *Causes.*

Causes occasionnelles. J'ai recueilli un grand
nombre d'observations d'hystérie chez des femmes ;
dans presque toutes, la maladie avait été causée par
des affections morales vives ou profondes, et particulièrement par la frayeur, le chagrin ou des contrariétés fréquemment renouvelées. Dans quelques unes,
on pouvait accuser seule la funeste habitude de la
masturbation ; dans d'autres, cette habitude jointe aux
affections morales. Cette cause exerce particulièrement son influence avant et à l'époque de la puberté.
A peu près toutes les observations rapportées dans les
auteurs fournissent le même résultat ; exemple : l'ouvrage de M. Louyer-Villermay. Si dans un petit nombre de celles-ci, ces influences ne sont pas notées ou
considérées comme causes des désordres, c'est par
différens motifs, sur lesquels je ne reviendrai pas.
Mais il ne faut jamais oublier, qu'il n'est pas toujours
facile ou possible, surtout dans les classes supérieures
de la société, d'être instruit de l'existence d'affections
morales qu'on a souvent intérêt à cacher, qu'on n'est

pas bien aise de faire connaître, et prendre garde de s'en laisser imposer par de faux récits, ou bien par l'apparition de quelque accident, de suppressions d'écoulemens qui auront précédé le développement des phénomènes convulsifs, quand déjà le cerveau souffrait depuis long-temps, sinon d'une manière apparente pour tout le monde, du moins suffisamment pour le malade, et offrait des désordres d'autant plus fâcheux, que le plus souvent ils doivent être d'abord et long-temps comprimés, jusqu'à ce qu'enfin ils ne puissent plus être cachés. Je n'ai jamais vu de cérébropathie spasmodique à la suite de travaux intellectuels. Les causes occasionnelles de cette maladie sont donc en général cérébrales, directes et fonctionnelles morales.

Causes prédisposantes. Les circonstances prédisposantes de cette maladie se déduisent facilement de son siége et de la nature de ses causes occasionnelles. Ces circonstances sont : 1°. l'état irritable du cerveau, tempérament nerveux, susceptibilité nerveuse, mobilité nerveuse, des auteurs ; lequel est plus ordinaire chez la femme, depuis la puberté, et quelquefois une ou deux années avant, alors par suite d'excès de la masturbation, jusque passé l'âge critique ; la cérébropathie spasmodique est presque exclusive à ce sexe; néanmoins les auteurs rapportent des exemples d'hommes *hystériques*; moi-même j'en ai vu un, dont l'observation est rapportée dans la thèse du docteur Bouneau. Cet état est développé, augmenté, excité par tous les stimulans, irritans cérébraux, tels que des sensations fortes, habituelles, la chaleur, plus rarement le froid, certaines espèces de musique, certains bruits, la sensation vénérienne trop souvent excitée, répétée par la masturbation ou par le coït, la douleur qui accompagne l'expulsion du fœtus de la matrice, des affections morales fréquentes, la passion de l'amour avec les craintes, les tourmens, les angoisses, l'excitation permanente qu'elle entraîne, l'ennui, les craintes des filles qui vieillissent sans espoir de trouver un mari, l'usage journalier du café ou du thé, et de tous les alimens, boissons de nature stimulante.

4°. *Symptômes.*

Nous les distinguerons en cérébraux ou idiopathiques, et en éloignés ou sympathiques. Pour avoir une idée juste des désordres qui caractérisent et accompagnent la cérébropathie spasmodique, il faut considérer ce qui se passe hors le temps des attaques, lorsque l'affection dure depuis plusieurs années et revient par intervalle, entre les attaques pendant qu'elle existe, et enfin dans les attaques.

Symptômes cérébraux, idiopathiques, caractéristiques. Hors le temps des attaques, tantôt le cerveau reprend absolument le même état qu'il avait auparavant d'être malade, en conservant néanmoins le plus souvent une irritabilité un peu plus marquée. Presque toutes ces malades sont mobiles, nerveuses, très susceptibles, d'une imagination vive, faciles à s'inquiéter au dernier degré à chaque instant et pour les plus légers motifs; elles sont vives, impatientes, irascibles,

souvent entêtées, opiniâtres, indomptables; quelques-
unes ont les sens très irritables; la vue ne peut supporter la lumière, l'ouïe le son le plus léger, l'odorat
l'odeur la moins pénétrante, la peau, le froid ou
chaleur, les variations de la température; l'air chargé
d'électricité les incommode toujours beaucoup : leur
sommeil est rarement profond, même continu;il est
ordinairement difficile, incomplet, troublé par des
rêves pénibles, interrompu par des réveils en sursaut.
Quelques malades sont taciturnes, solitaires; d'autres
sont d'une gaîté folâtre, mais souvent forcée; elles
rient indéfiniment pour de légers motifs ou quelquefois
sans savoir pourquoi. D'autres rient et pleurent tour
à tour, et sans sujet. D'autres fois le cerveau, par suite
de nombreuses attaques, de longues années de maladie, reste dans un état permanent de souffrance,
n'exerce plus ses fonctions qu'imparfaitement, comme
nous le dirons dans l'instant, en parlant de la marche
et des terminaisons de la cérébropathie spasmodique.

Pendant le temps, mais dans l'intervalle des accès,
surtout si ceux-ci viennent fréquemment, plusieurs
fois le jour, tous les jours ou plusieurs fois la semaine,
outre les phénomènes que je viens d'indiquer, il
existe une insomnie opiniâtre, des céphalalgies continuelles, atroces, avec des exacerbations produites
par les contrariétés les plus légères, le travail le
moins fort, par la chaleur ou le froid, par les boissons stimulantes, pendant lesquelles les malades sont
étourdies, agitées, quelquefois presque folles; leur
tête est brûlante, sensible à la pression, douloureuse

au mouvement. Les malades sont ordinairement tristes, moroses, incapables de se livrer quelques heures
à des occupations qui demandent de l'attention, de
l'assiduité, des efforts intellectuels, presque toutes
ont plus ou moins souvent des *absences*, des momens où elles ne pensent à rien, ou bien où elles
sont fortement préoccupées et insensibles aux objets
extérieurs, dans un véritable état extatique. Quelques
unes ont la mémoire affaiblie et quelquefois presque
abolie. Beaucoup éprouvent des tintemens, des bourdonnemens insupportables d'oreille, des vertiges;
plusieurs, surtout en été, sont dans un état continuel
de somnolence et d'assoupissement, sans que cependant le sommeil survienne. Il en est qui ont des *inquiétudes*, des *agitations*, des engourdissemens
dans tout le système musculaire, des crampes dans
quelques muscles des membres, ou dans ceux du
larynx et du thorax, d'où résultent des phénomènes
que nous allons exposer. Ces malades sont souvent
prises de bâillemens répétés et fatigans. Je renvoie de
même aux terminaisons, l'exposition de phénomènes
plus graves, qui se manifestent lorsque le cerveau a
long-temps et beaucoup souffert.

Les attaques vont nous présenter une scène effrayante pour l'observateur qui n'a pas l'habitude
d'en voir. Je suppose ici un cas ordinaire, renvoyant
les variétés à l'article suivant. Lorsque les attaques
viennent régulièrement, je veux dire par le seul état
morbide du cerveau, et sans être provoquées par une

cause excitante qui les détermine alors sur-le-champ, elles sont toujours, ou au moins à très peu d'exceptions près, précédées de symptômes précurseurs qui sont tellement indicatifs de ce qui va arriver, que les malades, à la Salpêtrière, ont bien le soin, dès qu'elles les ressentent, de venir se mettre au lit et s'y faire attacher, et se font détacher pour reprendre leurs occupations aussitôt qu'ils disparaissent; on n'en voit aucune être surprise inopinément et tomber au milieu des cours. Nous verrons que c'est tout le contraire dans l'épilepsie. Ces symptômes sont une augmentation ou le retour de la céphalalgie; une agitation de l'esprit, et surtout l'agitation et les inquiétudes musculaires, dont j'ai parlé tout à l'heure, des contractions spasmodiques légères, des crampes, de la gêne au larynx. Quelquefois il se manifeste des rires involontaires tellement continus et durables que la respiration en est horriblement gênée, et fait craindre la suffocation; d'autres fois ce sont des pleurs abondantes, une tristesse et un abattement moral extrêmes; tantôt, enfin, les ris et les pleurs se succèdent tour à tour. Ces accidens peuvent précéder les attaques depuis quinze ou vingt minutes jusqu'à plusieurs heures, et même un ou plusieurs jours. Bientôt la céphalalgie devient insupportable, le cerveau n'a plus d'existence intellectuelle et morale que pour sentir cette souffrance que la plupart des malades, pour en donner une idée, désignent par des expressions toutes plus énergiques les unes que les autres : il semble aux unes, qu'on *leur comprime la tête avec une enclume*, à d'autres, qu'on *brise cette partie à grands coups de marteau*, à quelques unes, que *leur cervelle est en ébullition, en contact avec de l'huile bouillante*; il en est qui se plaignent *de sifflemens horribles, de détonations*. Cette douleur occupe le plus souvent la partie supérieure de la tête, plus rarement antérieurement ou postérieurement. Aussitôt la malade tombe, tout le système musculaire entre en convulsion, l'usage de tous les sens et de l'entendement est suspendu, elle pousse des cris aigus, ou un cri particulier fort singulier, qui ressemble beaucoup au hurlement des loups : la plupart des jeunes filles appellent, en criant, leur maman. Dans cet état de l'entendement, la malade entend ordinairement tout ce qui se passe autour d'elle ; mais entièrement à la douleur qui l'anéantit, elle ne répond à aucune question ; elle n'a pas d'autre idée que celle de cette douleur.

Les convulsions musculaires produisent les phénomènes et les accidens suivans : 1º. *A la face*, ordinairement les muscles zigomato et temporo-maxillaires fortement contractés, convulsés, tiennent les mâchoires rapprochées, produisent des claquemens, des grincemens de dents. Les petits muscles de cette partie, des paupières et des yeux, sont en général très peu agités ; les yeux sont recouverts par les paupières ; la face est seulement animée, rouge, injectée, vultueuse. 2º. *Au col*, sentiment de pression, de serrement au gosier, de strangulation, qui provient de ce que les muscles de la glotte tiennent l'entrée de cette ouverture plus ou moins rétrécie, de ce que les autres muscles de cette partie compriment, et le larynx, et la trachée artère. 3°. *Au thorax*, resserrement de la cavité, d'où naissent de l'étouffement, une grande gêne de la respiration, de l'oppression, accidens qui peuvent aller jusqu'à une suffocation imminente ; le diaphragme est immobile, et, dans ce cas, produit le sentiment d'une barre dans la région qu'il occupe, ou bien il s'abaisse et s'élève convulsivement. 4°. *A l'abdomen*, tantôt contractions violentes, tantôt retraction, aplatissement de l'abdomen, quelquefois contractions ondulatoires des muscles de cette partie. 5°. *Derrière le col et au dos*, secousse, courbure et redressemens alternatifs, tête tenue fixe et portée fortement en arrière. 6°. *Les membres* se meuvent avec force et violence, exécutent de grands mouvemens d'extension et de flexion, se roidissent et se relâchent ; si les malades ne sont retenues, elles se contondent le corps, se frappent, se déchirent, s'arrachent les cheveux.

L'état de convulsion, de roideur du système musculaire, le resserrement du thorax, la gêne de la respiration, compriment les vaisseaux, le cœur, et forcent ainsi mécaniquement le sang à refluer dans les veines extérieures, dans celles de la tête ; les jugulaires deviennent quelquefois énormes, et conservent dans la suite une ampleur de plus du double de l'état ordinaire. Les convulsions des muscles des parois abdominales, du diaphragme, des muscles du thorax, du col et du larynx, sont les causes des phénomènes de la boule prétendue, qu'on dit s'élever de l'utérus jusqu'au col. Presque toutes les malades ne la font partir que du diaphragme; il leur semble que quelque chose remonte de là vers la gorge. Quelques unes se plaignent de la rétraction de l'abdomen, d'où résulte une pression douloureuse sur les viscères contenus dans cette cavité.

Tous les phénomènes que je viens d'énumérer, la céphalalgie, la suspension incomplète de l'exercice sensorial et intellectuel, les convulsions, les cris, sont simultanés. Mais les trois derniers ne sont ordinairement pas continus dans une même attaque. Il survient presque toujours, toutes les deux ou trois minutes, plus ou moins, une rémission complète de ces phénomènes. Communément, à la Salpêtrière, on appelle *crises* chacun des instans où se manifeste l'ensemble des accidens.

Après un laps de temps plus ou moins long, depuis quelques minutes jusqu'à plusieurs heures, depuis une jusqu'à cinq, dix, vingt, quarante crises ou beaucoup plus, plus ou moins violentes, l'attaque cesse. Cette cessation s'accompagne tantôt d'une émission abondante de larmes, tantôt d'un rire immodéré, et quelquefois a lieu sans ces phénomènes. La céphalalgie, quoique diminuée, n'en est pas moins très intense; la tête est chaude, brûlante, très sensible au toucher; la malade se plaint d'une lassitude dans tout le système musculaire, d'avoir les membres *brisés*, *moulus*. Les dents sont douloureuses, agacées, quelquefois brisées. Dans certains cas il reste des paralysies d'un sens, de la voix, de quelques parties musculaires, de la vessie : un jour ce sera l'une, le jour suivant ce sera une autre de ces parties qui présentera ce phénomène.

Voilà les symptômes les plus ordinaires qui se manifestent avant, pendant et après une attaque. Il y a cependant des exceptions dont je vais indiquer quelques unes.

J'ai déjà dit que les signes avant-coureurs n'étaient pas constans. J'ai vu une malade ne proférer aucun cri. J'en ai vu plusieurs' mousser comme des épileptiques. Quelques unes perdent entièrement connaissance. Quelquefois, parmi les crises d'une attaque, il en est qui sont marquées par une roideur générale et tétanique, par un véritable état cataleptique. La catalepsie elle-même diffère si peu de l'affection qui nous occupe, qu'il n'est pas rare de voir, d'abord comme je viens de le dire, une même attaque offrir les caractères de l'une et de l'autre, et ensuite des attaques entièrement cataleptiques, puis d'autres convulsives, etc.

J'ai dit ailleurs que l'on avait observé chez plusieurs de ces malades un état de somnambulisme véritable. Pomme en cite un exemple très remarquable : Une demoiselle de dix-neuf ans, étant dans son paroxisme, avait le visage riant, une humeur agréable, la faculté de broder, de réciter des vers qu'elle avait faits : ce délire était périodique. *Dans* le délire suivant elle se souvenait de tout ce qu'elle *avait dit dans le précédent* ; sa mémoire la servait au mieux ; elle redemandait sa plume, son fil et son aiguille pour achever les ouvrages ébauchés. Rendue à son état naturel, cette fille *ne savait pas faire un vers*. Hunauld rapporte aussi l'exemple d'une malade qui, dans un paroxisme, fit une prédiction qui se réalisa. Raulin dit qu'il est des femmes dont le genre nerveux est *monté* à un tel point de *délicatesse*, qu'elles se pâment, s'il y a dans leur chambre, *quoiqu'elles ne les voient pas*, des chats, des rats, ou d'autres animaux pour lesquels elles ont de l'antipathie. Je n'ai pas eu occasion d'observer de ces états de mort apparente, dont parlent les auteurs, qui ont duré plusieurs heures ou plusieurs jours, pendant lesquels la peau conservait sa coloration, le corps sa chaleur, la circulation et la respiration étant à peu près insensibles.

Symptômes sympathiques. Je rappellerai d'abord ici ce principe de physiologie, relatif aux résultats des influences sympathiques exercées simultanément sur plusieurs organes, d'après lequel ces organes, quoique également excités, stimulés, irrités, n'opposent ordinairement pas une résistance égale, ne sont par conséquent pas affectés au même degré, avec les mêmes résultats, suivant des dispositions particulières qui leur sont propres. Ceci nous expliquera pourquoi chez les malades dont nous nous occupons, si le cerveau irrite trop ou depuis trop long-temps les autres organes, si ceux-ci cèdent à son influence morbide, tantôt le poumon, tantôt le cœur ou l'estomac en seront les victimes premières et principales.

En général, hors le temps des accès, au moins chez les personnes qui ont les organes respiratoires bien constitués, dont l'organisme n'a pas encore été détérioré par de nombreuses et fortes attaques, surtout si la cause de l'affection cérébrale a été passagère, comme une frayeur, la santé générale des fonctions nutritives et reproductrices n'est aucunement dérangée. Les malades mangent et digèrent, elles ont leur embonpoint ordinaire, la coloration de leur teint, etc.

Dans l'intervalle des accès, si ceux ci sont légers, peu fréquens, reviennent, par exemple, seulement plusieurs fois le mois, quelquefois même plusieurs fois la semaine ; si, également, la cause a été passagère, et qu'aucun organe ne soit disposé à s'irriter facilement, la santé de ces fonctions est assez généralement encore d'une intégrité parfaite : l'on est vraiment très souvent étonné de l'existence de ce phénomène, à l'aspect des accidens effrayans d'une attaque. A peine quelques minutes, ou au plus, quelques heures de la cessation de celle-ci, il n'y paraît plus, tout est rentré dans l'ordre du côté de ces fonctions, et à peu près aussi du côté du cerveau.

Quelquefois même les attaques sont violentes et fréquentes, et le cerveau ne réagit point assez sur les autres organes, ou bien ceux-ci résistent tellement qu'ils ne présentent aucun désordre remarquable. Le cœur seulement est ordinairement très irritable et sujet à des palpitations facilement provoquées par les causes les plus légères, telles que une contrariété, la fatigue, une marche trop accélérée, etc.; mais le teint est frais ou naturel, l'embonpoint est ordinaire.

D'autres fois, dans d'égales circonstances, les seuls changemens observés sont de la pâleur, l'affaissement des traits, la diminution de l'embonpoint, mais sans signes d'irritation pulmonaire, gastrique, ou autre. L'écoulement menstruel, s'il n'a été supprimé par la cause qui a dérangé le cerveau, ou s'il s'est rétabli, s'opère avec régularité.

Mais enfin il est des cas où les désordres sympathiques méritent de fixer l'attention. Nous allons, pour en prendre connaissance, parcourir les divers systèmes qui peuvent en être le siége. Je répète que ces désordres sont très rares dès le commencement; sont loin d'être généraux dans la suite, et ne se manifestent guère, dans les cas où ils surviennent, que lorsque la maladie dure depuis plusieurs années, ou existe chez des personnes mal constituées.

Chez ces malades, *la peau* finit par perdre son éclat, sa fraîcheur; celle du visage passe à une coloration pâle, comme étiolée; quelquefois elle devient jaunâtre, terreuse, sèche, dépolie. Les traits sont affaissés, les yeux cernés d'un cercle livide, languissans; la physionomie exprime l'abattement moral, la tristesse, l'indifférence, le dégoût. *Le cœur* est très sujet à des palpitations fréquentes, violentes, douloureuses ; ce qui fait croire aux malades un peu instruites qu'elles ont un anévrisme. Quoique rares dans cette circonstance, les diverses affections du cœur comprises dans cette expression, surviennent cependant quelquefois, mais à la longue, après plusieurs années. Une jeune fille de dix-neuf ans, à qui une frayeur avait occasionné une cérébropathie à treize ans, est morte avec un rétrécissement à l'ouverture aortique, et une dilatation assez considérable du ventricule gauche. Une ou deux palpitations violentes et douloureuses causent parfois, la nuit, un réveil en sursaut. *Les poumons* sont, après le cœur, les organes les plus fréquemment affectés. Relativement à ce fait, nous ferons observer que les malades dont il est question, sont en général dans la période de la vie où ces organes sont le plus irritables, le plus sujets aux irritations chroniques, aux phthisies. Hygmore avait certainement bien davantage raison, parmi les médecins qui ont placé le siége de la prétendue hystérie dans les organes sympathiquement affectés, que ceux d'aucune opinion, en la faisant dériver de la lésion des poumons. Les divers désordres pulmonaires sont des toux sèches, dites nerveuses, des douleurs, des crachemens de sang, et enfin très souvent, plutôt ou plus tard, des irritations chroniques, des phthisies qui marchent ordinairement avec lenteur, mais qui

n'en conduisent pas moins au tombeau, si l'on ne
parvient à y remédier.

Tantôt, mais plus rarement, les principaux désordres sympathiques se manifestent dans les *voies gastro-intestinales*. Ces désordres, dont je chercherai à
apprécier la nature organique en m'occupant de ceux
qui se présentent dans la prétendue hypochondrie,
consistent : 1°. en un défaut d'appétit, un dégoût
pour les alimens, ou bien un appétit extraordinaire,
boulimique; dans l'un et l'autre cas tantôt les alimens
sont digérés, et tantôt ils excitent l'estomac à les
rendre presque de suite par le vomissement; tantôt
il existe, et tantôt il n'existe aucune douleur gastrique.
Il est de ces malades qui vomissent tous les jours,
plusieurs fois le jour même, hors le temps des attaques, et qui conservent néanmoins toutes les apparences d'une parfaite santé. 2°. En la plupart des
autres affections de l'estomac que les auteurs appellent névroses de la digestion, tels que le pyrosis ou
douleur âcre et brûlante de cet organe, gastralgies,
crampes d'estomac, pica, etc. Le plus souvent ces
malades se plaignent simplement d'éprouver des
maux d'estomac, lesquels sont dans plusieurs cas
calmés par l'ingestion des alimens : très souvent sans
avoir d'appétit elles éprouvent des *besoins*, des faiblesses, des défaillances d'estomac qui trouvent également leur fin dans la présence des alimens. L'hématémèse n'est pas très rare chez ces malades; je
pense même que cette hémorragie est presque tou-

jours l'effet d'une influence cérébrale; les chagrins, la tristesse prolongée, la produisent souvent. Bien entendu qu'il n'est pas question de celle occasionnée par une érosion cancéreuse. Les dents des hystériques sont facilement atteintes de carie; elles sont quelquefois usées ou brisées. Enfin les autres désordres gastro-intestinaux des hypochondriaques, tels que borborygmes, flatuosités, constipation, etc., quoique bien moins fréquens chez les hystériques, peuvent cependant se présenter chez ces malades.

Tous les auteurs, depuis Sydenham, notent comme l'un des caractères de l'hystérie, l'émission d'une urine claire et abondante à la suite des attaques. A ce sujet je ferai remarquer, d'abord que l'on a de beaucoup exagéré l'importance de ce phénomène, car la plupart des malades n'y font même pas attention, ne s'en aperçoivent nullement, et ensuite qu'il est à peu près commun à toutes les irritations cérébrales, nerveuses ou autres. M. le professeur Vauquelin a trouvé dans l'urine de ces personnes, un acide particulier, de couleur rose, d'où le nom de rosacique qu'il a reçu. *La vessie* est quelquefois frappée d'une impossibilité de rendre ou de retenir l'urine. Je crois bien que cet organe est ici affecté dans la partie de son col soumise à l'empire de la volonté, à l'influence immédiate du cerveau, qu'on lâche ou que l'on ferme selon que l'on veut rendre ou retenir l'urine.

J'arrive enfin à l'énumération des désordres génitaux, utérins. Comment! vous placez à la fin les

symptômes qui doivent être les principaux de la maladie, qui la caractérisent, me dirait probablement un
partisan de l'erreur commune, si nous ne l'avions ramené dans le sentier de la vérité ; je conviens en
effet que si j'avais tort dans le principe, je n'aurais
guère raison d'agir ainsi. Mais voyons quels sont ces
symptômes. L'écoulement menstruel est-il troublé ?
quelquefois l'affection morale qui a sur-irrité le cerveau a supprimé cet écoulement ; d'autres fois, par
les progrès de l'affection cérébrale, ou d'affections
secondairement produites, il est encore supprimé.
Mais, d'après le relevé de mes observations, cet acte
utérin est régulier sur plus des trois quarts des
malades, même pendant le temps des attaques. Le
coït, la fécondation, la gestation et l'accouchement
sont-ils possibles, naturels ? oui ils sont possibles et
absolument naturels. Il arrive seulement, ce qui confirme tout ce que nous avons dit sur le siége de l'hystérie, et sur les voies sympathiques, que les douleurs
de l'accouchement irritant un cerveau déjà irrité et
très irritable, sont beaucoup plus souvent suivies de
convulsions, d'accidens nerveux de tout genre, que
dans l'état ordinaire de la vie. Quant à votre prétendue boule utérine, je vous ai dit ce que c'est ; et
quant aux émissions de prétendu sperme, ce n'est
autre chose qu'une sécrétion et un écoulement plus
ou moins abondans de flueurs blanches. Il n'est peut-
être pas d'effet plus constant des affections morales
pénibles et prolongées, que ne l'est cet état de la

muqueuse vaginale ; les flueurs blanches sont de même très communes dans les mélancolies et dans les soi-disant hystéries ; elles sont surtout abondantes lors de la plus grande irritation cérébrale. J'ai vu une jeune malade, qui, toutes les fois qu'elle éprouvait quelques contrariétés un peu vives, avait presque sur-le-champ un écoulement de cette nature très abondant. Enfin, quant au plaisir qu'on dit accompagner certaines de ces évacuations, il n'existe que dans la tête de ceux qui ont sans doute trouvé qu'il n'était pas mal à propos de le joindre à des émissions spermatiques ; l'un, en effet, devait suivre les autres. Nous avons assez fait connaître l'hystérie pour qu'on doive être bien persuadé de la fausseté et de l'absurdité de pareilles assertions.

Pendant les attaques nous n'avons guère à observer que des désordres circulatoires. Au moment même où l'attaque commence, et pendant tout le temps qu'elle dure, le cœur bat avec une force et une vitesse extrêmes ; les artères cérébrales antérieures sont dures, vibrantes, leurs battemens sont certainement relativement plus forts que ceux des autres artères ; j'ai déjà fait la même remarque chez les aliénés dans la période d'excitation. Très souvent l'on remarque un mouvement ondulatoire dans les veines jugulaires, qui vient de ce que le sang ne peut arriver au cœur, et est quelquefois repoussé dans les veines par la compression exercée sur les gros vaisseaux contenus dans le thorax. Mais à peine l'attaque cesse-t-elle, que, dans le même instant, le cœur, tout en conservant un peu de force et de fréquence, quitte cette grande activité, cette énergie qu'il avait ; les artères cérébrales semblent se détendre subitement, comme ferait une corde très tendue qui viendrait à se rompre. Ce caractère de la circulation serait peut-être le meilleur signe pour reconnaître, dans certaines circonstances, que des attaques ne sont pas feintes ; car enfin le cœur est hors de l'empire de la volonté.

Quelquefois, chez les malades sujettes à l'hématémèse, cette hémorragie survient pendant les attaques ; il en résulte alors un spectacle vraiment effrayant : deux accidens sont également à craindre, un écoulement trop considérable du sang, et la suffocation par suite du passage de ce fluide dans les voies aériennes.

5°. *Développement, marche, durée et terminaisons.*

La cérébropathie spasmodique commence de deux manières : Tantôt la cause a été assez influente, a agi sur un cerveau assez prédisposé à ce genre d'irritation, pour provoquer sur-le-champ, peu d'heures ou peu de jours après son action, le développement des attaques. La frayeur est du nombre ou mieux la première des causes qui ont une action si prompte. Une jeune fille tombe dans l'eau, reste en syncope pendant une heure, et éprouve aussitôt une attaque ; une autre est effrayée par la rencontre, le soir, dans un escalier, d'un individu déguisé en fantôme représentant un mort ;

toute la nuit elle est dans des angoisses extrêmes, et le lendemain matin elle a des attaques. D'autres fois la cause agit moins vivement, exerce ses effets sur le cerveau plus lentement. Cet organe est successivement et continuellement excité, irrité par la même influence; les chagrins, les contrariétés répétées, la masturbation, exercent plus particulièrement cette sorte d'influence. Dans ce cas, le développement des attaques est précédé d'un état mélancolique plus ou moins intense, plus ou moins long. Les malades sont tristes, moroses, susceptibles, irritables; elles cherchent la solitude pour verser abondamment des larmes, évitent les objets qui peuvent rappeler ou aviver les affections morales qui les poursuivent: on les trouve souvent rêveuses, absorbées, inattentionnées à ce qu'on leur dit; le sommeil devient incomplet ou se perd; enfin elles sont susceptibles de ressentir tous les effets que nous avons attribués aux causes à l'influence desquelles elles sont soumises. Une contrariété un peu plus vive que les autres, un redoublement de chagrin, ou simplement les progrès toujours croissans de l'état déjà morbide du cerveau, déterminent l'explosion des attaques.

Celles-ci varient extrêmement pour la fréquence, l'intensité et la durée, suivant une foule de circonstances toutes relatives à l'état du cerveau. Tantôt cet organe, peu prédisposé, irrité par une cause passagère ou facilement écartée, n'est troublé et n'offre les phénomènes prétendus hystériques qu'une ou un petit nombre de fois; ou bien ces phénomènes persistent presque continus, avec quelques rémittences, pendant plusieurs jours. Tantôt le cerveau, très prédisposé, atteint violemment par la cause excitante, nullement traité, reste malade, disposé aux attaques pendant plusieurs, dix, quinze, vingt années. Dans ce cas, tantôt ce que nous avons appelé le temps des attaques vient régulièrement dans une saison, plus souvent pendant les chaleurs de l'été, souvent aussi pendant les froids rigoureux ; tantôt ce temps est irrégulier, ou bien il est continu ; tantôt les attaques se renouvellent par la seule force de l'affection cérébrale, ou bien elles ne se manifestent que lorsque le cerveau est de nouveau stimulé par des affections morales, une boisson excitante, des excès vénériens, quelquefois un bruit désagréable, une odeur un peu forte, la chaleur et l'odeur qui se développent dans un appartement clos, où se trouvent réunies un certain nombre de personnes, et où l'air n'est pas suffisamment renouvelé. On voit dans la société beaucoup de vaporeuses qui n'ont de *maux de nerfs* que sous cette condition. Mais ces causes exercent une fâcheuse influence sur les cerveaux à attaques régulières ; celles-ci en sont avancées, augmentées.

J'ai dit que les attaques peuvent ne consister qu'en une crise de quelques minutes, ou bien durer plusieurs heures ; j'en ai vu survenir deux fois le jour, six heures chaque fois. Quelques malades les ont presque continuellement pendant plusieurs jours de suite. Elles reviennent plus ou moins fréquemment, depuis une fois le mois ou la semaine, jusqu'à une ou deux fois le jour. Je remarquerai seulement ici qu'il n'y a ordinairement aucune régularité dans les jours ni les heures de leur invasion.

L'affection du cerveau qui nous occupe, si elle ne cesse, soit d'elle-même, ce qui est le plus commun, soit par les secours de l'art, ce qui ne me paraît guère possible tant qu'on aura en vue de traiter l'utérus pour guérir une maladie cérébrale, peut durer, encore une fin funeste n'en hâte la terminaison, pendant dix et même vingt ans.

Si la cérébropathie spasmodique résiste ainsi, se prolonge après une première série d'accidens, se renouvelle après un premier temps d'attaques, elle se termine de l'une des manières suivantes : 1°. Une vive affection morale peut changer le mode vicieux du cerveau et amener la guérison. J'ai plusieurs exemples où la frayeur a opéré cette heureuse terminaison : une fille d'environ trente ans, malade depuis près de sept, se trouve près d'une personne qui veut se détruire en se coupant la gorge ; elle est effrayée, ses règles se suppriment, et ses attaques n'ont plus reparu depuis près de cinq ans ; mademoisselle Sophie C..., à laquelle M. le docteur Falret donne ses soins, ayant été mordue par un cheval, ce qui l'a beaucoup effrayée, a de même vu disparaître ses attaques, mais seulement pendant un an, après quoi elles sont revenues. 2°. Par les progrès de l'âge le cerveau perd de son irritabilité, de sa susceptibilité morale ; quelquefois le mal diminue et finit par disparaître après la trente, trente-cinq, ou quarantième année. 3°. Quelquefois au contraire, l'affection cérébrale faisant des progrès en pis, dégénère en épilepsie. D'abord l'attaque se compose de quelques crises épileptiques, puis d'autant des unes et des autres, puis enfin est entièrement épileptique. 4°. Des malades deviennent paralytiques des sens ou de parties musculaires plus ou moins étendues; d'autres ont des tics convulsifs, des danses de Saint-Gui, des rétractions spasmodiques des membres. Pomme rapporte des exemples de ce dernier accident; j'en ai aussi vu plusieurs. Une jeune fille avait une rétraction de la cuisse sur le bassin, qui fut prise pour une coxalgie, ce qui fit qu'un des premiers chirurgiens de Paris appliqua au moins douze ou quinze moxas à la hanche; une extension graduelle et bien ménagée la guérit; une frayeur renouvela l'accident, mais cette fois le même moyen la fit céder promptement. Une maladie incidente ayant fait succomber cette jeune fille, l'articulation coxo-fémorale fut trouvée parfaitement saine. 5°. Enfin il survient quelquefois une consomption, un tabes dorsalis, une véritable phthisie cérébrale; les attaques se ralentissent, puis cessent, et la malade s'en va insensiblement au tombeau.

Voilà pour les terminaisons de l'état cérébral. Les organes influencés, irrités par le cerveau, le poumon, le cœur ou l'estomac, peuvent devenir le siége d'irritations, de phlegmasies chroniques, qui seules ou jointes à l'affection cérébrale, amènent la fin de l'existence. Le poumon surtout est souvent le siége de ces irritations, de ces phlegmasies chroniques.

6°. *Diagnostique.*

La cérébropathie spasmodique pourrait être confondue avec deux autres affections cérébrales, l'épilepsie et l'ataxie. A l'article du diagnostique de l'épilepsie, nous reviendrons sur les points de contact et de dissemblance de cette maladie et de celle dont nous faisons l'histoire présentement. On distinguera facilement la cérébropathie de l'ataxie aux caractères suivans : la dernière étant le résultat d'une irritation, d'une phlegmasie très aiguë du cerveau, a une durée fort limitée, et se termine promptement par la mort, ou quelquefois par la santé, si un traitement énergique et rationnel est immédiatement appliqué; ce n'est donc que dans le commencement, aux premières attaques qu'on pourra être embarrassé sur le caractère de la maladie. Mais dans un cas l'affection est purement cérébrale, sans désordres marqués dans les autres organes, sans fièvre; car la force et la fréquence du pouls n'est pas le seul signe de ce mouvement. La physionomie, qui, dans l'ataxie, est profondément altérée, est ici presque naturelle, la peau conserve et sa fraîcheur et son coloris, les traits perdent peu de leur régularité; après l'attaque il reste peu de traces de la maladie dans aucun organe; tandis que dans l'ataxie le cerveau , toujours profondément affecté , n'exerce plus que très imparfaitement ses fonctions. Le diagnostique est, dans cette circonstance, d'une grande utilité au médecin, non pas précisément pour la direction du traitement, car dans un cas comme dans l'autre, les mêmes moyens conviennent également, mais pour porter son jugement sur la terminaison , sur l'issue prochaine de la maladie. L'ataxie est grave, dangereuse , très souvent mortelle ; la cérébropathie spasmodique, on peut dire , n'est ni grave, ni dangereuse, ni mortelle. Les médecins qui n'ont pas l'habitude de voir cette dernière, s'en effraient presque toujours les premières fois qu'elle s'offre à leur observation, parce que, n'en reconnaissant pas le caractère, ils la confondent avec la première.

7°. *Pronostic.*

La cérébropathie spasmodique produite par une vive frayeur, est tout aussi difficile à guérir que l'épilepsie ; c'est dire qu'elle est à peu près incurable. Celle qui résulte de chagrins, de contrariétés souvent répétées, qui ont duré long-temps, qui ont ainsi détérioré le cerveau, irrité cet organe d'une manière continue et longue jusqu'au degré nécessaire pour causer des attaques, est de même difficile à guérir. Elle est beaucoup plus facile lorsqu'elle est produite par des chagrins, des contrariétés de circonstance, facilement dissipés, tels que ceux qui résultent de la crainte de ne pouvoir posséder un objet aimé, lorsque la possession vient à temps calmer cette crainte. Si les attaques ne cessent avec leur cause, reviennent par une habitude maladive du cerveau, se renouvellent plusieurs années à certaines époques, la guérison en est bien difficile, et le plus souvent les progrès de l'âge seuls en peuvent être le moyen curatif.

Le médecin devra être très circonspect lorsqu'il s'agira de donner son avis sur l'issue des consomptions, suite de l'affection cérébrale, ou d'irritations des autres organes. Quelquefois les malades semblent aux portes du tombeau, et la cessation de la cause qui les y avait conduites, les rappelle quelquefois en peu de temps à l'existence ; d'autres fois elles traînent en langueur plusieurs années, et se rétablissent ensuite : il en est qui sont ainsi obligées de garder le lit, et presque toujours la même position, faute d'énergie musculaire, et qui finissent aussi par se rétablir. Enfin on en a vu résister plusieurs années à la mort, quand d'autres personnes, qui auraient paru se trouver dans un état analogue, n'eussent survécu que quelques mois.

8°. *Recherches cadavériques.*

Ce qui prouve que les résultats cadavériques rapportés jusqu'ici par les auteurs sont faux et de nulle valeur, c'est que chacun les a vus différens, tous voulant les faire servir à appuyer leur opinion sur le siége de la maladie. Ainsi les uns vous parlent de lésions de l'utérus et des ovaires, les autres de lésions des voies gastro-intestinales, et enfin Charles Pison et Willis, d'amas de sérosité dans les cavités du cerveau. Nous confesserons sincèrement que les ouvertures de corps ne nous ont rien appris, d'abord parce que nous n'avons eu qu'un petit nombre d'occasions d'en faire, et ensuite parce que dans ces cas mêmes, il nous a été bien difficile, pour ne pas dire impossible, de faire la part de l'affection primitive, et celle des affections secondaires causes de la mort ou effets de l'affection mortelle. Mais nous ferons encore ici observer, que si les ouvertures de corps sont indispensables pour faire connaître la *nature* des maladies des organes, l'on peut très bien parvenir à en fixer le *siége* par la seule observation du mode d'action des causes, de la nature des symptômes; c'est ce qui nous confirme dans la ferme conviction où nous sommes, que des désordres sensoriaux, intellectuels, moraux et musculaires, qui se sont manifestés pendant dix ou vingt ans, ne peuvent avoir leur cause prochaine que dans le cerveau; et n'eussent-ils même duré que quelques minutes, cette même cause n'en serait pas moins encore dans cet organe. Nous ferons même, si l'on veut, une réflexion qui démontrera que ces désordres ne sont point sympathiques de lésions utérines; c'est que rien n'est si commun que ces lésions chez les vieilles femmes : à peine rencontre-t-on, en effet, un petit nombre de celles-ci sans altérations, désorganisations, ossifications, hydropisies, etc. de l'utérus ou des ovaires, et je n'ai jamais observé d'hystéries chez elles; aucun auteur ne fait mention non plus de pareil événement. Il est bien singulier aussi que des cancers, des désorganisations. des plus douloureuses ne causent jamais de ces accidens.

9°. *Traitement.*

Dire que les médecins ont eu en vue de traiter l'utérus pour guérir une affection du cerveau, une affection qui n'a pas même le moindre rapport avec l'utérus; qu'ils ont en outre adopté une médication toute particulière, spécifique pour les maladies qu'ils ont qualifiées nerveuses, et dans lesquelles ils ont rangé celle que nous étudions maintenant, c'est assez annoncer au médecin physiologiste, au médecin tant soit peu dégagé des préjugés des écoles, qu'il ne doit pas chercher dans aucun auteur, même quelques idées d'un traitement rationnel de la cérébropathie spasmo-dique : il n'y trouvera autre chose que le précepte banal d'éviter les causes, d'user convenablement des moyens hygiéniques, plus, une apologie de remèdes prétendus antispasmodiques et calmans, et enfin une revue géné-rale de toutes les classes de médicamens où l'on trouve toujours quelque chose à louer. Ce n'est plus ainsi qu'il faut procéder aujourd'hui ; il vaut beaucoup mieux dire peu, mais au moins dire ce qu'on sait de positif, que de se perdre dans des détails qui ne peuvent plus imposer qu'au vulgaire. Il nous faut des indications curatives bien déterminées sur l'état organique, et non plus simplement des recettes, des spécifiques, des moyens vantés sans raison.

J'ai cependant à regretter que les observations que j'ai recueillies à l'hospice de la Salpêtrière, soient pour la plupart incomplètes sous le rapport du traitement. Cela tient à ce que cet hospice étant plutôt une espèce de dépôt pour ces malades qu'une maison de traitement, ce n'est qu'après avoir séjourné dans les autres hôpitaux, employé toutes les ressources de l'art, qu'elles se résignent à s'y faire placer. Dès lors le médecin n'a presque plus aucun espoir de guérison. Néanmoins l'appréciation des lois de la pathologie et de la thérapeutique générales, l'étude d'affections cérébrales voisines de l'hystérie, et aussi des résultats de l'expérience, nous mettront à même de tracer un petit nombre de règles rationnelles et utiles.

I. L'état d'irritabilité extrême du cerveau qui caractérise le tempérament nerveux, la susceptibilité et la mobilité nerveuses des auteurs, étant une circonstance très favorable au développement de la cérébropathie spasmodique, se trouvant être la cause première dans un très grand nombre de cas, les parens devront, par une éducation bien entendue, détruire ou affaiblir cet état, loin de le favoriser comme ils ne le font que trop souvent. Des exercices musculaires, des occupations mécaniques, l'étude des sciences positives, des occupations continuelles de l'esprit, qui ne laissent pas le temps de porter la pensée sur des objets dont on craint les effets; l'attention qu'on aura d'éviter toutes les occasions, toutes les causes propres à faire naître des émotions, des affections vives, des illusions et des chimères, des désirs qu'on ne pourrait satisfaire, tels que la lecture de romans, certains genres de musique, la fréquentation des spectacles, des bals, des sociétés nombreuses; de ne permettre le coucher que lorsque le sommeil est imminent, et d'ordonner le lever aussitôt le réveil, pour empêcher les rêves de l'imagination, l'habitude de la masturbation; l'usage habituel d'alimens non stimulans et de l'eau pure ou seulement colorée de vin, l'abstinence de boissons excitantes du cerveau, telles que le thé, le café, les liqueurs spiritueuses; l'usage fréquent de bains à peine tièdes, et froids en été, tels sont les moyens que le médecin devra conseiller pour remplir le but indiqué.

II. Lorsqu'on verra à une jeune fille, à une jeune femme, à une femme qui approche de l'âge critique (1), des changemens dans le caractère, dans

---

(1) Je ne parle point des jeunes garçons ni des hommes, parce qu'ils sont très peu sujets à l'affection qui nous occupe, et que, d'ailleurs, nous aurons occasion de revenir, au chapitre de l'hypochondrie, sur les accidens qui, chez eux, semblent remplacer ceux pour lesquels nous traçons ici des règles de conduite.

l'humeur ordinaire, des absences, le désir et la recherche de la solitude, verser des pleurs sans en vouloir dire la cause; lorsqu'à ces phénomènes se joindront de la céphalalgie, de l'insomnie, des inquiétudes vagues, de légers étouffemens, quelques serremens du thorax et du larynx, des palpitations, des
alternatives de rougeur et de pâleur de la face, des
bouffées de chaleur passagères, etc. l'on doit être
certain que le cerveau est déjà malade, que cet
organe est tourmenté par des causes qui l'affectent
souvent et directement, qu'il est menacé de folie ou
de cérébropathie spasmodique, bien plus rarement
d'hypochondrie : vous pouvez affirmer presque à
coup sûr, que ces causes sont chez la jeune fille qui
n'est pas ou est à peine pubère, l'habitude de la
masturbation; chez celle un peu plus âgée qui sent
le besoin et le désir de plaire, une inclination, ou le
besoin, le désir de l'union des sexes; chez celle qui
dépasse la vingt-cinquième année, le chagrin, la
crainte de rester fille; chez la jeune femme, des contrariétés, la jalousie, des chagrins domestiques; chez celle
de quarante ou quarante-cinq ans, la jalousie, le chagrin occasionné par les progrès de l'âge, etc. Bien
entendu qu'il n'est pas question ici des cas où l'on
vous ferait connaître positivement une autre cause.

Dans cette période d'incubation, quelle que soit celle
des trois maladies indiquées que l'on craigne, le traitement étant le même, le médecin peut, par des
moyens bien entendus et convenablement dirigés,

espérer de prévenir l'explosion d'accidens plus graves; les moyens moraux, la direction des fonctions cérébrales lui seront d'une grande utilité, tandis que plus tard ils ne peuvent guère avoir qu'une action palliative. 1°. Le régime précédemment prescrit est ici d'une application rigoureuse. 2°. Si l'on soupçonne l'habitude de la masturbation, la surveillance la plus exacte sera continuellement exercée. 3°. Tous les moyens de distraction, surtout les occupations et les jeux qui exercent le système musculaire, seront mis en usage. 4°. Le mariage, la possession de l'objet aimé, ne peuvent qu'être très favorables dans cette période. 5°. Les chagrins domestiques, ceux qui viennent avec l'âge critique, tiennent à des causes le plus souvent très difficiles à faire cesser ou même à diminuer. 6°. Les bains légèrement tièdes, les boissons simplement aqueuses en abondance seront d'un usage presque journalier. 7°. S'il se manifeste des signes de congestion vers la tête, si la céphalalgie, l'insomnie sont assez intenses, si la peau de la face et du crâne, les yeux, sont souvent rouges et injectés, l'application de sangsues autour du col, une saignée générale si le sujet est pléthorique, après quoi des applications froides faites sur la tête en même temps que l'individu est au bain, ou prendra un pédiluve ou un bain de siége, sont des moyens très convenables, et qui calment très bien l'excitation cérébrale. Dans le cas où l'écoulement menstruel serait diminué ou supprimé, les sangsues seront de préférence mises aux pieds, en haut des cuisses ou à la vulve. Qu'on évite surtout d'employer ces recettes de stimulans prétendus calmans ou antispasmodiques.

III. Quelle qu'ait été la cause, qu'il y ait eu ou non période d'incubation, les attaques se sont développées. Il n'y a qu'une médication énergique et prompte qui puisse faire céder l'affection du cerveau, l'empêcher de passer en habitude, et durer ainsi des années et presque autant que la vie. Quatre moyens doivent être immédiatement mis en usage, les saignées locales ou générales, selon les dispositions du sujet, mais plus souvent locales ; les bains légèrement tièdes et de plusieurs heures, renouvelés plusieurs fois le jour, l'application sur la tête, pendant ou hors du bain, d'éponges imbibées d'eau à la glace, puis de glace pilée et renfermée soit dans une vessie préparée, soit simplement entre deux linges ; enfin des boissons aqueuses et abondantes. Gardez-vous toujours d'avoir recours à ces moyens incendiaires faits pour augmenter encore le foyer d'irritation cérébrale, tels que les stimulans diffusibles prétendus antispasmodiques, les irritans cutanés, synapismes, moxas, vésicatoires sur la tête ou ailleurs.

IV. Si après avoir continué cette médication avec les modifications, les ménagemens qu'auront pu exiger des circonstances dans le détail desquelles je ne prétends point entrer, plusieurs jours, plusieurs semaines ou même plusieurs mois, l'affection cérébrale loin de cesser renouvelle les attaques, et semble vouloir passer en habitude ; si cette affection est tellement inhérente à la constitution du cerveau, comme cela arrive chez nos dames à vapeurs, nerveuses, irritables, à imagination naturellement vive et exaltée, le médecin, ayant beaucoup moins de chances de succès, diminuera l'activité de sa médication, se bornera, 1°. à prévenir la fréquence et la force des attaques ; 2°. à diminuer la durée et l'intensité de celles-ci lorsqu'elles éclatent.

Sous le premier rapport, il conseillera le régime déjà indiqué comme préservatif. Mais il aura beaucoup de peine à obtenir des malades qu'elles fuient les circonstances qui font naître des émotions, des affections morales vives ; car, par leur propre organisation elles sont en général très portées à les rechercher. C'est ici que se présentent les considérations relatives au mariage. Il est possible que dans quelques cas l'excitation cérébrale produite par la sensation vénérienne, jointe au plaisir que peut causer la possession d'un objet aimé, d'un mari, produise un mouvement favorable dans le cerveau, guérisse la maladie. Mais je répéterai ici ce que j'ai déjà dit, c'est que j'ai vu un assez grand nombre de prétendues hystériques à la Salpêtrière se livrer au coït, et faire des enfans, sans en éprouver aucun soulagement, et j'en ai même vu, tout au contraire, chez lesquelles les attaques n'en étaient que plus

fréquentes et plus violentes. D'ailleurs, outre que
le médecin qui promettrait la guérison par le mariage, risquerait très fort de se tromper, l'homme
qui, d'après ses conseils ou son avis, aurait épousé
une femme affectée d'une telle maladie, aurait à lui
faire les reproches les plus vifs et les plus mérités. Il
faut pourtant distinguer les attaques qui ne reconnaissent presque pour cause qu'une disposition irritable du cerveau, qui ne viennent point régulièrement et sans causes, celles enfin qu'ont les personnes
proprement appelées vaporeuses, de celles qui, se
rapprochant de l'épilepsie, viennent nécessairement
et sans causes nouvelles. Les personnes atteintes des
premières pourront se marier, en s'abstenant toutefois de se livrer avec excès aux plaisirs de l'amour.

L'on conseillera de tenir la tête peu ou nullement
couverte ; l'on s'élèvera contre l'usage que font
presque toutes les malades, sous prétexte qu'elles ont
des *rhumatismes dans la tête*, de coiffures très
chaudes, ordinairement en coton ou en laine. On
aura la plus grande peine à les dissuader de l'utilité
de ce moyen. Elles rejetteront surtout bien loin le
conseil très salutaire qu'on leur donnera de se rafraî-
chir la tête, surtout le soir avant de se coucher, si,
à la suite d'occupations quelconques, elles ont cette
partie agitée, chaude, peu disposée au sommeil. J'ai
cependant obtenu de ces soins les résultats les plus
avantageux.

Si l'on fait attention que c'est pendant les froids

rigoureux , ou, plus souvent, pendant les grandes chaleurs que les attaques , les accidens nerveux de toute espèce, se manifestent particulièrement et même dans nombre de cas à peu près exclusivement, l'on devra faire prendre toutes les précautions possibles pour que ces extrêmes se fassent le moins sentir. Si la fortune des malades le permettait , on pourrait espérer, en les faisant voyager, habiter des pays différens suivant les saisons, d'obtenir l'influence presque toujours égale d'une température convenable. Nous donnerons le même conseil aux hypochondriaques.

En recommandant les exercices musculaires, l'on n'oubliera pas que, portés jusqu'à la fatigue, ces exercices excitent désagréablement, péniblement le cerveau, effet qui pourrait augmenter les accidens au lieu de les diminuer.

Nous reviendrons sur la conduite à tenir relativement à l'extrême irritabilité des sens, au chapitre de l'hypochondrie.

Quant aux soins particuliers que réclament maintenant les attaques, ils consistent, 1°. à continuer, mais avec plus de modération, les applications froides, que l'on fera dès que les symptômes précurseurs s'annoncent; à dégorger aussi de temps à autre la tête, lorsque cette partie donne des signes d'irritation plus grands et de congestion. Les antispasmodiques produisent quelquefois de bons effets momentanément, soit pour prévenir l'attaque , soit pour faire cesser l'espèce de stupeur cérébrale, d'affaissement moral et musculaire qui la suit. Mais ces médicamens ne peuvent, à la longue, que déterminer une augmentation de la susceptibilité du cerveau; il en est de même des odeurs pénétrantes dont presque toutes les vaporeuses font un si grand abus. Je compare les résultats de l'emploi de ces moyens à ceux des liqueurs spiritueuses : les ivrognes, pour se relever de l'abattement, de l'affaissement cérébral qui suit un excès, font un nouvel excès, qui, effectivement, relève bien leurs forces, mais pour les abattre davantage, et nécessiter continuellement de nouveaux excès qui finissent par détruire l'irritabilité du cerveau, lequel arrive à ne plus pouvoir être excité par aucun stimulant.

Je dois indiquer ici quelques précautions à prendre pour contenir les malades dans leurs attaques. Voici un fait et le principe d'après lesquels doit être dirigé l'emploi des moyens de contention : les malades sont d'autant moins fatiguées qu'on leur a laissé faire plus librement tous leurs mouvemens; l'on n'apportera donc à la liberté des actions musculaires, que la gêne indispensable pour prévenir des accidens. Si on ne contenait pas les malades, elles feraient des sauts, des chutes, de manière à se contondre, à se déchirer tout le corps; elles se mordraient, s'arracheraient les cheveux : ces accidens arrivent quelquefois lorsque les attaques, survenant inopinément, on n'a pas eu le temps de prendre des précautions pour prévenir ces suites. A la Salpêtrière, où chaque malade ne peut avoir plusieurs personnes à son service, on se sert d'une camisole ayant des anneaux aux épaules pour être fixée en cet endroit au lit, dont les manches, fermées, se terminent par un fort cordon qu'on attache au pied du lit; on passe sur le bassin un drap plié en cravatte, qu'on arrête de chaque côté du lit; un autre drap placé devant le bas des jambes, porté en arrière, passé entre les jambes au-dessus du premier tour, ramené antérieurement du côté des pieds, et fixé de ce côté au lit; tel est l'appareil dont on se sert pour contenir les malades. Cet appareil les humilie beaucoup; et dès qu'elles peuvent s'y soustraire, soit parce que leurs attaques ne sont ni fortes ni longues, soit parce que des personnes veulent bien se charger de les tenir, c'est pour elles un grand bonheur.

Lors donc qu'une malade pourra avoir quatre, cinq ou six personnes auprès d'elle, elle sera placée dans son lit; deux appuieront une main sur ses épaules, et de l'autre lui tiendront le poignet, laissant les mouvemens du bras libres, les suivant partout, mais empêchant que les mains ne puissent atteindre les cheveux, ou se porter à la bouche: deux autres maintiendront le bassin simplement en tirant de chaque côté et en en bas le drap ou la couverture, ou bien en appuyant en même temps une main sur les crêtes iliaques, si les mouvemens sont trop forts; la cinquième, et quelquefois une sixième, seront chargées de maintenir les membres abdominaux.

Si les malades grincent des dents, il est bon ou de

les forcer à tenir la bouche ouverte en comprimant
fortement les muscles zigomato-maxillaires, ou bien
de tenir les mâchoires appliquées et le plus immobiles qu'on pourra, par une compression bien entendue.

V. Il nous reste à dire quelque chose du traitement des désordres sympathiques.

Ce qui a contribué puissamment à encombrer les
matières médicales, à multiplier les recettes et les
moyens curatifs, c'est la thérapeutique du symptôme,
c'est-à-dire l'application des remèdes aux effets et non
à la cause des désordres ; effets variés et multipliés
en raison de l'importance de l'organe malade et
de la nature de son affection, pouvant exister dans
toute l'économie, ou dans tous les organes presque
indifféremment dans les affections du cerveau. Ainsi,
pour ne point sortir de notre sujet, une prétendue
hystérique se plaint-elle d'insomnie, de suite on lui
donne un narcotique ; on appose de la digitale ou
autre drogue de même espèce à ses palpitations; des
béchiques, des expectorans à son irritation pulmonaire, à sa toux sèche ; de prétendus stomachiques,
des élixirs ou des calmans à ses maux d'estomac; des
ferrugineux et des amers à sa débilité, des purgatifs
à sa constipation, des toniques et des astringens à ses
flueurs blanches, des emménagogues à la suppression
de son écoulement menstruel. Sans doute il ne faut
pas négliger les organes secondairement affectés,
lorsqu'ils sont importans et assez gravement malades ;

mais c'est au foyer du mal qu'il faut d'abord porter remède ; c'est lui qu'il faut guérir, ou la guérison n'aura lieu nulle part. En supposant même que les organes, les phénomènes que je viens d'énumérer dussent être traités, il s'agirait d'examiner si les moyens conseillés sont convenables. D'après ce que nous avons dit du traitement général, l'on doit bien penser que nous sommes loin d'approuver l'emploi de ces moyens. Mais que faire donc? me demanderez-vous : il faut bien ordonner . . . . . Ah ! je vous entends ; vous voulez user de moyens moraux sous formes de médicamens : dès lors, faites comme le célèbre Tronchin ; ordonnez des pilules de mie de pain et autres substances de même énergie ; faites prendre pour boisson de l'eau et autres tisanes de pareille vertu ; mais n'allez pas exaspérer le mal, incendier l'estomac ou le cerveau de vos malades pour le plaisir ou le besoin de faire des ordonnances. Au reste, dans le chapitre suivant nous retrouverons ces mêmes symptômes, et nous parlerons des soins particuliers qu'ils peuvent réclamer.

DE L'HYPOCHONDRIE.

Lorsque je commençai à me livrer à l'étude de la pathologie, parmi les objets qui se présentèrent à mon esprit, les uns me parurent clairement circonstanciés, faciles à concevoir dans leurs rapports, etc.: c'étaient en général les maladies locales des organes. Les autres s'offraient si peu déterminés, si peu clairs, si embrouillés, que tout ce que je pus faire à leur égard, fut de forcer ma mémoire à retenir ce que j'en apprenais; c'étaient les fièvres essentielles et les prétendues hystérie et hypochondrie : je ne pouvais absolument rien concevoir à la production, à la succession, à la filiation des phénomènes de ces dernières maladies. Mais comme tout s'est expliqué pour moi dès que j'ai pu faire ici ce que j'avais fait là, remonter à la cause première de tous les désordres! comme l'obscurité a disparu et a laissé pénétrer une vive clarté qui a dissipé ces épaisses ténèbres !

Je diviserai ce chapitre, comme le précédent, en deux paragraphes : dans le premier, je discuterai les opinions des auteurs sur le siége et la nature de l'hypochondrie; dans le second, je ferai la description de cette maladie.

§. I. *Opinions des auteurs sur le siége et la nature de l'hypochondrie.*

Depuis Hippocrate jusqu'à nos jours, les opinions des auteurs sur le siége de cette maladie ont tellement peu varié, qu'on peut les confondre à peu près toutes dans celle qui considère les organes digestifs comme primitivement, et le système nerveux ou le cerveau comme secondairement le siége des phénomènes qui la caractérisent. D'après cette considération, ayant aussi égard à l'exposition que j'ai faite, au chapitre précédent, des opinions des auteurs qui font une même maladie de l'hystérie et de l'hypochondrie, je crois devoir me borner ici à faire la critique de la partie de l'ouvrage du docteur Louyer-Villermay consacrée à cette dernière affection. Ce médecin se trouve être non seulement l'héritier de ses prédécesseurs en consacrant leurs erreurs sur ce sujet, mais aussi le représentant de ses contemporains qui pensent tous comme lui, puisque aucun n'a écrit une ligne dans un autre sens.

Nous avons déjà distingué dans M. Villermay deux médecins; l'un dogmatiste, cherchant à soutenir une opinion peu fondée, et l'autre praticien, apportant des faits nombreux et très concluans, mais détruisant cette opinion. Nous ferons ici la même distinction, et nous en obtiendrons les mêmes résultats. Écoutons d'abord le premier; voyons ce qu'il va nous dire sur le siége, les causes, les symptômes et le traitement de l'hypochondrie.

M. Villermay, d'après l'observation journalière et l'examen attentif des phénomènes de l'hypochondrie, reconnaît pour siége de cette maladie les viscères abdominaux, et surtout l'estomac, *affectés dans leur système nerveux ou leurs propriétés vitales, et surtout dans leur sensibilité organique* (p. 3a8). Dans ce cas le tissu du nerf est intact, ou s'il existe quelques changemens, ils sont inaccessibles ou consécutifs (consécutifs à quoi?). C'est l'altération des propriétés vitales des nerfs de la vie de nutrition, et surtout l'exaltation de la sensibilité organique, dont les nerfs sont les conducteurs spéciaux et les dépositaires, qui *semblent* à ce médecin constituer la maladie (p. 3a7). Il se plaint beaucoup de ce que Sydenham, le premier, a voulu identifier l'hystérie et l'hypochondrie, et a, *malheureusement*, fait partager son erreur à ses contemporains (p. 755).

Dans l'énumération des causes, M. Villermay appuie particulièrement, comme de raison, sur l'action des substances ingérées dans l'estomac, telles que celle qui résulte de l'abus des alimens, l'habitude d'une table trop recherchée, la fatigue des organes digestifs, ou bien au contraire d'un régime trop austère, d'une abstinence continue, de jeûnes multipliés, etc. (p. 35o); il signale encore l'ingestion d'une boisson très froide ou à la glace (p. 25i), l'excès des liqueurs alcooliques (p. 255), l'abus des purgatifs et des narcotiques, comme une de ses causes les plus puissantes (p. 26i). Parcourant enfin, comme font tous les pathologistes, les divers systèmes de l'organisme, il trouve dans tous des dérangemens, des actions capables de produire l'hypochondrie; ces dérangemens sont ceux qu'on a coutume de placer parmi les causes de toutes les maladies, tels que la suppression, de la transpiration de certaines sueurs, d'exanthèmes, d'ulcères, de diarrhées, d'hémorragies, et surtout du flux hémorrhoïdal, la présence de vices dartreux, syphilitiques, et autres, etc. etc. (p. 265 à 274). M. Villermay ajoute à ces causes l'altération des sucs gastrique, pancréatique, l'âcreté de la bile ou sa trop grande abondance; des concrétions biliaires, des vers, etc. (p. 757).

Ce médecin a bien de la peine à trouver des désordres gastro-intestinaux eu rapport avec une lésion assez intense pour causer des troubles regardés par lui comme sympathiques, et qui sont bien plus nombreux et bien plus apparens. Mais avec des suppositions on remplace aisément les faits. Après donc avoir dit que *le plus souvent* il y a, dans cette maladie, trouble et lenteur des digestions, sans fièvre et sans *indices d'une lésion locale*, flatuosités, borborygmes (p. 223), qu'il existe *assez fréquemment* une *débilité générale dans les organes de la digestion*, dont il résulte *parfois* une *surcharge de sucs variés ou des mucosités intestinales* (p. 385), et énoncé les nombreux phénomènes cérébraux qui la caractérisent, il fait sagement observer qu'il doit paraître étonnant, au premier coup d'œil, que les altérations organiques de l'estomac (il veut dire idiopathiques), ne produisent pas des phénomènes sympathiques aussi nombreux. Je doute cependant que ses lecteurs goûtent l'explication qu'il prétend donner de ce fait; car dire que, dans le premier cas, ce sont les propriétés vitales de l'estomac, et surtout la sensibilité organique qui sont affectées, et que dans le second, c'est le tissu même qui est compromis (p. 347), outre que tout cela paraître un tant soit peu obscur, il n'en découlera aucune lumière pour expliquer pourquoi dans l'un les fonctions du cerveau sont très troublées, et dans l'autre elles le sont bien moins. Mais M. Villermay se hâte d'ajouter qu'il *conçoit difficilement* l'existence de l'hypochondrie sans l'affection primordiale du système nerveux propre aux organes de la digestion (p. 365), affection fort singulière, puisqu'elle peut exister, non seulement *avec un bon appétit*, mais même avec un appétit démesuré (*id.*). Ce médecin pense que l'altération des fonctions de l'entendement n'est *jamais* essentielle, n'est qu'un symptôme qui n'existe même pas toujours, et manque souvent quand la maladie n'est pas ancienne (p. 352) ; il assure que le sommeil est ordinairement peu troublé dans les deux premières périodes (p. 345). Il lui paraît *évident* qu'une attaque d'apoplexie survenue à un hypochondriaque n'avait *aucun* rapport avec la maladie primitive de celui-ci (p. 410).

Mais laissons là ces vaines théories pour aborder les observations pratiques de M. Villermay. Ces dernières nous prouveront que ce médecin a beaucoup et souvent bien vu, et que s'il n'eût pas été dominé par une idée fausse, guidé par des principes erronés, il aurait donné une bonne histoire de l'affection qu'il a entrepris de faire connaître.

Ainsi, par exemple, si au lieu de disserter sur les causes de l'hypochondrie, il se fût contenté de nous donner le relevé de celles consignées dans les observations dont il a enrichi son ouvrage, il nous eût offert un résultat expérimental très satisfaisant. Je ferai pour lui ce relevé. Un jeune enfant de huit ans perd un frère qu'il aimait tendrement (p. 226); un professeur ès-lettres, âgé de cinquante-cinq ans, qui consacrait une grande partie de son temps à l'étude, éprouve des revers de fortune (p. 304) ; une dame éprouve de violens chagrins (p. 360) ; M. D** est vivement affecté de la mort de son frère aîné (page 374); un homme âgé de quarante ans, mélancolique, se livre avec trop d'ardeur aux travaux du cabinet, qu'il prolonge jusque très avant dans la nuit (p. 387); un boucher fort aisé quitte son commerce et prend les soucis d'une vie inactive (p. 398) ; un jeune homme qui vient étudier à Paris, regrette beaucoup ses parens, et une jeune personne dont il était épris (p. 400); Zimmermann dit lui-même qu'il *mène la vie d'un homme qui voudrait vivre après sa mort* (p. 417); un artiste, d'une sensibilité très exquise, s'adonnait à l'étude avec le plus grand zèle, et éprouve des affections morales fort pénibles (p. 426). Mademoiselle A**, à la suite d'une violente jalousie, devint sombre et rêveuse, etc. (p. 430); M. G** est contrarié dans ses amours et dans ses goûts, relatifs au travail (p. 443); un homme âgé de cinquante-trois ans est sujet depuis plusieurs années à une hypochondrie déterminée par les travaux du cabinet (p. 449); une dame âgée de vingt-huit ans croit avoir été empoisonnée, et plus tard reçoit une lettre où on

lui fait les reproches les plus amers et non mérités
(p. 457); une dame de vingt-huit ans perd subitement son père (p. 460); M. D**, âgé de cinquante
ans fait abus de la bonne chère et des travaux du
cabinet (p. 464); un homme âgé de cinquante-deux
ans, est vivement affecté de la journée du 10 août
1792 (p. 465); un homme de trente-huit ans, devant lequel on porta un pronostic mortel sur une
maladie dont il était atteint, conçut de vives inquiétudes, etc. (p. 467); M.**, âgé de quarante-quatre
ans, est vivement affecté des événemens de la révolution (p. 498); M. ** croit avoir un cancer au sein,
et s'en effraie beaucoup; plus tard, une vive affection morale vint le troubler (p. 502); M. D** a
l'habitude d'une vie très sédentaire, et des travaux
du cabinet (p. 518); un jeune homme devient
amoureux et est dédaigné; chagrin vif, etc. (p. 522);
un courtisan distingué, âgé de trente ans, est saisi
d'une vive frayeur (p. 524); M. D**, âgé de soixantedeux ans, regrette beaucoup le temps passé (p. 555);
Mademoiselle B**, âgée de vingt-huit ans, est douée
d'une grande vivacité d'esprit, jointe à une imagination ardente et très mobile (557); un officier se voit
dans un tel affaissement après une orgie, qu'il en
conçoit une grande frayeur (p. 559). M. ** est obligé
de consacrer tout son temps, matin et soir, aux travaux du cabinet (p. 581); un prélat d'Angleterre
épuise ses forces par une application excessive à
l'étude (p. 597); une femme perd un fils unique

qu'elle adorait (p. 612); un médecin fait succéder à une vie active des méditations soutenues (p. 633) ; un homme est naturellement très mélancolique ; à trente-six ans chagrins violens, trouble de toutes ses facultés morales, et *bientôt* première atteinte d'hypochondrie (p. 638); une jeune veuve est saisie par le froid (p. 680); un officier prend, après la paix, des habitudes casanières (p. 684); un jeune homme est trahi par sa maîtresse (p. 705) ; une femme de beaucoup d'esprit était affectée d'une hypochondrie dont le chagrin fut anciennement la source, etc. (p. 711); un homme sortant d'un traitement antisyphilitique, fut sujet à une hypochondrie en partie produite par l'idée qu'il avait le sang encore gâté (page 715).

Voilà l'analyse exacte sous le rapport des causes, de trente-cinq observations insérées dans l'ouvrage que nous examinons, et données sans doute comme des modèles de la maladie qui y est traitée : ce sont à peu près les seules où cette analyse a été possible. Comme on le voit, loin d'y être question de suppressions de transpiration, d'hémorragies, du flux hémorrhoïdales, de rétrocessions de goutte, de dartres, de vices, etc.; on n'y trouve absolument que des influences directement et presque toujours exclusivement cérébrales. Ce fait est si positif, que M. Villermay praticien, l'a lui-même le plus souvent reconnu contradictoirement à M. Villermay dogmatiste, comme il nous sera facile d'en acquérir la conviction.

Ainsi ce médecin reconnaît comme les prédispositions les plus puissantes de l'hypochondrie, les progrès de la civilisation et le développement de l'entendement humain (p. 221, 286, 287), les professions où l'homme contracte l'habitude des contentions d'esprit trop soutenues, et celles où l'imagination est dans une sorte d'exaltation habituelle (p. 482); c'est, dit-il, parmi les hommes de lettres, les citoyens livrés aux travaux assidus du cabinet, les artistes, les poètes, les littérateurs, les personnes douées de l'imagination la plus ardente ou de la plus vive sensibilité, qu'elle choisit de préférence ses victimes (p. 221). Suivant M. Villermay l'hypochondrie ne se développe guère avant vingt ans et après soixante; c'est dans l'âge viril qu'on l'observe presque toujours, parce que cet âge est l'époque où se manifestent les passions les plus orageuses, où les intérêts les plus puissans, où tous les mobiles sont mis en jeu; c'est l'époque des orages, des bouleversemens, et de l'ambition avec laquelle marchent l'inquiétude, la crainte, etc.; c'est alors que l'homme se livre avec le plus d'activité à la profession qu'il a embrassée, etc. (p. 225).

C'est avec beaucoup de raison que ce médecin pense que les affections morales sont une source *fréquente* de l'hypochondrie (p. 244), qu'il faut placer *au premier rang* des causes de cette maladie, les affections de l'âme tristes et pénibles, le chagrin, la peine, la crainte, la honte, l'ennui, etc. (p. 302);

que ces affections morales la produisent *fréquemment* (p. 322), *le plus souvent* (p. 477), *surtout* (p. 506), bien *plus souvent*, etc. (p. 507); quelles en sont les causes *les plus puissantes* (p. 581, 651). Ce n'est pas avec moins de raison qu'il place sur la même ligne les travaux du cabinet, les excès d'étude, les contentions d'esprit trop prolongées, etc. Les preuves surabondent, dit-il, pour démontrer combien l'habitude des méditations profondes favorise le développement des affections hypochondriaques, et combien leur continuation est propre à perpétuer ces maladies (p. 722).

Enfin M. Villermay convient que dans un petit nombre de cas, la cause de l'hypochondrie ne paraît exercer, sur les organes de la digestion, *aucune* action; celle-ci paraissant concentrée tout entière en une *exaltation de tout le système nerveux*, à laquelle, *en apparence*, les organes digestifs sont étrangers, parce que les signes qui dépendent de leur affection, *affaiblis ou étouffés* par d'autres phénomènes, ne sont pas les plus saillans. Mais, se hâte-t-il d'ajouter, il n'en est pas moins *probable* que la cause interne ou immédiate de cette vésanie réside dans l'affection des nerfs des organes de la digestion (p. 324). Comprendra qui pourra ce que signifie tout cela : je ne me mêle pas de l'expliquer. Un organe soustrait à l'action des causes morbifiques, ne présentant que des signes *affaiblis* ou *étouffés*, et qui n'en est pas moins le siége de l'affection d'un autre organe qui a été troublé par les causes, qui est le siége des phénomènes les plus apparens.... Est-ce intelligible? est-ce physiologique ?

Si l'on fait bien attention à la signification des qualificatifs donnés à l'action des causes morales, l'on sera porté à penser que l'action des autres causes doit se réduire à bien peu de chose; nous l'avons vue se réduire à rien dans les observations mêmes.

Venons aux symptômes essentiels. Nous allons voir qu'ils ne sont ni plus gastriques, ni moins cérébraux que les causes.

L'auteur vient déjà de nous dire que l'affection gastrique n'avait, dans certains cas, que des signes affaiblis ou étouffés, n'empêchait pas, dans certains autres, que l'appétit ne fût excellent. Il va nous apprendre maintenant, relativement à cette affection gastrique, que chez quelques malades les phénomènes dépendant de la sensibilité générale et des facultés mentales (il veut dire du cerveau), prédominent à ce point, que le trouble de là digestion est *masqué, suspendu, ou même n'existe pas* (p. 364, 373); que, malgré la difficulté des opérations digestives, cependant *la plupart* des malades mangent *avec plaisir,* et digèrent, quoique avec une peine dont le degré varie (p. 53i); que les désordres primitifs (gastriques) s'affaiblissent à mesure que les désordres secondaires (cérébraux) acquièrent plus d'intensité (p. 347); que les premiers finissent même souvent par être *masqués* ou *suspendus* par l'excita-

tion cérébrale (jusqu'ici j'avais cru, en bon physiologiste, que les troubles secondaires étaient soumis à
l'influence des troubles primitifs) (p. 741). Tout cela
signifie, en termes plus clairs, que très souvent le
cerveau est seul malade dans la prétendue hypochondrie, ou simplement suivi de désordres légers et de
peu d'importance dans les organes gastriques. Ce
médecin avoue lui-même que dans plusieurs cas ces
derniers ont manqué tout-à-fait (p. 331).

M. Villermay fait très bien sentir que les troubles
digestifs, chez les hypochondriaques, qui peuvent
durer des dix, douze, vingt et trente ans, et malgré
cela se dissiper au bout de peu de jours par le seul
éloignement des causes, ne doivent point être attribués
à une gastrite (p. 534). Nous reviendrons sur ce
point.

Pour donner une idée de la nature des désordres
cérébraux comparés aux désordres gastriques , je
mettrai seulement sous les yeux du lecteur quelques
observations rapportées par Villermay. Madame D**
(c'est elle-même qui écrit) ressent une débilité générale (c'est-à-dire musculaire), des étourdissemens,
une compression autour de la tête, des faiblesses dans
les mains et les pieds, qui s'opposent à tout exercice :
le mouvement et l'application augmentent ces accidens ; il s'y joint de l'agitation, de l'insomnie, des
palpitations, une sorte de tremblement intérieur et
des crispations, des vents, des mucosités ; la bouche
est souvent pâteuse ; du reste, *l'appétit est bon,* et

il n'y a point d'amaigrissement (on voit que cette dame ne savait pas que la maladie dût de toute néces; sité exister dans l'estomac, car elle n'appuie pas sur les désordres de cet organe) (p. 257). Chez M. D**, la physionomie restait bonne, et les forces générales (musculaires) n'étaient pas sensiblement diminuées; l'appétit s'est rétabli, les digestions se font maintenant *fort bien*; néanmoins l'affection du cerveau persiste, car le malade est toujours poursuivi par les mêmes idées sinistres (p. 375). Pesanteur de tête après le travail, bourdonnement insupportable, *troubles variés* (quels troubles?) *dans les fonctions digestives*; instabilité dans la progression, gêne dans tous les mouvemens analogue à un état d'ivresse; bruit de détente au moment du sommeil, contractions spasmodiques vers la tête, le cœur et l'estomac; terreurs paniques souvent renouvelées; simulacre d'un manteau rhumatismal, qui occupait le dos, le bras et l'épaule; débilité générale; station et quelquefois locomotion presque impossibles, tremblemens, frémissemens, vertiges considérables au moindre mouvement; tels sont les phénomènes observés par M. Villermay sur M. ** (p. 5oo). M. D** est sujet à l'hypochondrie morale la plus prononcée; il avait éprouvé une véritable affection cérébrale; trois ou quatre ans après, toujours en proie à ses *maux de nerfs*, il est pris un soir d'une attaque d'apoplexie, etc. (p. 571). M. D** dépeint ainsi son état : Je suis privé d'intelligence, de sensibilité, je ne sens rien, je ne vois ni n'entends ; je n'ai aucune idée, je n'éprouve ni peine ni plaisir ; toute action, toute sensation m'est indifférente ; je suis une machine, un automate incapable de conceptions, de sentimens, de souvenirs, de volontés, de mouvemens ; ce qu'on me dit, ce qu'on me fait, mes alimens, tout m'est indifférent (p. 376).

Après nous avoir dit, et, de plus, prouvé par des faits que les désordres gastriques ne sont pas toujours très apparens, sont même quelquefois *masqués, suspendus, ou n'existent pas*, M. Villermay nous apprend que, dans certains cas, l'invasion de la maladie est brusque, et dès le principe l'affection nerveuse (cérébrale) présente une grande intensité, ou parcourt rapidement ses différentes périodes (p. 331). Il croit même possible, quoiqu'il ne l'ait *peut-être* jamais observé, que l'hypochondrie débute par les symptômes qui signalent le trouble mental et l'aberration de la sensibilité (p. 364).

Enfin ce médecin, en examinant la réunion fréquente de la mélancolie et des aliénations mentales avec l'hypochondrie, trouve qu'on est *facilement convaincu* qu'il existe une *sorte d'affinité* entre ces diverses vésanies (p. 420).

M. Villermay reconnaît parfaitement bien que les moyens moraux, qui se composent de tout ce qui peut agir sur nos sens et modifier nos sensations ou affections, et des impressions diverses que reçoivent nos passions et nos facultés intellectuelles (p. 695) constituent les ressources *les plus puissantes, les plus di-rectes* et *les plus constantes* de l'hypochondrie (p. 767).

Telles sont les réflexions que m'a suggérées la lecture de l'ouvrage le plus moderne sur deux des principales affections comprises par les auteurs dans la classe des maladies nerveuses. Si j'ai cru devoir attacher une grande importance à l'analyse et à la critique de cet ouvrage, c'est pour le seul motif que, par la réputation justement acquise de son auteur, il peut exercer une grande et fâcheuse influence sur l'étude et la connaissance de ces affections.

Les hypochondriaques éprouvent des désordres cérébraux si nombreux et si variés, sentent et expriment d'une manière si singulière et si extraordinaire leurs souffrances, que, pour en avoir une idée, il faut les faire écrire par ces malades eux-mêmes. C'est ce que j'ai fait autant que je l'ai pu. Avant de passer à l'histoire générale de la maladie, je ne suis pas fâché de transcrire ici plusieurs de ces histoires particulières ainsi recueillies; nous serons par là dispensé de nous apesantir sur des détails minutieux et peu utiles, mais qu'il faut néanmoins connaître. Je ne change rien ni au style ni aux expressions. M.** met ainsi sur une note les souffrances qu'il éprouve : 15 octobre 1820, grande chaleur de tête presque continuelle; foule d'idées tristes, idées religieuses, scrupules, idées de retraite; images des plus déraisonnables, sensations les plus extraordinaires changeant subitement; dégoût que je conçois pour ceux que j'aime le plus. Quand la tête est refroidie, grand abattement, chagrin des plus sombre, désir de fuir tout le monde, envie de pleurer, grande contraction dans la région de l'estomac; enfin le chagrin me remonte la tête, les mêmes idées, les mêmes imaginations se représentent en foule. *Bon appétit;* mais tout à coup grands besoins qui me font beaucoup souffrir; grand sentiment de faiblesse, espèce de contractions musculaires; la tête surtout me fait alors un très grand mal; j'ai la plus grande peine à réunir mes idées, il me semble qu'elles passent avec rapidité, et se croisent les unes les autres. Quand j'ai mangé il me monte comme une fumée à la tête qui est alors comme bourrelée, jusqu'à ce qu'enfin cette partie s'échauffe encore, mais pour me rejeter dans les imaginations les plus déraisonnables et dans les sensations de joie et de tristesse, qui se succèdent. Pas de sommeil quelquefois pendant plusieurs nuits; alors ma tête travaille de la manière la plus déraisonnable : ensuite grande envie de dormir; même le jour j'éprouve un grand abattement, quelquefois affreux; je n'entrevois aucun moyen de sortir de cet état, je suis sans aucune espèce de volonté, agissant comme une machine, sans aucun plaisir, et seulement parce qu'il faut agir. Depuis un mois c'est avec la plus grande peine que je me livre à mes occupations. Maux de tête très violens. Je suis constamment fatigué par toutes ces imaginations que je repousse sans cesse; cela me jette dans une grande tristesse, craignant de ne pouvoir pas faire mon état. Je me crois incapable de tout, le moindre obstacle me paraît insurmontable. Je m'occupe aussi sans cesse et malgré moi de ma santé, cherchant constamment d'où peut venir cet état, et ce que je puis y faire. J'éprouve assez souvent des douleurs par tout le corps, qui m'irritent, surtout à la tête et au cou : quelquefois c'est comme une roideur et une contraction des muscles, avec des mouvemens involontaires. Les vents d'Est me font beaucoup souffrir, ils m'échauffent singulièrement la tête; j'éprouve alors une grande contraction dans tout le corps. J'ai déjà éprouvé cet état toutes les fois que j'ai eu quelque secousse morale un peu forte; hors de cet état, assez de facilité pour le travail, mais toujours un peu par boutade. J'ai toujours beaucoup aimé les ouvrages de morale, et tout ce qui avait du rapport avec la métaphysique; je me suis trop occupé de méditations, et j'ai trop aimé à être seul.

Pendant quelques jours, m'écrit madame D**, femme de beaucoup d'esprit et très nerveuse, je sens venir la tristesse, sans qu'aucune circonstance extérieure puisse en être la cause. Les forces me manquent, je n'ai pas le moindre désir de manger, quoique j'en sente le besoin; mon sommeil est triste, car je sanglotte en dormant, sans me rappeler à mon réveil quel rêve a provoqué mes larmes. Je sens bien que si *je pouvais vouloir* me soustraire à cette espèce d'anéantissement, j'en triompherais promptement; mais il m'arrive souvent de me laisser aller *presque volontairement* à ce malaise, dont j'ai toujours la conscience, quand je n'ai pas de douleur que je puisse rapporter à quelque partie. Quelquefois mes *vapeurs* viennent subitement, et se manifestent par une douleur vive sur un point, tantôt à la poitrine, tantôt au côté, quelquefois à l'estomac, rarement à la tête, à moins que ce ne soit par un étourdissement. Lorsque l'invasion se fait ainsi brusquement, je me crois menacée d'une maladie très grave; je m'afflige, m'inquiète et me dispose à me médicamenter pour combattre le mal que je crains. Souvent tout cela se dissipe après avoir pleuré sur ma mort que je croyais très prochaine. Plusieurs fois, étant fort incommodée, j'ai été guérie par la seule occupation que me donnait une dame de mes amies qui avait recours à moi, comme intermédiaire dans des affaires qui l'intéressaient, et qui nécessitaient que je fisse une course et des visites. Sans doute que mon esprit se repose dans ces momens, car après il est plus actif et semble vouloir regagner le temps perdu.

Mademoiselle Agathe Sc.... se plaint ainsi de ses souffrances : J'éprouve des maux de tête continuels; il semble que mes nerfs se nouent sur le haut de ma tête, et qu'une main les y saisit; quelquefois j'y sens un battement lourd, semblable à un mal d'aventure; le sang s'y porte avec tant de violence que je suis toujours près de croire qu'il va rompre le crâne et la peau. J'éprouve aussi des sifflemens, des frémissemens dans la tête et dans les oreilles. J'ai souvent des rhumes de cerveau qui m'agacent les nerfs et me donnent des rages. Quelquefois ma tête me fait l'effet d'être remplie d'insectes qui s'agitent avec une grande vivacité; cet état m'est insupportable, et me porte malgré moi à me frapper la tête. Je pleure rarement, quelque envie que j'en aie. Je suis lourde et comme abrutie; il n'y a que la musique qui me tire de cet engourdissement, en me faisant pleurer. Je sens quelque chose qui se glisse entre les plus petites parties de ma tête. J'ai souvent la respiration gênée, quelquefois des serremens de gorge. Je passe souvent les nuits sans dormir, ou bien mon sommeil est difficile, incomplet, agité, interrompu. Toute espèce d'occupation, ainsi que le grand froid et surtout la grande chaleur, augmentent mon mal de tête; le froid me donne des frémissemens, des agitations dans tout le corps, et me force à marcher beaucoup pour me soulager: en été je suis agitée pendant le jour, et assez calme dès que le soleil disparaît. J'ai très-bon appétit; mais je ne puis le satisfaire, parce que si je mange autre chose que des fruits, des légumes et du lait, et si je ne fais pas usage exclusivement d'eau pour boisson, ma digestion est longue et difficile, me cause des frissons et des maux de tête. Je suis habituellement échauffée (constipée). Mes règles viennent régulièrement, mais durent moins et coulent moins abondamment qu'autrefois. Il m'arrive souvent d'avoir des inquiétudes, des tourmens, des agitations d'esprit. Enfin je suis concentrée, réfléchie, impatiente, colère, acariâtre. Voilà mon état depuis près de sept ans : c'est à un excès de travail et d'application, étant encore jeune, que je le dois.

Voilà trois exemples d'hypochondrie chronique : en voici un d'hypochondrie aiguë.

Après environ dix-huit mois d'excès d'étude, de travaux de l'esprit continus, vers le commencement de mars 1820, je fus pris de céphalalgie obtuse, mais continuelle, de pesanteur de tête, de dérangement du sommeil, et d'un peu d'embarras dans la production des idées, sans aucuns désordres des autres organes. N'ayant pas voulu discontinuer mes occupations, j'éprouvai, à la fin de mars, une lourdeur, une pesanteur de tête, une grande propension au sommeil, et lorsque j'allais pour m'endormir, le sang se portait avec rapidité à la tête, cette partie devenait chaude, était prise d'une douleur sourde, de serremens aux tempes, de chaleurs, de tensions à la peau du crâne, de bourdonnemens dans les oreilles, d'une sorte de bouillonnement dans l'intérieur du crâne ; le sommeil tardait plusieurs heures, était incomplet, agité, sans cesse troublé par des rêves, le cauchemar, ou interrompu par des réveils en sursaut. Les yeux étaient légèrement injectés ; la face conservait, à peu de choses près, son teint et son expression ordinaires. Les idées étaient lentes, difficiles ; je pouvais à peine me livrer au travail quelques heures par jour. Le système musculaire n'offrait ni faiblesses ni contractions spasmodiques. L'appétit n'était que légèrement diminué ; je mangeais avec moins de goût, mais je n'éprouvais aucun accident gastrique, je digérais facilement et sans douleur ce que je mangeais. C'était du côté du cœur et des poumons que se présentaient les désordres sympathiques principaux : palpitations fréquentes, quelquefois violentes et douloureuses, surtout la nuit , ce qui m'éveillait en me causant une vive frayeur, une grande crainte d'une pericardite ; le pouls était fort et large , mais non fébrile : douleur , tiraillemens dans les poumons, particulièrement dans le gauche ; toux sèche ; crainte de la phthisie ; le plus souvent la douleur était fixée profondément vers la partie interne du mamelon gauche ; quelquefois elle changeait , variait , semblait aller d'un endroit à l'autre , d'un poumon à celui du côté opposé. Continuation, autant que possible , du travail. Enfin je fus obligé de le cesser le 17 avril , tous les symptômes étant augmentés ; cependant si l'on excepte un léger affaissement des traits , un peu de pâleur, j'avais l'apparence de la santé , et l'on me traitait de *malade imaginaire*. Quinze jours de repos, deux saignées qui me firent le plus grand bien , quelques applications froides sur la tête, des bains tièdes et des pédiluves synapisés me mirent à même de terminer un travail que je ne voulais pas abandonner ; j'étais cependant toujours souffrant de la tête, des poumons et du cœur, nullement de l'estomac. Je ne fus pas plus tôt délivré de mes occupations, de mes inquiétudes, et sans aucun moyen curatif, il ne s'était écoulé que quatre jours , tous les accidens avaient disparu, et au bout d'environ vingt-cinq jours de repos et de récréation; après cinq mois de maladie, je fus entièrement rétabli; à la cessation des chaleurs, au mois de septembre, j'ai pu reprendre mes occupations sans inconvénient. Au printemps dernier j'ai ressenti une légère atteinte d'hypochondrie qui s'est dissipée et a reparu à plusieurs reprises; mais c'a a été peu de chose et de peu de durée; cet été je n'en ai nullement été incommodé. Il paraît que mon cerveau s'est aguerri, et habitué à l'exercice intellectuel.

§. II. *Description de l'hypochondrie.*

1°. *Définition.*

Je comprendrai sous ce nom, ou plutôt sous un autre que je proposerai diverses affections du cerveau, généralement caractérisées par des désordres dans les fonctions de cet organe le plus souvent sans fièvre, sans mouvemens convulsifs, sans dérangement bien manifeste de la raison, de la faculté de juger des rapports des choses. Cette définition n'est peut-être pas très claire, ni très précise; mais ici je me trouve obligé de caractériser l'objet plutôt par ce qu'il n'est pas que par ses propres attributs. En disant que cette maladie est sans fièvre, sans mouvemens convulsifs, sans perte de la raison, je l'isole des affections cérébrales fébriles, de la cérébropathie spasmodique et de la folie. Ce qui m'empêche encore d'énoncer des caractères positifs, c'est que je rapprocherai dans ce cadre plusieurs variétés de la même maladie, qui n'ont de commun que les caractères négatifs que je viens de leur assigner. (1)

2°. *Synonymie.*

Tous les auteurs ont fixé la dénomination de cette maladie d'après le siége qu'ils lui supposaient dans

---

(1) Je ne connais aucun auteur qui ait, avant moi, considéré la maladie qui nous occupe, comme une affection essentielle et idiopathique du cerveau. Willis lui-même n'avait pas cette opinion. Je cite ici le passage de mon Ouvrage sur la folie, où je me suis expliqué à ce sujet. « L'hypochondrie n'est, dans le principe, comme l'hystérie, qu'une affection cérébrale. Cette foule de phénomènes disparates qui la caractérisent pourraient-ils être rapprochés sous le même nom, s'ils n'avaient une source commune ? Voyez d'ailleurs quelles en sont les causes : ce sont toujours des affections morales vives ou lentes, des chagrins prolongés ou des travaux de l'esprit trop soutenus, chez des sujets faiblement constitués. Il en résulte d'abord des effets passagers, qui, à force de se renouveler, délabrent l'organisme, usent les tissus. Le cerveau donne presque toujours des signes locaux d'altération ; les facultés intellectuelles sont ou affaiblies ou troublées, et il en résulte un délire particulier. Combien on rendrait service à ces malheureux, si, au lieu de tourmenter leur abdomen par des drogues de toute espèce, on les traitait comme des aliénés, si on s'occupait enfin de la vraie cause du mal ! » (page 47). Le docteur Falret, en rendant compte de cet ouvrage (Journal complémentaire, cahier de mars), a entièrement partagé la même opinion. J'apprends que ce médecin se propose de livrer à l'impression un travail sur ce sujet.

les viscères épigastriques ou hypochondriaques ; de
là le nom d'*hypochondrie* presque généralement reçu ;
d'après la prédominance de quelque désordre de ces
organes ; de là celui de *morbus flatuosus* ou *eruc-
tuosus*, etc. Nous sommes forcés de changer ces déno-
minations vicieuses pour une plus exacte, puisqu'elle
emporte avec soi l'idée du siége véritable du mal ;
j'appellerai donc l'hypochondrie, *cérébropathie*.

Je dois faire ici une remarque également applicable
à la maladie que nous venons d'étudier : c'est que ces
affections prissent-elles leur source ailleurs que dans
le cerveau, les désordres de cet organe fussent-ils,
dans ces deux cas, le résultat sympathique d'une influence éloignée, dès l'instant que ces désordres cérébraux en constituent les caractères essentiels, d'après
les règles qu'on suit dans toute circonstance de cette
nature, ce sont eux qui doivent être exprimés par la
dénomination. Ainsi une gastrite, une pneumonie,
ne sont jamais qu'une gastrite ou une pneumonie ;
l'érysipèle n'est pas un phlegmon lorsqu'il est provoqué par celui-ci ; de même aussi l'hystérie, l'hypochondrie, la folie, fussent-elles dues quelquefois ou
même toujours à une cause sympathique, n'en seraient pas moins des affections essentiellement cérébrales, quoique non idiopathiques.

3°. *Causes.*

Causes prédisposantes. Ce sont à peu près les
mêmes que celles des autres maladies de ce genre :

l'extrême irritabilité cérébrale, les conditions de la
vie où le cerveau est très actif, très sujet à être vivement impressionné, surtout par des affections morales,
et la sensation vénérienne ; les professions qui exigent
une contention d'esprit soutenue ou souvent répétée,
sont les circonstances les plus favorables au développement de la cérébropathie. Ceci nous explique pourquoi les vieillards y sont généralement peu sujets ;
pourquoi elle est surtout fréquente chez l'homme qui
se livre à l'étude des sciences, des lettres, des beaux-
arts, qui s'occupe de travaux intellectuels quelconques : les femmes y sont moins sujettes que les hommes ;
chez elles les convulsions musculaires se joignent le
plus souvent aux désordres cérébraux, et il en résulte
la cérébropathie spasmodique ; chez les enfans et les
adolescens les excès de la masturbation la provoquent
assez fréquemment. La chaleur est un excitant cérébral très favorable à la production de cette affection ;
c'est ce qui fait qu'elle est plus particulière aux climats chauds, plus fréquente ou plus intense en été.

Causes occasionnelles. Je viens de les énumérer en
grande partie : ce sont les excès d'étude, les travaux
continus de l'esprit ; cette cause produit surtout la
maladie dans son état aigu chez les jeunes gens ou
les personnes non habituées au travail ; les affections
tristes, lentes et continues, la nostalgie ; cette dernière cause produit fréquemment aussi l'affection dans
son état aigu ; c'est à cette cause, c'est aux regrets
d'avoir quitté leur famille que j'attribuerai les acci-

dens qu'éprouvent presque tous les étudians les premiers mois de leur habitation à Paris, bien plutôt qu'à l'influence de l'air ou de l'eau, dont les qualités ne sont point assez malfaisantes pour déterminer de pareils accidens. Les excès vénériens et l'ennui réunis sont la source la plus ordinaire de la cérébropathie chez les oisifs ; c'est à l'ennui seul qu'elle est le plus souvent due chez les personnes qui passent d'une vie active à l'oisiveté. Les chagrins lents et prolongés, les craintes, les contrariétés, les inquiétudes en sont aussi des causes assez ordinaires.

Je passe sous silence les excès dans le boire et dans le manger, l'abus des liqueurs spiritueuses, du café; non pas que ces dernières n'aient une action très-directe et une influence assez grande sur les fonctions cérébrales ; mais parce que, d'une part, les observations de M. Villermay et les nôtres propres nous ont démontré que cette action et cette influence n'entrent point au nombre des causes de la maladie qui nous occupe, et de l'autre, les personnes le plus habituées à ces sortes d'excès, mais chez lesquelles le cerveau reste dans une sorte d'inaction sous le rapport des combinaisons intellectuelles et des affections morales, dont l'irritabilité est peu développée, n'y sont point sujettes. Observez en effet, pour vous convaincre de la vérité de cette assertion, les militaires, les ivrognes de profession, les hommes et les femmes des classes inférieures, dont la nourriture est si souvent insuffisante ou mauvaise, tous ces individus ne connaissent pas ce que c'est que des vapeurs, des maux de nerfs, des maladies nerveuses ; et tandis que le café, les liqueurs spiritueuses prises même avec modération, causent de l'agitation cérébrale, de l'insomnie, de la céphalalgie à ce cerveau cultivé et irritable, un bienheureux pauvre d'esprit n'en ressentira aucun effet. Je passe également sous silence les suppressions du flux hémorrhoïdal et autres causes de cette nature ; les observations de M. Villermay et les nôtres propres nous ayant également appris à ranger ces phénomènes au nombre des symptômes de la maladie.

4°. *Symptômes.*

Ce point se trouve en grande partie traité dans l'exposition que nous avons faite des effets des affections morales, de diverses sensations, et des travaux de l'esprit, des symptômes de la cérébropathie spasmodique, et surtout des observations rapportées dans cet article, ainsi que des discussions auxquelles nous nous sommes livrés : aussi ne nous y arrêterons-nous pas autant que nous l'eussions fait sans cette circonstance. Nous tâcherons de nous borner aux choses qui n'ont point été dites, ou nous ne ferons que rappeler celles qui l'auraient été.

Symptômes cérébraux. Passons en revue, toujours d'une manière générale, l'état des sensations, des affections, des passions, de la pensée, des mouvemens. Il s'agit plus particulièrement ici de la cérébropathie chronique. Constatons, auparavant, trois phénomènes qui caractérisent presque toutes les irritations cérébrales; je veux parler de l'*insomnie*, de la *céphalalgie*, de l'*état de la circulation céphalique*. Les malades dorment généralement peu et mal; leur sommeil est le plus souvent troublé par des rêves pénibles, des accès de cauchemar, des frayeurs, des réveils fréquens. Ils ont presque constamment la tête chaude, brûlante, douloureuse : la douleur de cette partie se présente sous les formes les plus variées; ce sont des pesanteurs, des serremens, un sentiment de tension, des picotemens, des frémissemens, des fourmillemens qui semblent dans les bulbes des cheveux; quelques malades comparent leur douleur de tête à l'effet que produirait une calotte de plomb. Ici, comme dans les affections de cette nature, la circulation céphalique, artérielle et capillaire, est très activée, et, de plus, les effets de cette activité en sont plus vivement ressentis par un pouvoir sensorial généralement très exalté; sans cause ou à l'aide de la plus légère excitation cérébrale, d'une affection morale, d'un travail de l'esprit, les artères cérébrales battent avec force, la figure s'anime, les joues sont colorées et brûlantes, les malades se plaignent de battemens, de bouillonnemens dans l'intérieur de la tête, de bouffées de chaleur, de tensions pulsatives dans la peau du crâne, de la face, et surtout de la région supérieure de la tête, de battemens, de pulsations isochrones aux mouvemens du cœur.

Sensations. Les sensations sont en général vives, souvent exagérées ; il en est qu'on doit considérer comme de véritables *hallucinations*, des phénomènes purement cérébraux, qui n'ont point été excités, ou qui l'ont été à peine, par des impressions nerveuses. L'ouïe est d'une sensibilité extrême au moindre bruit ; les malades ressentent fréquemment des bourdonnemens, tintemens, sifflemens dans les oreilles ; il en est qui perdent pendant quelques minutes ou quelques heures l'usage de l'ouïe. La lumière trop vive affecte désagréablement les yeux ; les malades éprouvent des éblouissemens, des illusions d'optique, des étourdissemens, des vertiges, quelquefois des absences plus ou moins complètes de la faculté de voir, qui durent plusieurs minutes ou plusieurs heures, et alternent parfois avec de pareilles absences de l'ouïe, ou autres accidens de cette nature. Les odeurs causent promptement de la céphalalgie. Le goût présente des désordres très remarquables chez quelques chlorotiques ; ces malades savourent avec le plus vif plaisir des corps dont la saveur est détestable pour tout le monde, tels que le sel pris en grande quantité, la craie, des fruits verts, etc. : c'est par une dépravation du goût, autant que par des sensations gastriques que se manifeste l'appétit des personnes affectées de boulimie. Les nerfs cutanés sont très sensibles au froid, à la chaleur, à l'état électrique de l'atmosphère, aux variations brusques de température. Les malades se plaignent presque constamment des sensations dou loureuses les plus diverses et les plus variables pour le siége et la nature ; telles que des douleurs vagues, des alternatives de froid et de chaud, des frissons, une sorte de malaise fébrile, des feux, des fourmillemens, des engourdissemens dans les membres, tantôt dans l'un, tantôt dans l'autre ; quelquefois ce sont des douleurs extrêmement vives, rapportées à l'un des principaux organes, et qui font croire au malade qu'il est menacé d'une grave maladie ; mais il n'a pas de fièvre, et au bout de quelques heures la douleur a changé de lieu ou a disparu. Je suis convaincu que la plupart du temps, ces sensations sont de véritables hallucinations, le résultat de l'action morbide du cerveau ; en voici deux preuves : 1°. les organes auxquels la douleur est rapportée sont sains, et cette sensation n'est ordinairement point augmentée par la pression, le mouvement, etc., comme cela arrive le plus souvent dans les circonstances ordinaires où on l'observe. 2°. L'action cérébrale, la volonté du malade en fait souvent varier le siége, la nature, l'intensité, etc.; qu'un hypochondriaque qui souffre de la poitrine voye une personne souffrante de l'estomac, sa poitrine sera saine, et il se plaindra de l'estomac : ainsi, lorsque je fus affecté de cette maladie, quoique j'éprouvasse une douleur assez fixe au côté gauche, cependant lorsque je le voulais fortement je la ressentais dans le côté droit, ou même dans l'avant-bras gauche.

Affections. Les hypochondriaques ont en général l'humeur très inégale ; ils sont tour à tour et quelquefois sans cause gais ou tristes ; leur physionomie est très mobile et varie d'expression avec une facilité et une promptitude extrême ; ils sont pour l'ordinaire très faibles de caractère, changeant sous ce rapport par les impressions les plus opposées ; ils sont timides, pusillanimes, craintifs, ombrageux, irascibles, inquiets, défians ; ils sont faciles à émouvoir, un rien leur cause des craintes, des tourmens, des inquiétudes, des terreurs paniques, des accès de désespoir. L'état de leur santé, surtout, les inquiète beaucoup ; à la moindre douleur, au moindre accident ils se croient très malades, c'est-à-dire que leur cerveau malade exagère ou *invente*, si je puis ainsi parler, des souffrances, et en présage les plus funestes résultats. Ce qui ne les tourmente pas moins, c'est le mauvais état de leur intelligence ; ils désespèrent de pouvoir jamais continuer ou reprendre leurs occupations, craignent de perdre tout-à-fait la tête, de devenir stupides ou maniaques, de tomber en paralysie générale ou en apoplexie, etc. Je n'ai plus d'idées, vous dira un de ces malades du ton le plus affecté, le plus désespéré, je ne saurais penser, je n'ai plus de mémoire, je suis anéanti, je n'ai plus le courage de rien entreprendre, je suis sans volonté ; j'ai le cœur desséché, mes proches, mes meilleurs amis me sont tout-à-fait indifférens ; je ne saurais me mouvoir, je souffre les douleurs les plus continues et les plus cruelles, ma santé est entièrement délabrée, et une mort affreuse me prépare la fin la plus misérable ; la

mort est mille fois préférable à une pareille existence, à des maux si cruels, à un état aussi humiliant.
Les hypochondriaques recherchent avec avidité les
conseils de la médecine; ils lisent les livres de l'art
et découvrent ainsi en eux tous les maux imagina-
bles, mettent en usage toutes les recettes qu'ils
trouvent vantées; ils consultent sans cesse, cherchant toujours de nouveaux médecins. Ce qui leur
fait surtout la plus grande peine dans leur situation,
c'est que la plupart ayant toutes les apparences extérieures de la santé, on les traite de *malades imaginaires*; on leur dit *qu'ils s'écoutent trop, qu'ils n'ont
point assez de courage, qu'ils devraient et pourraient prendre le dessus.* Ces reproches et ces conseils sont très mal fondés, et font beaucoup plus de
mal que de bien à ceux auxquels on les adresse. Le
dégoût, l'ennui de la vie, sont presque communs à
tous les hypochondriaques; mais comme ils sont poltrons et appréhendent beaucoup les souffrances, ils
parlent souvent du désir de cesser de vivre, et ne se
portent presque jamais au suicide.

Combinaisons intellectuelles. Dans certains cas,
lorsque l'irritation cérébrale est légère, survenue à
la longue par l'habitude des travaux de l'esprit, les
facultés intellectuelles en reçoivent une excitation
fonctionnelle qui rend leurs opérations plus faciles,
plus rapides, ou au moins ne les dérange en rien ou
que fort peu; c'est ainsi que la plupart des hommes
de lettres, des artistes, sont atteints de ce premier

degré de cérébropathie chronique, sans être obligés de quitter leurs occupations faute de pouvoir les continuer. Mais à un degré plus avancé de maladie, le cerveau ne peut plus remplir aussi bien ses fonctions que par le passé : les idées sont difficiles, peu suivies, peu liées, lentes ou rapides et confuses; l'esprit est paresseux, et par instant dans un état d'exaltation qui ne produit rien; les malades se plaignent d'avoir parfois des absences complètes d'idées, de mémoire, ou une rapidité de pensée qui les excite et les fatigue beaucoup. Enfin des idées tout-à-fait déraisonnables, de délire, se manifestent au dernier degré de la maladie ; l'un croit qu'il va mourir, qu'on fait les préparatifs de son enterrement; un autre est persuadé qu'il lui est impossible de mâcher, d'avaler, de digérer, de respirer, de marcher, de penser; un autre, en découvrant sa peau, assure qu'elle est couverte de stigmates, de taches scorbutiques, que ses chairs sont molles, malsaines, que son sang est âcre, scorbutique, etc. etc.

Mouvemens volontaires. Les désordres musculaires, chez les hypochondriaques, sont de deux sortes; les uns se rapprochent des convulsions, et les autres de la paralysie. Les premiers consistent en des crampes, des serremens de gosier, des constrictions thoraciques, d'où des étouffemens, de la dyspnée, de véritables accès d'asthme plus ou moins violens. Les autres consistent en des faiblesses musculaires générales, en des paralysies passagères et ordinairement partielles. Dans le premier cas les malades se plai-

gnent d'une faiblesse générale, de ne pouvoir faire
un long exercice sans se fatiguer beaucoup ; ils
disent qu'ils ne sentent plus leurs membres, qu'ils
sont dans un anéantissement général ; la fatigue musculaire leur cause promptement de la céphalalgie, le
retour de l'excitation cérébrale, des battemens dans
la tête et de la chaleur vers cette partie. Dans le
second, le malade est pris une fois d'aphonie complète, une autre fois d'hémiplégie, une troisième
d'impossibilité de se servir des mains, des pieds, d'un
bras ou de l'autre, de la jambe doite ou de la gauche.
Le plus ordinairement ces paralysies durent peu,
changent de place, sans laisser dans la partie de trace
de leur présence.

Un phénomène cérébral fréquent de la cérébropathie, surtout arrivée à un degré avancé, c'est une
grande tendance du cerveau à éprouver des *faiblesses,*
des pertes de connaissance ; plusieurs malades disent
alors qu'ils ont des *agonies*, des attaques d'apoplexie.
Dans ces sortes de syncopes, il n'y a absolument
qu'une suspension des fonctions cérébrales, des mouvemens qui entretiennent la respiration, et presque
aucun trouble dans la circulation.

Symptómes sympathiques. Le médecin qui veut
connaître bien au juste l'état des autres organes chez
les malades affectés de cérébropathie, doit éviter,
dans ses recherches, plusieurs écueils qui peuvent
également le conduire à la même erreur, le tromper
sur cet état, le faire croire à des désordres ou qui

n'existent pas, ou au moins dont la nature, le caractère, sont loin de ce que les font paraître les
renseignemens donnés par le malade. D'après ce
que nous venons d'exposer touchant l'action cérébrale qui a pour objet la perception des sensations, nous avons vu que cette action était très
exagérée dans ses résultats, et produisait même
quelquefois de véritables hallucinations, des sensations fausses ou sans objet; d'où nous concluons
qu'il faut presque toujours rapporter à l'état morbide
du cerveau l'exagération de souffrances perçues par
lui plus ou moins vivement, quoiqu'elles méritent
souvent à peine de fixer l'attention, ou, qui plus est,
qui n'existent que dans ce même cerveau. Nous
avons aussi vu ces malades s'inquiéter, se tourmenter,
être saisis de terreurs paniques pour les moindres causes, pour les motifs les plus légers, notamment en
ce qui concerne leur santé; le médecin ne devra donc
pas en général se laisser influencer par ces inquiétudes, ces tourmens, ces terreurs, et le devra d'autant
moins, qu'elles seront peintes avec des couleurs moins
en rapport avec l'état qu'indiquent les apparences
extérieures, l'état de la peau, de la physionomie, du
pouls, de la nutrition. On est ordinairement jeté dans
le plus grand étonnement, si on est peu habitué à
observer la cérébropathie, lorsqu'on voit de ces malades, dont la face est bien remplie, colorée naturellement, dont l'embonpoint ne paraît pas diminué, et
qui ont le pouls régulier et calme, se plaindre comme

le feraient des personnes en proie aux plus horribles souffrances. Ce sont ces plaintes comparées à l'état de la face, du pouls, de la coloration de la peau, de l'embonpoint, qui doivent ne laisser aucun doute au médecin sur la maladie à laquelle il a affaire. Il est un autre écueil qu'il est bon aussi de connaître. S'il est peu de personnes amenées à convenir qu'elles ont une tête faible, mal organisée, bien moins encore veulent convenir qu'elles ont la tête mauvaise, le cerveau malade, parce qu'elles croient, et beaucoup de médecins raisonnent de même, qu'un cerveau n'est malade que lorsqu'il est prêt d'être frappé d'apoplexie ou d'aliénation mentale. Presque tous les hypochondriaques ne veulent donc pas que les désordres de leur tête soient essentiels, de grande importance, primitifs, que leur cerveau soit dérangé ; car, disent-ils, s'il était en effet dérangé, nous ne conserverions pas notre pleine et entière raison, toute notre connaissance. Ils cherchent donc, autant qu'ils le peuvent, à fixer leur attention et celle des assistans, du médecin, sur des maux exagérés ou supposés des autres organes : presque jamais ils ne commencent l'exposé de leurs souffrances par celles de la tête, à moins qu'elles soient les seules qu'ils éprouvent. Et lorsqu'on les ramène vers cette partie, qu'on leur parle des troubles de l'esprit, ce n'est rien, c'est peu de chose, disent-ils le plus souvent ; ou bien ils rapportent ces troubles à une exaltation d'esprit, à une grande vivacité de l'imagination, et se plaisent beaucoup à les faire dépendre des dérangemens d'organes éloignés, de l'état du foie ou de la rate, des poumons ou du cœur, de l'estomac ou des intestins, du sang ou de la bile, etc. Peut-être les discours et les conseils des médecins ont-ils aussi contribué à répandre généralement cette opinion.

L'observation m'a démontré que les sept huitièmes au moins des malades affectés de cérébropathie, même au deuxième ou au troisième degré, ne présentent aucun désordre des organes thoraciques ou abdominaux assez grave pour déranger l'exercice des fonctions nutritives; quelques uns seulement se plaignent de palpitations, d'autres de variations dans l'appétit, de quelques flatuosités ou borborygmes, quelquefois d'un peu de lenteur dans la digestion gastrique, de constipation. Les hémorrhoïdes, fluentes ou non, sont très fréquentes chez ces malades. L'autre huitième se compose plus particulièrement de masturbateurs entraînés au tombeau par une consomption cérébrale, ou dont les poumons sympathiquement irrités par le cerveau, deviennent phthisiques; ils maigrissent, s'émacient, deviennent hydropiques, et meurent misérablement: de personnes minées par des chagrins persistans; constamment en présence de la cause qui le surexcite, le cerveau réagit sur l'organe le plus irritable, et y détermine des accidens qui conduisent à une fin funeste, s'il n'est pas possible d'y remédier à temps. Ces malades maigrissent, la peau perd sa fraîcheur, devient terne, terreuse, boutonnée, couperosée; l'appétit se perd, l'estomac ne digère plus que difficilement, et enfin un organe ou l'autre s'enflamme sourdement, devient le siége d'*obstructions*, de cancers; une fièvre lente, consomptive, se déclare, et le malade périt après avoir souffert les affections morales les plus pénibles, été le témoin d'une destruction lente et graduelle, et à laquelle les secours de l'art n'ont pu rien opposer. Mais les malades dont il est ici question ne présentent point aussi tranchés les désordres cérébraux que nous venons d'exposer; ils sont plutôt dans un état de tristesse habituelle, de mélancolie profonde, d'anéantissement moral et intellectuel. Ce sont donc plus particulièrement ceux que nous venons de signaler dans la première classe comme n'ayant presque que le cerveau d'affecté, dont la cérébropathie est accompagnée des désordres cérébraux que nous avons exposés comme caractérisant plus spécialement cette maladie.

5°. *Variétés, marche, durée, terminaisons.*

Les divisions d'un objet doivent être fondées sur des caractères bien distinctifs, et avoir pour but de faciliter la connaissance de cet objet. Il est rare qu'un même état pathologique présente des différences qui conduisent à des divisions offrant un résultat aussi utile, aussi satisfaisant; très souvent les efforts que font les médecins à ce sujet, leurs interminables classifications des maladies ne font qu'obscurcir la matière, la surcharger de remarques, de distinctions inutiles et embarrassantes, sans aucun avantage pour le traitement, loin de là souvent très nuisibles sous ce rapport. Après une pareille explication, on doit bien penser que nous n'attachons pas une grande importance aux distinctions qui pourraient être faites dans la cérébropathie d'après le mode de manifestation, l'apparence extérieure des phénomènes qui caractérisent cette maladie. Considérée sous le rapport de sa marche, de l'intensité des désordres, on pourrait diviser la cérébropathie en aiguë et en chronique; la première peut durer plusieurs jours ou plusieurs mois, mais rarement plus : ou le malade guérit, ou bien l'irritation cérébrale augmentant il survient une inflammation, une fièvre ataxique qui emporte le malade, ou bien enfin elle passe à l'état chronique. La cérébropathie chronique est continue ou intermittente. La première est plus fréquente que la seconde, et présente souvent des exacerbations. Celle intermittente porte plus particulièrement le nom de *vapeurs*, et se trouve très bien caractérisée dans l'observation de madame D.... Celle continue est différente aussi sous le rapport de sa durée et de sa marche, selon qu'elle est causée par des affections morales vives, pénibles et sans cesse agissantes, ou par des excès vénériens continuels, ou bien par des travaux intellectuels qui peuvent être modérés ou suspendus, et par là laisser le cerveau dans le repos; ou enfin par des affections morales peu vives, telles qu'un ennui modéré. La première marche plus rapidement, a des conséquences bien plus fâcheuses, tandis que la seconde n'est point incompatible avec une longévité très avancée. C'est en général de cette dernière dont sont affectées les personnes appelées malades imaginaires, hypochondres ou hypochondriaques. Ces malades, ainsi que les vaporeux, s'ils savent se ménager, soigner leur santé, et se convaincre que leur état n'est point alarmant, pourront d'abord vivre très long-temps, et ensuite conserver l'usage de leur raison, et les facultés de leur esprit sans affaiblissement bien manifeste. C'est ainsi qu'on voit presque tous les gens de lettres parcourir une longue carrière sans perdre l'habitude de leurs occupations et le pouvoir de continuer leurs travaux littéraires.

Je suis d'avis de rapporter à la maladie qui nous occupe, à la variété intermittente que nous avons appelée vapeurs, *la migraine périodique.* Cette affection revient tous les jours, toutes les semaines ou seulement une ou deux fois le mois. Elle est caractérisée par une douleur plus ou moins violente, ordinairement hémicranienne, obtuse, avec affaissement, anéantissement moral et intellectuel, sorte d'abrutissement, impossibilité de se livrer à ses occupations ordinaires; quelquefois l'esprit est dans une inquiétude, une agitation qui force le malade à aller et venir, à fuir le repos. L'appétit est nul; quelquefois il se manifeste des envies de dormir ou des vomissemens; les malades disent alors qu'ils ont une migraine qui leur *tombe sur le cœur.* Après quelques heures, une demi-journée, un jour, plus ou moins, la céphalalgie et tous les autres accidens disparaissent pour revenir régulièrement à l'époque suivante. Les femmes sont beaucoup plus sujettes à la migraine que les hommes; la différence des unes aux autres est au moins comme 9 est à 1. A la longue les cheveux blanchissent, notamment à l'endroit de la douleur. Les femmes qui sont souvent en butte à des contrariétés, à des chagrins, éprouvent fréquemment des céphalalgies continuelles accompagnées de douleurs de poitrine, d'estomac, de flueurs blanches, de palpitations, sans autres caractères de la cérébropathie. C'est, en quelque sorte, un premier degré de cette maladie. Marmontel se plaint (Œuvres posthumes) d'avoir souffert, sept années de suite, seulement quinze jours chaque année et quatre heures chaque jour, d'un battement très circonscrit et très douloureux, qu'il compare à un coup de stylet pénétrant le sourcil gauche et allant percer jusqu'à l'âme. Entre les accès il ne restait aucune trace du mal.

Lorsque la cérébropathie chronique n'est pas traitée convenablement et prise à temps par le médecin, si les malades restent toujours soumis à la même intensité de la cause, tantôt, comme nous l'avons dit, des irritations, des inflammations chroniques des viscères thoraciques ou abdominaux, une consomption cérébrale, le tabes dorsalis, entraînent le malade au tombeau ; d'autres fois, l'affection cérébrale fait seule des progrès et arrive à manifester les désordres du troisième degré, très voisins de l'aliénation mentale, et ne permet presque plus au malade de se servir de ses facultés intellectuelles. Dans ce cas ce sont ordinairement des apoplexies, des ramollissemens du cerveau qui terminent la vie des malades. On sait que ces deux affections sont très fréquentes chez les gens de lettres ainsi que chez tous ceux dont le cerveau est continuellement excité, en exercice.

6°. *Diagnostique.*

La maladie qui nous occupe doit avoir de l'affinité avec les autres maladies du cerveau de la même famille, et pourrait être confondue dans ses phénomènes sympathiques avec des affections siégeant dans les organes où se manifestent ces phénomènes. C'est à caractériser et distinguer la cérébropathie sous ces deux rapports, et surtout sous le dernier, que nous avons été portés à faire quelques réflexions.

La cérébropathie spasmodique ne diffère guère de la cérébropathie proprement dite que par son caractère essentiel, qui est d'offrir des mouvemens convulsifs revenant par accès avec semi-perte de connaissance, et en ce que les malades n'offrent pas en général cette exagarération, ces hallucinations sensoriales qui caractérisent particulièrement cette dernière. Du reste, dans l'une et dans l'autre, même exaltation ou affaissement de l'esprit, même exaltation des affections, mêmes céphalalgie, insomnie, accélération de la circulation céphalique, cérébrale, mêmes sensations à l'intérieur ou à l'extérieur du crâne. De plus, dans l'un et l'autre cas, on observe ces crampes, ces serremens de gosier, ces étouffemens qui annoncent un état convulsif du système musculaire ; et les désordres sympathiques ne présentent guère de différences remarquables que relativement à l'âge, au sexe, aux dispositions individuelles des malades. Sydenham fit donc preuve d'un grand talent observateur, lorsqu'il confondit ces deux maladies dans leur siége et dans leur nature. C'est surtout la variété de cérébropathie intermittente qui a le plus d'analogie avec la cérébropathie spasmodique.

La maladie qui fait le sujet de nos recherches actuelles a aussi beaucoup de points de contact avec la folie, non seulement sous le rapport de son siége qui est le même, mais sous celui de l'expression des désordres cérébraux. Il est bien important de distinguer ces deux affections, non pas tant dans le but d'arriver à les mieux traiter, que dans celui de fixer les droits du malade à l'exercice des actes pour lesquels les lois exigent l'entière existence de la raison. Les aliénés doivent être interdits pour cause d'incapacité morale, et leurs actions excusées lorsqu'elles seraient considérées comme criminelles et encourraient toute la sévérité des lois chez les autres individus : les hypochondriaques, au contraire, conservent en général assez l'usage de leur raison pour être responsables de leurs actions, surtout pour ce qui concerne les affaires civiles ; quant aux actes criminels qu'ils pourraient commettre, sur l'avis de médecins éclairés, et en pesant bien toutes les circonstances de ces actes, la société pourrait user le plus souvent de la plus grande indulgence, sans toutefois jamais accorder une impunité entière au crime.

1°. Un caractère essentiel et presque sans exception de la folie, est celui-ci : les malades n'ont point conscience de leur état ; tantôt ils ne pensent nullement à leur situation, et tantôt ils croyent leur santé, leur raison sans aucune altération, accusant, dans ce dernier cas, les personnes qui leur donnent des soins, de tenir envers eux une conduite inconvenante et criminelle, qu'ils sauront faire punir lorsqu'ils en auront le pouvoir. Les hypochondriaques connaissent très bien leur situation ; ils savent que leur santé est dérangée, et ont très bien conscience de tous les désordres de leur intelligence, ils en rendent le compte le plus exact et même le plus minutieux, n'oubliant aucun détail. Quelques aliénés ont pourtant aussi conscience de leur état, et, d'autre part, certains hypochondriaques, dont la maladie est parvenue au troisième degré, sont presque de véritables aliénés, et quelquefois tombent dans une démence complète. C'est au médecin à juger, en pareils cas, de l'étendue du pouvoir de la raison du malade, et du degré de liberté qui a présidé à ses actions.

2°. L'aliéné maniaque ne pense point, ou bien ses idées sont incohérentes, sans suite, sans liaison avec les sensations présentes, avec les idées acquises ; son intelligence est l'image du chaos, son esprit est incapable d'aucun travail, ses affections sont totalement perverties, affaiblies, anéanties ; ses sens intellectuels (la vue, l'ouïe et le toucher) le trompent souvent sur les qualités des objets ; il est en délire. Un hypochondriaque peut bien avoir les facultés intellectuelles affaiblies, peu capables d'opérations, de travaux soutenus ou difficiles, mais en général il pense, raisonne, et ses sensations intellectuelles sont justes ; si son caractère éprouve de fréquentes variations, si ses affections diminuent ou augmentent d'énergie, il ne se méprendra cependant pas entièrement sur les objets qu'il doit rechercher ou éviter, ou haïr ; rarement enfin peut-on dire qu'il est en délire, et surtout de la même manière que le maniaque. La différence est surtout frappante pour le médecin habitué à observer ces deux espèces de malades. Ici, comme dans une foule d'autres occasions, il est beaucoup plus facile à l'esprit de saisir les choses que de les représenter, d'acquérir une conviction que de la faire passer dans l'esprit du lecteur.

Il est plus important pour nous de fixer un moment notre attention sur les désordres sympathiques de la cérébropathie, par cette raison, que ce sont ces désordres qui ont toujours absorbé presque exclusivement celle des médecins, qui les considèrent comme la partie principale de la maladie. Nos réflexions sur ce sujet sont entièrement applicables à la cérébropathie spasmodique.

Quelle est la nature de l'affection cutanée, pulmonaire, gastrique, cardiaque ou autre, dans ces cas? la plupart des médecins la disent *nerveuse;* le docteur Broussais en fait une phlegmasie, et, de plus, laissant de côté tous les organes pour ne voir, dans cette circonstance comme dans bien d'autres que l'estomac, la maladie que nous étudions n'est pour ce médecin qu'une *gastrite* (1). Les premiers, guidés par des faits d'observation, ont eu raison de reconnaître un caractère particulier à cette affection; nous ne pourrons que nous ranger de leur avis sous ce rapport. L'opinion du docteur Broussais ne sera point ici une autorité pour nous, parce que nous sommes convaincus d'abord qu'il a peu observé de ces sortes de faits, et ensuite qu'il est trop dominé par l'idée de convertir en gastrite une foule d'affections cérébrales.

Plusieurs faits nous démontrent que les organes sympathiquement affectés ne sont point dans un état d'inflammation, du moins dans la plupart des cas. Je ne dis pas que cette dernière affection ne puisse se développer; je crois, au contraire, que l'état morbide des organes de l'hypochondriaque peut très bien être suivi de phlegmasies le plus souvent chroniques. Mais il s'agit ici de la généralité des cas, de l'existence de la maladie avant qu'elle ne tende à une terminaison funeste. Ces faits sont:

____

(1) *Nouvel examen de la doctrine médicale*, etc. Paris, 1816.

1°. que ces désordres sympathiques peuvent durer dix, vingt, trente ou quarante ans, sans que les actes nutritifs, que la santé, s'en trouvent dérangés en rien. Le malade s'est plaint de la peau, des poumons, de palpitations de cœur, de flatuosités, et sa peau est fraîche, sa respiration libre, son cœur vigoureux et sain, son estomac et ses vésicules adipeuses en bon état. Je demande si une gastrite, une phthisie, etc. ont jamais eu de semblables résultats. 2°. Après avoir ainsi souffert des mois et des années, le malade cesse quelques heures ou quelques jours de fatiguer, d'exciter, de tourmenter son cerveau; il va se récréer au spectacle ou à la campagne, et en aussi peu de temps tous ses maux disparaissent. Je demande encore si c'est là un caractère des phlegmasies. 3°. Il est très probable qu'ici l'influence cérébrale étant la même pour tous les organes, et d'ailleurs, leurs troubles ayant déjà des traits de ressemblance, leur affection doit être de même nature. Or, la peau de l'hypochondriaque n'est point enflammée, son cœur ne l'est pas non plus dans le cas où ces parties présentent des désordres; l'estomac ne doit pas l'être davantage. 4°. Remarquons, enfin, que les inflammations, quelque lentes et chroniques qu'elles puissent être, ne tardent jamais aussi long-temps à s'accompagner de maigreur, de fièvre, et à être suivies d'une terminaison funeste.

Mais enfin ces désordres sont-ils nerveux ? Je me garderai de les qualifier ainsi, autrement que pour les désigner comme des effets d'une affection cérébrale;

car, je l'ai déjà dit, nous ne pouvons savoir quels sont les élémens d'un organe qui sont le siége des phénomènes fonctionnels ou autres que cet organe manifeste.

Je pense que le plus souvent il n'existe qu'un excès d'irritabilité dans la partie, comme nous le voyons pour la peau, qui est bien plus vivement impressionnée par le froid ou la chaleur, l'ouïe par le bruit ; l'estomac, le poumon, le cœur, peuvent très bien être ainsi plus vivement impressionnés par leurs stimulans fonctionnels, en être affectés désagréablement, et répondre irrégulièrement à leur action. Au reste ce n'est là qu'une conjecture.

Cullen me semble avoir assez bien saisi les différences qui distinguent les désordres gastriques de l'hypochondrie d'avec les phlegmasies gastriques qu'il comprend sous le nom de *dyspepsie.* « On voit, dit-il, d'après tout ce que je viens de dire, que dans la dyspepsie souvent l'affection de l'esprit n'existe pas, ou quand elle existe, elle est presque toujours très légère : dans l'hypochondrie, au contraire, l'affection de l'esprit est plus constante, et les symptômes de dyspepsie ou les affections de l'estomac, *n'existent souvent pas, ou sont très légères.* L'affection de l'esprit accompagne quelquefois la dyspepsie, dit-il ailleurs, mais *elle constitue toujours particulièrement la circonstance principale de l'hypochondrie.* » Enfin, ce qui ne doit plus laisser douter que Cullen ne considère pas l'affection de l'estomac comme essentielle et bien importante, ce sont ces propres expressions : « Cette tournure d'esprit se trouve souvent jointe à un *petit nombre* de symptômes de dyspepsie, ou seulement à des *symptômes légers*; et même quand ces derniers existent, ils paraissent être plutôt les *effets* du tempérament général (il est induit en erreur ici par la doctrine des tempéramens; il veut indiquer le cerveau), que d'une *affection primitive ou locale de l'estomac.* »

Je pense que l'embarras gastrique sans fièvre des auteurs, doit être considéré comme un premier degré de cérébropathie aiguë. On est si habitué à oublier les souffrances du cerveau, qu'ici comme en beaucoup d'autres occasions, on s'attache à quelques troubles gastriques de peu d'importance qu'on regarde comme essentiels, négligeant des désordres cérébraux qu'on regarde comme sympathiques. Ceux-là consistent en une diminution puis la perte de l'appétit, un sentiment de plénitude dans l'estomac, quelquefois des nausées, des envies de vomir et même des vomissemens. Ceux-ci sont une pesanteur de tête, une céphalalgie plus ou moins intense, des lassitudes dans les membres, un sentiment de faiblesse générale, l'affaiblissement de la pensée, l'insomnie. Ces accidens sont fréquemment la suite de l'action de la chaleur, de veilles opiniâtres, de travaux de l'esprit, d'affections morales, de l'ivresse. Si l'on fait attention au mode d'action des causes, et si l'on compare l'intensité des désordres des deux organes, on ne balancera pas à attribuer au cerveau la cause première des phénomènes observés.

On ne confondra pas non plus les mouvemens tumultueux du cœur dépendant de l'influence cérébrale avec les anévrismes, hypertophies ou autres lésions de cet organe. On les en distinguera d'abord par leur liaison avec l'affection du cerveau, et ensuite par leur intermittence complète, et autres circonstances provenant particulièrement du fait de cette intermittence.

A l'aide de ces données générales on pourra ne pas confondre des affections essentielles du poumon ou d'autres organes avec les désordres propres à la cérébropathie.

En résumé, cette maladie a pour principaux caractères, 1°. d'exister le plus souvent sans fièvre; 2°. de se présenter avec des désordres cérébraux en apparence très graves, et une exagération très remarquable dans la perception des sensations dites internes; 3°. d'être en général assez bornée au cerveau pour que les fonctions nutritives n'éprouvent point de dérangemens, ou n'en éprouvent que de légers, qui ne semblent point en rapport avec ceux du cerveau.

7°. *Pronostic.*

Nous finirons d'établir le pronostic de la cérébropathie par les propositions suivantes :

1°. A l'état aigu elle est plus dangereuse qu'à l'état chronique; mais aussi elle est plus facile à guérir dans le premier cas que dans le second, le cerveau n'ayant point encore acquis cette sorte d'habitude maladive qui rend toutes les affections plus difficiles à guérir.

2°. La cérébropathie chronique provenant d'excès vénériens, d'affections morales pénibles dont l'action persiste, est plus dangereuse et plus difficile à guérir que celle qui naît à la suite des travaux de l'esprit ou d'affections morales non persistantes ou peu vives.

3°. Celle-ci n'est pas en général dangereuse, les malades pouvant parcourir une longue carrière et jouir des facultés de leur esprit s'ils ont soin de leur santé. Il faut dire aussi que lorsqu'elle a duré plusieurs années on parvient rarement, si même l'on y parvient jamais, à rendre au cerveau sa constitution primitive. Ordinairement on procure seulement des rémissions, des intermissions, par des moyens convenables; mais les accidens reparaissent avec le retour aux occupations, ou bien le cerveau conserve un excès d'irritabilité qui le rend toujours bien plus impressionnable qu'auparavant.

8°. *Recherches cadavériques.*

Les ouvertures de cadavres d'hypochondriaques n'ont jusqu'ici pu donner que des résultats peu satisfaisans. D'un côté les recherches n'ont point été dirigées vers le cerveau, et de l'autre toute l'attention a été fixée sur les organes presumés le siége du mal : et comme ceux-ci ont presque toujours présenté des altérations, soit qu'elles fussent indépendantes de l'affection cérébrale, soit qu'elles en fussent des suites, le fait de leur existence n'a servi qu'à confirmer les idées erronées que l'on avait déjà sur le siége de la maladie qui nous occupe. Tout ce que nous pouvons faire ici, c'est d'engager les observateurs à secouer le joug de l'autorité, et à entreprendre de nouvelles recherches, guidés par des principes lumineux de physiologie et de pathologie, par des connaissances suffisantes sur l'organisation des parties dans l'état sain, et les altérations qu'elle est susceptible de subir dans les maladies.

9°. *Traitement.*

Il est assurément peu de maladies pour lesquelles on ait mis autant à contribution les vastes réservoirs de la droguerie et l'art du pharmacien que celle dont nous venons de tracer l'histoire. La raison en est toute simple : c'est que, d'un côté, les médecins n'ayant pas d'idée positives sur son siége et sa nature, au lieu de traiter l'organe essentiellement souffrant, ont, le plus souvent, appliqué leurs remèdes partout où ils ont aperçu quelque désordre, excepté précisément à l'endroit le plus affecté; de l'autre, les malades veulent à toute force user de remèdes à profusion; et comme, ordinairement, ils n'en retirent aucun avantage, et que leur maladie dure des années, toute leur vie ils varient continuellement, s'arrêtant à toutes les recettes prônées, et les abandonnant aussitôt pour recourir à d'autres. Le médecin pourra

maintenant, du moins je me plais à le penser, prendre pour guide, dans le traitement de la cérébropathie, des principes sûrs, ne plus faire la médecine tout empirique du symptôme, chercher au
contraire à remplir des indications curatives bien déterminées. Et comme il ne devra point contrarier
trop ouvertement le goût du malade pour l'abondance
et la variété des moyens thérapeutiques, sans quoi
il verrait ses conseils abandonnés pour ceux de char-
latans peu scrupuleux, il saura diriger son choix de
manière à ce que ces moyens ne nuisent point à la
santé, et forment, pour ainsi dire, une partie du traitement moral si nécessaire dans cette maladie.

Je me bornerai à exposer un petit nombre de préceptes généraux à l'aide desquels le médecin pourra
facilement pénétrer les détails du traitement de la
cérébropathie. Ce chapitre ne finirait pas si l'on voulait faire l'application de ces préceptes aux cas particuliers variables presque à l'infini. D'ailleurs les règles
thérapeutiques exposées à l'article du traitement de
la cérébropathie spasmodique, sont en général applicables ici.

I. Dans un très grand nombre de maladies les causes
occasionnelles ont une action passagère, et doivent
influer beaucoup moins qu'on ne le pense encore
trop communément sur l'emploi des moyens curatifs :
qu'une pneumonie soit la suite d'un coup d'épée, de
l'impression de l'air froid sur la muqueuse bronchique, ou de la sensation du froid, le médecin fera

attention bien plutôt à la constitution du sujet, à l'intensité de la maladie qu'à ces causes, pour en diriger le traitement. Dans la cérébropathie, au contraire, les circonstances qui en ont provoqué le développement persistent ordinairement et réclament une attention particulière. Ainsi tant que le cerveau continuera à être excité par un excès de travail, par une affection morale triste, etc. tous les remèdes possibles ne pourraient faire cesser un état incessamment entretenu et augmenté. La première indication à remplir consiste donc à éloigner, ou au moins à affaiblir, si cela se peut, les causes de la maladie : on fera quitter le cabinet à l'homme de lettres, prendre du repos au jeune homme que trop d'amour pour l'étude entraîne dans des veilles continuelles, de la distraction à la personne affligée par des chagrins, des tourmens, des inquiétudes; on fera cesser l'habitude des plaisirs vénériens au masturbateur et au libertin. Si l'on n'a point d'espoir d'obtenir la guérison, soit que le genre de vie s'y oppose absolument, ou que la maladie soit chronique et ancienne, on prescrira du moins au malade certaines précautions qui pourront diminuer l'influence des causes qui irritent le cerveau. Ainsi l'homme de lettres aura soin de ne pas se tenir trop long-temps à ses travaux, de reposer de temps en temps son esprit, de se récréer surtout lorsqu'il sent que sa tête devient chaude et brûlante, que sa face est animée, ses yeux vifs et douloureux; il devra le moins possible s'occuper le soir avant de se coucher, pour que son cerveau puisse goûter plus facilement le sommeil.

II. La direction des fonctions cérébrales mérite de fixer particulièrement l'attention du médecin ; il peut produire par ce moyen les plus heureux résultats, ou au moins empêcher le mal de faire des progrès : il n'est peut-être pas de maladie où le traitement appelé moral soit d'une application plus générale que dans la cérébropathie. Le malade évitera les *sensations* trop vives et trop brusques du froid et de la chaleur, des odeurs pénétrantes, de certaines espèces de musique ; il ne recherchera que le moins possible la sensation vénérienne, qui l'ébranle et l'anéantit, le replonge dans ses rêveries mélancoliques, dans ses accès de tristesse et de désespoir. Tout en évitant les trop fréquentes et trop violentes secousses de la puissance sensoriale, il aura bien soin de ne pas tomber dans un excès opposé, comme cela arrive à certaines vaporeuses qui se tiennent dans des appartemens à peine éclairés, tellement isolés, tellement clos que jamais elles n'entendent aucun bruit, car il en résulterait que le cerveau ne pourrait plus supporter l'action des moindres impressions sensoriales, et en serait beaucoup plus désagréablement affecté lorsqu'on ne l'en aurait pas préservé. Faites donc sortir ces vaporeuses de leurs boudoirs et de leurs appartemens obscurs et impénétrables au son ; qu'elles fassent des promenades en plein air. Si cependant le bruit des voitures, les cris ébranlent trop leur cerveau, elles feront bien de mettre quelque corps dans leurs oreilles pour en affaiblir l'effet sur cet organe.

Les malades chercheront toutes les situations morales où le calme de l'âme est rarement troublé par ces *affections*, ces *émotions vives* qui produisent chez eux de si fâcheux effets. Je connais un malade qui prend de telles précautions dans ce but, qu'il va jusqu'à défendre qu'on lui remette une lettre immédiatement après son dîner, dans la crainte d'en apprendre quelque nouvelle qui pût lui causer de l'inquiétude et troubler sa digestion. Le médecin doit acquérir la confiance de son malade : qu'il se garde également de lui dire qu'il a le *cerveau dérangé*, de ne pas écouter avec patience toutes ses plaintes, et de paraître n'y pas ajouter foi ; qu'il satisfasse son imagination par l'administration de remèdes ; qu'il cherche à calmer ses craintes sur l'état présent et à venir de sa santé, en lui faisant voir le bon état de ses fonctions nutritives. Il engagera surtout les parens, les amis et toutes les personnes qui entourent le malade à ne pas le tourmenter en le traitant de *malade imaginaire* ; en lui disant que s'il voulait, s'il ne se laissait pas aller, s'il avait plus de courage, il se porterait bien ; en l'accusant de trop s'écouter, de prendre plaisir à se faire des remèdes, etc. Rien n'affecte autant ces infortunés si dignes d'intérêt, que de ne paraître prendre aucune part à leurs souffrances, de leur adresser sans cesse des reproches sur leur conduite.

Les travaux de l'esprit devront être suspendus ou conduits avec beaucoup de ménagement. Rien n'est plus favorable pour opérer une utile diversion aux idées morbides qui poursuivent le malade, pour reposer l'esprit, que les distractions que procurent des voyages, des occupations à la campagne, des promenades à cheval, des spectacles gais, la fréquentation de sociétés agréables. Il n'est pas rare de voir un malade qui part pour un voyage, se trouver débarrassé de tous ses maux dès les premiers jours. Mais il ne faut pas se fier à un si prompt succès; le cerveau a toujours besoin d'un repos de plusieurs mois, ou même de plusieurs années, s'il a été beaucoup fatigué et est malade depuis long-temps.

Les exercices musculaires sont utiles comme moyens de distraction, en détournant le cerveau de ses occupations, et aussi en le fatigant de manière à rendre plus difficiles ses opérations intellectuelles. Il faut toutefois que ces exercices soient pris modérément, et seulement jusqu'à une lassitude légère; au-de là ils causeraient de la céphalalgie, des douleurs musculaires qui troubleraient le sommeil, et augmenteraient ainsi l'irritation cérébrale. On les conseillera particulièrement à la suite des repas, et peu avant le coucher, qui devra toujours avoir lieu de bonne heure ; les malades se trouveront bien alors d'une promenade récréative. Mais ils éviteront avec soin la solitude dans leurs promenades; car s'ils sont seuls, leur esprit se livre entièrement à ses réflexions accoutumées, sans que les objets extérieurs puissent l'en détourner.

III. Si la maladie est aiguë, un traitement anti-phlogistique plus ou moins actif suivant les cas, sera mis en usage. Il consistera en saignées générales, ou en applications de sangsues à divers endroits de la tête, ou aux parties inférieures, à l'anus, à la vulve, aux cuisses, aux pieds, dans le cas où il existerait une suppression des règles ou d'un écoulement hémor-rhoïdal ; en boissons aqueuses abondantes, bains tiè-des, applications froides sur la tête en même temps que le malade se tient dans un bain de pieds ou de siége. Les stimulans cérébraux, tels que café, li-queurs, vin pur, etc. seront proscrits du régime alimentaire. Si elle est chronique, je ne pense pas qu'on doive avoir recours à un traitement de nature opposée, ou même différente ; seulement comme on ne peut ordinairement avoir recours qu'à des moyens palliatifs, la maladie devant presque toujours durer autant que le malade, il faut en ménager l'emploi afin de pouvoir y revenir aussi souvent qu'il sera nécessaire de remédier à des accidens, de s'opposer aux progrès du mal.

IV. Les désordres sympathiques réclament souvent quelques soins particuliers : le médecin saura surtout diriger son attention vers l'organe le plus affecté, qui paraîtrait atteint d'irritations inflammatoires, de phlegmasies chroniques, et cherchera, par des moyens convenables, à faire cesser, à diminuer ce nouveau

centre morbide, qui, sans cela, finirait très probablement par devenir la maladie principale et emporter le malade. Il est cependant bien essentiel qu'il ne
s'en laisse pas imposer par une apparence de gravité
qui tient entièrement à l'état du cerveau, et qui cesse
aussitôt que cet organe recouvre sa santé : c'est ainsi
que l'on voit des jeunes gens exténués à la suite de
travaux d'esprit ou d'excès vénériens, qui toussent,
éprouvent des douleurs de poitrine, crachent le sang,
maigrissent, sont pris de fièvre le soir, et chez lesquels quelques mois de repos, un voyage, en rendant
le repos au cerveau, font cesser comme par enchan-
tement cette prétendue phthisie, ramènent l'embonpoint et tous les attributs de la santé. Je dis qu'il est
important de distinguer un pareil état d'un autre
réellement très grave ; car dans le premier cas les remèdes qu'on emploierait, outre qu'ils feraient oublier
les vrais moyens de guérison, pourraient eux-mêmes
aggraver la maladie, quelque peu actifs qu'ils fussent.

Les malades n'ont guère un empire absolu que sur
le choix des stimulans fonctionnels de l'estomac, le
sang et l'air étant en général hors de l'influence de la
volonté. Ils auront donc soin de ne pas surcharger
cet organe d'alimens, et notamment d'alimens difficiles à digérer. L'espèce de malaise qui suit ordinairement le repas est pour ces personnes très incommode,
leur cause quelquefois des accidens ; il se développe
souvent des gaz qui gonflent l'abdomen et gênent la
respiration. Ils s'abstiendront de boire du vin pur ;

ils feront même bien de s'habituer à ne boire que de l'eau pure, ou seulement colorée de vin pour lui ôter sa saveur trop fade. La constipation tourmente presque tous les hypochondriaques : on remédie à cet accident par des boissons légèrement laxatives, par l'usage habituel de lavemens simples. Pomme conseille d'employer pour ces derniers l'eau froide pure ; j'ai obtenu de très bons résultats de ce moyen. Une ou deux pilules drastiques prises plusieurs jours de suite produisent aussi de très bons effets.

Il est bon de favoriser l'écoulement des hémorrhoïdes chez les malades qui en sont incommodés depuis long-temps. Les irrégularités de l'écoulement menstruel doivent aussi fixer l'attention du médecin. Des applications de sangsues à l'anus ou à la vulve, aux époques ordinaires de ces flux, des bains de siége, de pieds, la vapeur d'eau dirigée vers ces parties, l'exercice du cheval, d'une voiture mal suspendue, seront utilement employés dans le but qu'on se propose.

J'aurais beaucoup trop à faire si je voulais passer en revue tous les médicamens conseillés, toutes les recettes vantées ; il me suffit de les avoir proscrits en masse, les accusant d'ailleurs assez par mon silence. Cependant je dois signaler comme absurde l'emploi presque général d'une espèce de médicamens qu'on appelle *absorbans*, parce qu'on croit qu'ils se combinent avec les gaz qui se développent dans l'estomac, ou se mêlent aux mucosités que sécrète cet organe ; on

prône surtout la magnésie comme ayant ces qualités.
Qui ne voit d'abord que quelques grains de magnésie
ne peuvent produire aucun effet en se mêlant aux
mucosités gastriques? qui ne sait que ce n'est d'ailleurs pas à ces mucosités qu'il faudrait s'en prendre
pour guérir l'état organique qui les produit? qui ne
voit ensuite que ce peu de magnésie ne pourrait soli-
difier que bien peu de gaz, qu'il faudrait, de plus, que
ce gaz fût de l'acide carbonique pour pouvoir être
absorbé? Ce médicament n'a donc aucun effet avantageux; l'indication qu'on se propose de remplir est
fondée sur des idées d'humorisme; et, ce qui est
plus important à observer, il peut, en irritant l'estomac, provoquer une sécrétion plus abondante de ces
humeurs et de ces gaz, causer des gastralgies, des
vomissemens.

V. Les rechutes sont très fréquentes ; d'abord
parce qu'il est ordinairement difficile, souvent impossible d'obtenir une guérison parfaite, et ensuite
parce qu'il est encore moins possible de soustraire
pour toujours le cerveau à l'influence des causes qui
l'ont dérangé, ou de tout autre exercice qui aura les
mêmes résultats.

DE L'ÉPILEPSIE.

L'épilepsie a été connue dès la plus haute antiquité, non seulement des médecins, mais de tous les
hommes. Les noms qu'on lui a imposés dans ces siè-

cles nous montrent qu'on se faisait une idée tout-à-
fait extraordinaire de sa nature, qu'on la croyait produite par des causes surnaturelles. Et quoique Hippocrate ait dit que ses causes étaient tout aussi physiques que celles des autres maladies , il lui a pourtant
conservé le nom de *maladie sacrée* ou *divine*, qu'elle
a reçu de Platon, qui la regardait comme un effet de
la colère des dieux. Galien l'appelle *morbus sacer et
major* ; Aristote lui donne le nom de *mal d'Hercule*, à
cause de la force et de la violence de ses symptômes
Pline lui donne celui de *morbus comitialis*, en raison
de ce que si , pendant la tenue des comices à Rome,
quelqu'un était pris d'une attaque épileptique , on
suspendait l'assemblée, parce qu'on considérait cet
événement comme de très mauvais augure. D'autres
noms, qu'elle a reçus plus tard , indiquent toujours
qu'on la regardait comme un mal tenant du surnatu-
rel ; tels sont ceux de *haut mal*, de *mal de saint
Jean*, etc. Il faut avouer que l'aspect hideux, horrible, effrayant du malade pendant l'attaque, les convulsions de sa physionomie, les contorsions de tous
ses membres, l'abolition passagère de son intelligence,
l'espèce de stupidité qui suit immédiatement l'attaque,
l'invasion subite, sans phénomènes précurseurs, des
accès, et avec tout cela toutes les apparences d'une
santé florissante, avaient bien de quoi en imposer à
des âmes superstitieuses, croyant à la puissance des
dieux, sans cesse portées à admettre une origine sur-
naturelle aux phénomènes même les plus ordinaires.

De nos jours encore, quoique ces erreurs n'aient plus aucun crédit, on ne parle point dans le monde de l'épilepsie comme d'une autre maladie ; on lui conserve encore les noms de *grand* et de *haut mal*. Les médecins eux-mêmes, si l'on en juge par la nature des moyens qu'ils emploient pour la guérir, s'en font aussi une idée toute particulière : depuis l'ustion de la peau de la tête et même des os du crâne, jusqu'à la cautérisation de l'estomac par le nitrate d'argent, rien ne leur paraît trop énergique pour attaquer ce haut et ce grand mal. Laissant de côté les opinions vulgaires, étudions cette maladie en physiologiste.

Nous passerons d'abord en revue les opinions des auteurs sur le siége de l'épilepsie, et ensuite nous ferons l'histoire de cette maladie.

§. Ier. *Opinions des auteurs sur le siége de l'épilepsie.*

Je ne connais aucune affection dont les caractères soient aussi bien marqués, indiquent d'une manière aussi claire le siége des désordres, l'organe essentiellement lésé, que l'épilepsie. Ainsi, malgré que le médecin physiologiste ne doive avoir aucun doute sur le siége de la folie et des deux maladies du cerveau que nous venons d'étudier, l'analyse des phénomènes de l'épilepsie, leur marche, leur développement et leurs suites, le conduiront encore plus facilement au siége de la cause prochaine et immédiate de ces phénomènes, qui est le cerveau. J'avoue qu'après avoir observé avec soin un très grand nombre de malades atteints de cette affection, j'ai été très étonné que les auteurs aient pu émettre une opinion différente de celle-là, rechercher dans les viscères thoraciques ou abdominaux, dans les membres ou dans le bout des doigts, la cause de désordres si évidemment et si exclusivement cérébraux, comme on le verra ci-après. Cherchons donc sur quels motifs, sur quels faits ils ont fondé, appuyé leur manière de voir. Tissot nous servira à merveille pour faire cet examen, ce savant compilateur ayant, dans un volume, offert le résumé des travaux de tous ses prédécesseurs sur cette matière.

Charles Pison, le premier, considéra l'épilepsie comme une affection idiopathique du cerveau; il confondit, comme nous l'avons vu, cette maladie avec la cérébropathie spasmodique. Willis adopta à peu près la même opinion sur le siége de l'épilepsie. De Moor, environ un siècle après, soutint aussi que, dans cette maladie, le cerveau est idiopathiquement affecté: *morbus caducus omnis mihi est idiopathicus*, dit cet auteur (1). Ce sont les seules autorités que je connaisse, qui aient émis une semblable opinion ; tous les autres médecins ont partagé celle d'Hippocrate, d'Arétée, et de Galien, qui admettent des épilepsies sympathiques, dont la cause déterminante est dans les

______

(1) *Pathologia cerebri*, page 423.

viscères avec lesquels le cerveau a des rapports, et des épilepsies idiopathiques, dont la cause déterminante existe dans cet organe même. Quoiqu'ils n'aient point comparé la fréquence relative de ces deux espèces, la complaisance qu'ils mettent à parler de la première, le vaste domaine qu'ils assignent à ses causes, le nombre et la variété de celles-ci, et, par opposition, la brièveté des chapitres qui concernent la dernière, le petit nombre de causes qu'ils lui reconnaissent, les preuves d'anatomie pathologiques qu'ils exigent pour lui donner ce caractère, tout nous prouve que l'espèce sympathique est pour eux la plus importante par sa fréquence. Voyons un peu si les faits rapportés par ces auteurs sont bien en faveur d'une telle conclusion.

1°. « On trouve dans Wepfer des épilepsies affreuses, produites par la racine de la ciguë aquatique ; Hilesheim a vu une attaque occasionnée chez une jeune fille par un excès de fruits et de lait ; Sennert en a vu une survenir après l'usage des champignons ; Forestus parle d'un étudiant qui, après avoir mangé de l'anguille, eut plusieurs accès ; Dolœus rapporte le triste cas d'un jeune homme qu'un excès de compote de choux jeta dans une épilepsie qui le tua promptement » (1). Qui ne voit dans tous ces exemples des empoisonnemens, au lieu d'épilepsies ? ce sont des affec-

______

(1) Tissot, tome X de ses Œuvres, page 50, édition de M. Hallé.

tions très aiguës du cerveau, qui durent peu, soit que le malade meure, soit qu'il recouvre la santé. C'est avec aussi peu de raison que Tissot rapporte à l'épilepsie les convulsions qui surviennent pendant l'enfantement, comme le prouve d'ailleurs le fait qu'il cite à ce sujet: la femme dont il s'agit fut prise, pendant le travail, de convulsions horribles, avec perte absolue des sens internes et externes, et une hémiplégie à la fin de l'accès; elle se *rétablit fort bien après l'accouchement* (p. 73). Je ne nie cependant pas que les douleurs de l'enfantement ne puissent ébranler assez vivement et fortement le cerveau pour occasionner une épilepsie véritable : mais dans ce cas nous sommes loin d'en faire une maladie sympathique : la cause agissant passagèrement, et sa disparition n'amenant aucun mieux, l'affection est essentielle et idiopathique. Tissot cite encore l'exemple d'un jeune homme qui eut quelques accès dans le cours d'une maladie du poumon *dont il mourut* (p. 76); celui d'un phthisique qui, après la suppression des crachats, rêva pendant près de vingt-quatre heures (c'est-à-dire qu'il eut du délire), et eut trois accès convulsifs, que *l'auteur ne vit point*, mais que *les assistans jugèrent épileptiques* (p. 77); le cas d'un épileptique qu'on a guéri en ouvrant une tumeur qui s'était formée à la cuisse, etc. (p. 83). Ce sont toujours des exemples d'affection aiguë du cerveau.

2°. L'estomac avait seul été considéré par Hippocrate comme source d'épilepsie sympathique. Galien avait à peu près la même opinion ; mais il reconnaît pourtant des épilepsies provenant de quelques unes des parties extérieures du corps. Voici sur quels faits Tissot fonde le caractère sympathique gastrique de cette maladie : « L'on voit déjà dans Hippocrate, dit-il, des convulsions qui attaquaient singulièrement la tête, et qui avaient *évidemment* leur cause première dans l'estomac, *puisque des vomissemens bilieux les soulageaient sur-le-champ* (p. 43). » Il trouve très concluante l'observation rapportée par Galien, d'un jeune grammairien qui éprouvait une attaque d'épilepsie toutes les fois *qu'il pensait fortement, qu'il enseignait avec contention, qu'il jeûnait un peu long-temps* ou *qu'il se fâchait.* Dans ce cas Galien *soupçonna* que l'ouverture supérieure de l'estomac, qui, selon lui, est une partie si sensible, était le siége du mal, etc. (p. 46). Tissot cite encore, d'après Woodwart, le cas d'un chirurgien sujet à l'épilepsie, qui, *à la fin* de chaque accès, souffrait de vives douleurs de l'estomac et avait des vomissemens de bile écumeuse ; si ces vomissemens n'avaient pas lieu, il retombait dans un second accès aussi violent que le premier (p. 48). Enfin, il a vu, dit-il, plusieurs épileptiques dont le mal n'était jamais reproduit que quand il s'était formé dans l'estomac un amas de matières capables d'irriter cet organe (p. 49).

Les vomissemens dont parle Hippocrate se manifestent fréquemment à la fin des attaques épileptiques ; mais à peine sont-ils terminés, que les fonctions de l'estomac reprennent toute leur énergie. Personne, je pense, ne s'arrêtera, même un instant, à prendre un faible effet pour la cause d'épouvantables désordres cérébraux. Je ne conçois pas comment on peut se servir du *soupçon* de Galien, comme d'une preuve à apporter à l'appui de l'opinion qu'il est destiné à soutenir : il ne faut même que prendre connaissance du fait, pour être convaincu du contraire, pour savoir que quelqu'un qui pense fortement, qui enseigne avec contention, qui se met en colère, ou qui a la raison assez aliénée pour se livrer à de long jeûnes, à des macérations morbifères, surexcite premièrement et principalement son cerveau. L'explication du troisième fait rentre dans celle du premier : seulement il présente cette particularité, que si le vomissement n'a pas lieu, l'attaque se renouvelle. Mais nous dirons que si le vomissement n'a pas lieu, si l'attaque se renouvelle, c'est que l'état morbide du cerveau n'est point encore arrivé au déclin de l'accès général. Enfin, si Tissot eut soigneusement observé des épileptiques, il aurait vu que pendant les intervalles ou les premiers instans qui précèdent les attaques, surtout pendant les grandes chaleurs, ces malades sont souvent pris de céphalalgies violentes, de migraines atroces, et autres désordres cérébraux qui donnent naissance à ces désordres gastriques que l'auteur attribue à des amas de matières irritantes.

3°. Tissot a tant de plaisir à compiler, qu'il ne craint pas de s'appuyer de faits tels que celui-ci : il s'agit d'épilepsies qu'il veut faire dépéndre de la présence de calculs biliaires dans la vésicule. « Le malade, dit un certain médecin qu'il cite, *a sans doute des pierres dans la vésicule du fiel*; il tombe de temps en temps dans des agitations convulsives, etc. (p. 57). » Ce soupçon vaut à peu près celui de Galien. Un autre médecin, nouvelle autorité pour Tissot, attribue *à l'âcreté de la bile arrêtée dans le foie*, une épilepsie chez une malade *qui avait été conduite à cet état par de longs chagrins* (p. 58). Un troisième assure que, « chez un moine parisien, la rate devint le siége d'une *humeur âcre*, qui, se reproduisant de temps en temps, agaçait les nerfs ; ceux-ci, irritant à leur tour le cerveau, jetaient le malade dans une attaque d'épilepsie (p. 59). » Le premier fait, ainsi que le dernier, ne mérite aucun examen ; et le second, facile à expliquer, nous montre clairement la filiation des accidens.

4°. Suivant cet auteur, « les viscères qui renferment le plus souvent la cause de l'épilepsie, ce sont les organes de la génération, tant chez les hommes que chez les femmes (p. 64). » Ce qui le porte à avoir cette opinion, c'est : 1°. « L'espèce de conformité qu'il y a entre l'épilepsie et l'acte des plaisirs de l'amour (p. 64). » 2°. « Que les excès vénériens jettent dans l'épilepsie les personnes les plus robustes et qui n'en avaient jamais été atteintes (p. 65). » D'après la manière dont nous avons envisagé la production de la sensation vénérienne, personne ne sera étonné de l'espèce de conformité ou simplement de ressemblance de ses phénomènes avec ceux de l'épilepsie ; on concevra aussi sans peine comment l'une peut être la suite de l'autre, sans avoir besoin de faire intervenir l'influence des organes génitaux: nous savons que le cerveau joue le rôle essentiel dans ces deux sortes de phénomènes. Tissot confond encore ici les convulsions qui surviennent pendant la grossesse ou lors de l'accouchement, avec l'épilepsie.

5°. Les auteurs attachent une grande importance à un être qu'ils appellent *aura epileptica*, et qui remplit, à l'égard de l'épilepsie, le rôle de la boule mystérieuse qui part de l'utérus, traverse l'abdomen, le thorax, va prendre les malades à la gorge, et mettre le trouble dans les fonctions du cerveau chez les femmes hystériques. Cet être *aura* peut être niché (toujours selon ces auteurs) dans une partie ou dans l'autre; quand il veut produire une attaque, il manifeste son intention par une douleur au sommet de la tête (p. 78), par un chatouillement à la lèvre supérieure (p. 79), par une légère douleur au sein (p. 80), par l'engourdissement de la main droite (*ibid.*), par des convulsions de la main gauche (p. 81), par le dessus du pied (p. 83), par des convulsions de la cuisse (*ibid.*), etc. etc.; aussitôt il se dirige vers le cerveau en produisant des sensations de diverse nature, et en arrivant à cet organe il le maltraite tellement qu'il produit l'attaque épileptique. Mais si l'on a le temps, le bonheur d'arrêter cet être

malfaisant dans sa course, en interceptant son passage
par une forte compression, ne pouvant gagner le
cerveau, celui-ci est préservé de l'invasion de l'attaque.
Et que pensez-vous donc de tout ceci ? me demanderez-vous. Ce que j'en pense, le voici : J'ai pu observer
un grand nombre d'épileptiques, et presque toutes
n'étaient nullement averties de l'invasion de l'attaque ;
c'est même là un caractère essentiel et distinctif de
l'épilepsie. Quelques unes, en très petit nombre,
éprouvaient, comme les prétendues hystériques, des
phénomènes précurseurs, tels qu'une violente migraine, des agitations musculaires, des crampes, des
fourmillemens dans les doigts, dans un membre ou
tout un côté du corps ; ces désordres augmentaient,
et l'attaque survenait. Je n'ai jamais vu arrêter une
attaque par ces ligatures, ces compressions dont on
parle. Cependant je conçois très bien que, de même
qu'il est possible d'obtenir cet effet en stimulant le
cerveau par une odeur pénétrante, une sensation
douloureuse produite instantanément pourrait aussi
produire un changement dans le cerveau, capable de
le détourner de sa direction morbide.

   6°. Tissot nous raconte des faits encore plus merveilleux : ce sont des cures obtenues par l'ablation des
parties qui servaient de demeure à l'*aura*. Un médecin *devina* que les accès, chez une jeune dame,
étaient causés par la dislocation d'un *os sesamoïde*
de la première phalange du gros orteil ; il fit l'ampu-

tation de ce doigt, et la malade guérit de son épilepsie (p. 89). Voici bien un autre tour de force : une
femme âgée de trente-huit ans, et épileptique depuis
douze, avait tenté inutilement tous les remèdes connus ; ses accès commençaient toujours par la jambe,
aux environs de la partie inférieure des muscles ju-
meaux. Un jour qu'elle était à consulter le docteur
Short, il lui survint un accès qui la renversa par
terre. « Je lui examinai la jambe, dit ce docteur, et je
n'y aperçus aucun gonflement, ni dureté, ni relâche-
ment, ni rougeur qui rendît l'endroit ci-dessus dé-
signé si différent de celui de l'autre jambe : je *soup-*
çonnai cependant que la cause de sa maladie devait
se trouver à cet endroit, puisque c'était toujours par
lui que commençait l'accès ; c'est pourquoi je lui en-
fonçai tout de suite un scalpel environ deux pouces,
et je sentis un petit corps dur, que je séparai des muscles, et que je tirai ensuite avec des pinces ; il était
situé sur un nerf que je coupai. La malade revint
sur-le-champ de son accès, se mit à crier qu'elle se
portait bien, et n'a jamais eu depuis aucune attaque ;
elle reprit bientôt ses premières forces, tant de l'esprit
que du corps (p. 87). » Je ne perdrai pas mon temps
à réfuter de pareilles invraisemblances. On n'a point
assez présent à l'esprit combien on a abusé de la crédulité des hommes, combien de faits tronqués, con-
trouvés, faux, se trouvent dans les ouvrages, et pour
l'explication desquels on se met l'esprit à la torture,

tandis qu'il ne faudrait que les considérer comme ils le méritent et déverser sur leurs historiens le blâme qu'ils ont encouru.

Tels sont les faits principaux sur lesquels les auteurs se fondent pour admettre des épilepsies sympathiques. C'est pourtant ainsi que, croyant sur parole des devanciers crédules ou novices dans l'art d'observer, ou mieux encore étrangers aux principes de la physiologie, adoptant tout ce qu'ils ont dit sans examen, l'on propage indéfiniment leurs erreurs comme des vérités incontestables. Ce n'est pas seulement en médecine qu'il en est ainsi; dans toutes les branches des connaissances humaines, il existe de ces opinions traditionnelles que chacun trouve si bien établies qu'elles sont adoptées sans contestation, sans aucun doute sur la légitimité de leur existence, sans s'inquiéter des faits qui leur ont servi de fondement et sur lesquels elles reposent.

7°. Ce qui a contribué à retenir l'étude de l'épilepsie dans cette fausse direction, c'est, je vais le répéter encore, qu'on n'a point assez considéré les causes dites morales comme des causes physiques et cérébrales, qu'on n'a point assez tenu compte des désordres cérébraux, surtout comparés aux désordres des autres organes, qui sont ou nuls ou presque insensibles, que l'on n'a voulu reconnaître pour épilepsies idiopathiques que celles produites par des coups ou des chutes sur la tête, ou qui laissaient des traces profondes d'altération du cerveau après la mort, altérations que le peu d'avancement de l'anatomie pathologique de cet organe n'a point permis de constater dans toutes les circonstances où elles peuvent se rencontrer, ni sous toutes les formes qu'elles sont susceptibles de revêtir.

Mais si, pénétré de principes de physiologie et d'anatomie pathologique, l'on veut observer sans prévention l'épilepsie, l'on sera convaincu que cette maladie est une affection idiopathique du cerveau, et l'on se rangera de l'avis de Pison, Willis et de Moor. Au reste, l'histoire qui va suivre, et qui n'est que le résumé d'un grand nombre de faits, ne laissera aucun doute sur ce point.

Description de l'épilepsie.

1°. Définition.

Nous appellerons épilepsie une maladie apyrétique du cerveau, caractérisée par des attaques convulsives avec perte complète de connaissance, revenant périodiquement, le plus souvent sans aucun symptôme précurseur, pendant lesquelles le malade rend ordinairement de l'écume par la bouche, présente les pupilles dilatées et immobiles, les yeux souvent à découvert et dirigés en haut et de côté. Plusieurs autres de ses caractères, mais moins essentiels, sont un affaiblissement général de l'intelligence et surtout de la mémoire, assez souvent des instans de délire furieux ou de stupidité, presque toujours une intégrité remarquable des fonctions nutritives.

2°. *Synonymie.*

Nous avons déjà indiqué les noms qu'on a donnés à cette affection, tels que maladie divine ou sacrée, mal d'Hercule, grand et haut-mal, mal de saint Jean, etc. Nous proposons de la nommer *cérébropathie épileptique*; cérébropathie, pour désigner une maladie du cerveau, et épileptique, pour la distinguer de la cérébropathie spasmodique. Toutefois comme le mot épilepsie ne peut point induire en erreur sur le siége du mal, nous ne le proscrirons point avec autant de rigueur que le mot hystérie.

3°. *Causes.*

Le cerveau est plus disposé à l'épilepsie chez les enfans, et particulièrement chez les filles. La facilité pour contracter cette maladie est en raison inverse de l'âge, comme le dit très bien M. Esquirol (1) ; et d'après un relevé comparatif des malades épileptiques de la Salpêtrière et de Bicêtre, publié par ce célèbre médecin, la proportion des filles est à celle des garçons, presque comme deux à un, puisque le nombre des unes se trouve être de deux cent quatre-vingtneuf, et celui des autres seulement de cent soixantedeux (2). Le cerveau de l'enfant, n'étant point encore

____

(1) *Dict. des Sc. méd.* art. ÉPILEPSIE.

(2) *Idem.*

habitué aux excitations violentes, est beaucoup plus affecté par les influences morbides qu'aux autres âges de la vie : il est extrêmement heureux que les passions et les affections morales, que les travaux de l'esprit soient étrangers aux premiers instants de la vie, car cet organe en éprouverait les plus fâcheux effets. Mais il est trois circonstances d'où dépendent presque toutes ces maladies, et notamment l'épilepsie, auxquelles il n'est pas toujours facile de s'opposer : ce sont les affections morales de la mère pendant qu'elle était enceinte, la masturbation et la frayeur. Ces trois sortes d'influences sont les causes d'où dépendent presque toutes les épilepsies chez les enfans. Plusieurs faits ne me permettent guère de douter de l'action de la première, non seulement dans la production de cette maladie, mais aussi dans la production de l'idiotie. « Les violentes commotions morales, les passions fortes, surtout la frayeur, sont les causes les plus fréquentes de l'épilepsie, dit M. Esquirol. La colère, le chagrin, quoique plus rarement, ont le même effet. Cette maladie est aussi causée par de fortes contentions d'esprit (p. 519.) » Cet auteur rapporte l'exemple d'une petite fille âgée de dix ans, dont l'épilepsie fut provoquée par le chatouillement de la plante des pieds. (*id.*) J'ajouterai que beaucoup d'épilepsies congéniales, compliquées d'idioties, reconnaissent pour cause une mauvaise conformation du cerveau, une altération profonde de cet organe, qui paraissent dater du moment de la formation de l'organisme, ou

provenir de maladies contractées pendant la gestation.

Je n'ai pas besoin de m'expliquer de nouveau sur
toutes les autres circonstances admises par les auteurs
comme causes de l'épilepsie. Quand on a vu presque
tous·ces malades offrir une énergie et une régularité
parfaite des fonctions nutritives, l'écoulement menstruel s'établir et revenir régulièrement, ou ces fonctions et cet écoulement n'être troublés que passagèrement par la commotion cérébrale qui a déterminé
l'épilepsie, ou consécutivement par l'influence sympathique du cerveau dont l'affection a fait des progrès
vers une terminaison funeste, il n'est pas possible de
placer dans les organes de ces fonctions la cause des
désordres cérébraux épileptiques.

Je dois signaler ici d'autres excitans cérébraux,
plus faibles que ceux ci-dessus désignés, et qui exercent une influence fâcheuse sur les épileptiques. Pendant les grandes chaleurs de l'été, ces malades ont
ordinairement leurs attaques plus fortes et plus fréquentes ; ils ont des céphalalgies violentes et presque
continuelles ; ils sont lourds, somnolens, absorbés,
sans énergie intellectuelle et morale. Le froid les incommode généralement moins. Les boissons spiritueuses, le café, les affections morales, surtout celles
qui ont occasionné la maladie, produisent aussi de
semblables résultats. La sensation vénérienne, ordinairement excitée chez eux par la masturbation, a
peut-être encore, par la fréquence de sa répétition,

une influence plus pernicieuse. Outre que souvent elle excite immédiatement une attaque, elle jette promptement le malade dans un affaiblissement intellectuel, dans une stupidité dont il ne sort plus; en même temps les attaques deviennent et plus fréquentes et plus violentes; une consomption lente vient terminer cette scène affligeante.

4°. *Symptômes.*

Nous observerons un épileptique pendant et dans l'intervalle de ses attaques. Nous ne prétendons point donner ici toutes les variétés que peuvent offrir ces dernières, variétés presque aussi nombreuses que les individus; il suffit que nous en offrions les caractères principaux.

Les attaques d'épilepsie sont de deux sortes: dans les unes il y a perte de connaissance et mouvemens convulsifs, dans les autres il y a seulement perte de connaissance. Ces dernières s'appellent vulgairement, à la Salpêtrière, *étourdissemens.*

Les attaques convulsives sont les plus fréquentes et les plus violentes. Elles sont rarement précédées de symptômes précurseurs. Néanmoins, quoique les malades ne sentent rien qui annonce leurs attaques, les assistans habitués à soigner des épileptiques observent souvent, quelquefois plusieurs jours d'avance, des changemens dans le caractère, les habitudes, l'expression de la physionomie, qui les trompent ra-

rement sur l'état des malades. L'attaque offre ordinairement les caractères suivans : le malade jette un cri
et tombe subitement comme une masse ; dès lors il
est étranger à toute impression sensoriale, les coups
les plus douloureux, les contusions, les plaies qu'il
se fait souvent, les brûlures les plus étendues et les
plus profondes ne l'affectent aucunement, il n'en conserve pas le moindre souvenir lorsqu'il reprend connaissance ; toute opération intellectuelle est de même
anéantie ; les malades sont entièrement étrangers à
leur état présent, et ils n'en sont ordinairement
avertis que par la situation où ils se voient en recou-
vrant l'usage de leurs sens, ou par la fatigue extrême,
la stupeur qu'ils éprouvent alors, et qu'ils savent être
des suites ordinaires des attaques. Avec la perte du
sentiment se manifestent des désordres convulsifs et
en même temps tétaniques dans tout le système musculaire, ordinairement plus marqués dans une moitié
du corps : la peau du crâne est agitée par les muscles occipito-frontaux, les sourcils se froncent, les
yeux sont fixes, déviés d'un côté, ou tournent avec
rapidité dans l'orbite ; la pupille est fixe, dilatée, insensible à la lumière ; les muscles de la face font
d'horribles grimaces, la bouche est ordinairement
tirée du côté le plus affecté ; les masseters sont souvent durs et presque fixes ; quelquefois ils permettent
à la mâchoire de s'abaisser outre mesure et de se
luxer ; les malades rendent de l'écume par la bouche ;
la langue est quelquefois prise entre les mâchoires

et contuse, déchirée, coupée. Les muscles du col, du tronc et des membres sont durs et roides, et n'exécutent en général que des mouvemens peu étendus ; le malade reste presque toujours dans la même place ; la tête est ordinairement portée en arrière et de côté ; le thorax est tenu fixe et immobile ; la respiration est lente, à peine perceptible, quelquefois suspendue pendant plusieurs secondes, une, deux minutes ou davantage ; la glotte ne laisse passer un peu d'air qu'avec peine et en faisant entendre un léger bruit. Les membres, et surtout ceux du côté le plus convulsé, sont demi-fléchis, contractés, quelquefois contournés ; les pouces sont tenus fixement fléchis dans la paume de la main. La gêne extrême de la circulation, la compression de tous les vaisseaux situés entre les muscles, forcent le sang à se réfugier et à se tenir dans les vaisseaux extérieurs, et probablement aussi dans ceux de l'intérieur ; les veines du col sont gonflées, et on dirait qu'elles vont se rompre ; la face est tuméfiée, rouge, violette, livide. Les battemens du cœur, ainsi que ceux des artères sont forts et accélérés. Souvent les malades rendent leurs urines, leurs matières fécales involontairement sous eux.

L'attaque dure quelques secondes, plusieurs minutes, un quart d'heure ou une demi-heure. Mais dans le cas où sa durée dépasse quatre ou cinq minutes, elle se compose ordinairement de plusieurs *crises* qui cessent et se renouvellent, laissant ainsi quelques

instans de repos. Quelquefois les attaques durent plusieurs heures ou même plusieurs jours ; les crises et
les momens de repos se succèdent sans relâche, et
quelquefois sans laisser le temps au malade de satisfaire ses besoins. On appelle communément ces longues attaques, *états épileptiques.*

Tantôt le malade reprend connaissance subitement
et aussitôt la cessation des mouvemens convulsifs, et
tantôt il tombe auparavant dans un profond sommeil
avec *un ronflement* remarquable qui dure autant ou
plus que l'attaque ; dans l'un et l'autre cas, lorsqu'il revient à lui, il a l'air étonné, hébété, il éprouve une fatigue extrême, une lassitude générale, il a les membres
moulus, brisés, etc. ; il lui reste une céphalalgie violente. Les nausées, les vomissemens, les éructations
s'observent fréquemment à la suite des attaques ; ces
accidens durent quelques instans et rarement quelques heures. Mais les longues attaques, les états
épileptiques sont ordinairement suivis de désordres
cérébraux qui sont beaucoup plus graves et persistent davantage. Ces désordres sont, chez les uns, la
démence, la stupidité ; chez d'autres un délire des
plus furieux, qui porte les malades aux actes les plus
extravagans et quelquefois les plus affreux ; chez quelques uns une inflammation du cerveau, une fièvre
ataxique ; enfin il en est qui meurent asphyxiés, soit
par la compression du cerveau, soit par la sur-irrita-
tion de cet organe. La démence et la stupidité, ainsi
que le délire, durent plusieurs heures ou plusieurs

jours ; l'inflammation du cerveau persiste toujours plus long-temps. Dans tous ces cas les parties extérieures de la tête sont rouges, chaudes, turgescentes.

«Les étourdissemens ou attaques sans convulsions consistent, comme nous venons de le dire, en une perte complète de connaissance, sans mouvemens convulsifs généraux. Le malade reste dans la même position, ou bien il tombe s'il est debout; ses yeux sont fixes, il n'a pas d'écume à la bouche. Quelquefois il se manifeste des convulsions partielles dans les muscles des yeux, des lèvres, d'un membre. Ces attaques durent ordinairement bien moins que les précédentes ; tantôt après quelques secondes, une ou deux minutes, les malades recouvrent la connaissance, et même il en est qui reprennent leur travail, qui suivent la conversation comme s'ils n'avaient rien éprouvé. M. Esquirol cite l'exemple d'une dame qui éprouve de ces sortes d'attaques; elle pousse un cri très faible, les yeux sont convulsifs, elle n'est point renversée, et au bout d'une minute la malade reprend la conversation, la phrase où elle l'a laissée, sans se douter nullement de ce qui vient de lui arriver. J'ai souvent vu une demoiselle perdre ainsi connaissance étant à son piano, et continuer, après l'attaque, l'air qu'elle était en train de jouer, sans se douter qu'elle l'eût abandonné un instant. Les étourdissemens remplacent quelquefois les attaques. On trouve dans Tissot plusieurs observations d'épilepsies qui ont

existé plusieurs mois ou plusieurs années sous cette
forme, avant d'offrir des mouvemens convulsifs généraux.

Le cerveau des épileptiques ne présente pas seulement des attaques convulsives ou des étourdissemens,
ses facultés sont rarement en bon état dans l'intervalle
des unes et des autres. Sur deux cent quatre-vingt-neuf
épileptiques qui se trouvent à la Salpêtrière, M Esquirol a noté quatre-vingts maniaques et cinquante-six
idiotes, imbécilles, ou démences, en tout cent trente-six;
ce qui forme près de la moitié du total. Mais l'autre
moitié n'est pas exempte de désordres intellectuels :
les épileptiques les plus favorisés finissent toujours
par éprouver un affaiblissement de l'intelligence, la
diminution ou la perte de la mémoire ; ils ont aussi
en général un caractère difficile, inégal ; la *nation
épileptique* forme la division de la Salpêtrière la plus
difficile à gouverner. Les mouvemens volontaires
finissent aussi par manifester des troubles permanens ;
ces troubles existent toujours plus intenses du côté le
plus affecté dans les attaques ; ils consistent en des contractures des muscles du col qui tiennent la tête penchée
à droite ou à gauche ; en des rétractions, des atrophies,
des raccourcissemens des membres, des doigts ; en
des tics convulsifs des muscles des yeux, de la face, ou
d'autres parties. Les traits du visage grossissent, se
déforment, et la physionomie la plus heureuse ne conserve bientôt plus rien de son expression.

Voilà les symptômes de l'épilepsie. Je demande

comment on a pu en placer le siége, ou même seulement la cause ailleurs que dans le cerveau; dans des
organes qui ne présentent aucun désordre, ou qui
n'en peuvent jamais présenter de permanens compa-
rables à ceux offerts par le cerveau.

5°. *Marche et terminaisons.*

Les attaques, comme nous venons déjà de le
voir, sont plus ou moins violentes, avec ou sans
convulsions, peuvent durer depuis quelques secondes, quelques minutes, jusqu'à un quart d'heure
ou une demi-heure, et même plusieurs heures ou
plusieurs jours. Elles ne varient pas moins sous le
rapport de leur fréquence; chez des malades elles ne
reviennent qu'une ou deux fois l'année, ou le mois;
chez d'autres elles se répètent tous les jours ou même
plusieurs fois le jour. Elles sont régulières ou irrégu-
lières dans leurs retours. Le plus souvent, dans le
commencement, elles sont plus légères et plus rares,
les accidens qui les suivent, ceux qui persistent après
leur cessation, sont moins graves. C'est peu à peu
qu'elles augmentent en intensité, en durée, et que le
cerveau en conserve de plus profondes atteintes.
Quelquefois les malades éprouvent des rémissions,
des intermissions de plusieurs mois ou de plusieurs
années, après quoi les attaques reparaissent comme
auparavant.

L'épilepsie se termine rarement par la guérison. Il

paraît que , dans cette maladie, le cerveau est trop profondément affecté pour être dans le cas de recouvrer
l'intégrité de ses fonctions. L'âge n'apporte en général
aucune amélioration dans l'état de cet organe, et souvent, au contraire, les désordres augmentent, et aux
attaques devenues plus fréquentes et plus violentes, se
joignent l'affaiblissement des combinaisons intellectuelles, des opérations sensoriales, la perte de la mémoire, ou bien la manie, la démence, et fréquemment des contractures, des paralysies, des rétractions
des membres. Les épileptiques peuvent vivre très
long-temps, d'abord si leurs organes thoraciques ou
abdominaux sont assez bien constitués pour résister à
l'influence pathologique du cerveau ; il en est dont les
poumons ou d'autres organes sont pris d'irritations
chroniques, qui les conduisent insensiblement au
tombeau ; et, en outre, si la maladie du cerveau ne
produit pas les accidens suivans : cette maladie
cause la mort de trois manières : 1°. pendant une
violente attaque, soit par la suspension trop complète et trop soutenue de la respiration, d'où résulte la stase du sang dans les vaisseaux cérébraux, la non conversion du sang noir en sang
rouge, deux circonstances qui tuent également le
cerveau ; soit par l'intensité de la surexcitation cérébrale, qui met l'organe hors de sa sphère de vie, et
ne lui permet plus de reprendre l'exercice de ses fonctions, ce qui cause encore la cessation de la respiration, et peut-être de l'action du cœur. J'ai vu plusieurs

malades périr ainsi : on croyait que cette asphyxie était produite par l'occlusion de la bouche ou des narines, suite d'une position vicieuse où se serait trouvé le malade pendant l'attaque ; mais il suffit d'avoir observé la gêne constante de la respiration dans les attaques les plus légères, pour se faire idée des troubles qu'elles peuvent apporter dans l'exercice de cette fonction lorsqu'elles sont fortes, et pour se convaincre qu'elles peuvent occasionner la mort en la suspendant. Ou bien presque immédiatement après une violente attaque, à la surexcitation portée encore trop loin, succède un collapsus cérébral mortel ; c'est très probablement le même genre de mort que celui qui suit une vive affection morale. 2°. Par l'inflammation aiguë qui suit fréquemment les états épileptiques. 3°. Enfin par un état lent de consomption et de dépérissement, par un tabes dorsalis, sans affection des organes thoraciques ou abdominaux, dependant sans doute d'une irritation chronique du cerveau.

6°. *Diagnostique.*

L'épilepsie pourrait être confondue avec une phlegmasie aiguë du cerveau, avec la cérébropathie spasmodique ; elle pourrait être simulée.

I. Une affection du cerveau d'une effrayante gravité, est caractérisée par des attaques épileptiques ; c'est la fièvre pernicieuse épileptique des auteurs. Il est très probable que les convulsions des femmes en-

ceintes ou en couches ont quelquefois aussi le caractère épileptique, c'est-à-dire que les malades perdent
entièrement connaissance, ont la respiration ralentie
ou presque suspendue, les pupilles dilatées et immobiles, la bouche déviée et écumante, etc. ; enfin les
affections cérébrales aiguës chez les enfans sont
aussi très souvent accompagnées de mouvemens
convulsifs avec perte de connaissance. Il est d'autant plus essentiel de prendre garde de commettre
une méprise en confondant ces états morbides du
cerveau, qu'il existe une grande différence entre
eux sous plusieurs rapports. On ne peut pas dire
que l'épilepsie soit une maladie dangereuse, car,
en général, elle ne conduit que rarement à la
mort d'une manière prompte ; une fois l'attaque pas-
sée, le cerveau reprend comme devant l'exercice
parfait ou imparfait, bon ou mauvais, de ses facultés ;
les fonctions nutritives ne souffrent à peu près aucune
altération : tandis que l'affection dite fièvre pernicieuse épileptique est presque toujours mortelle en
peu de temps ; les autres affections cérébrales convulsives aiguës, quoique moins dangereuses, ne
laissent pas d'avoir souvent une issue funeste. Enfin
l'emploi des moyens curatifs n'a qu'une utilité contes-
tée, lente, presque toujours nulle dans l'épilepsie, et
ces moyens promptement et activement mis en usage
dans les maladies dont il est question, peuvent être
suivis d'un succès prompt et complet. Remarquons
d'abord que la méprise ne pourrait guère avoir lieu

que lors de l'invasion des premières attaques d'épilepsie ; car si l'on est averti qu'un malade est atteint de cette affection, l'on n'aura que peu de crainte lors du renouvellement des attaques : remarquons ensuite, que ces autres affections épileptiformes du cerveau sont toujours accompagnées de désordres fébriles graves, qui persistent entre les accès, tels que l'adynamie musculaire, l'abattement moral et intellectuel, une altération profonde des traits de la face, des signes de congestion, d'inflammation cérébrale. Dans tous les cas, il vaudrait mieux méconnaitre une épilepsie, et la prendre pour ces affections, au risque d'administrer un traitement inutile.

II. L'épilepsie a une telle ressemblance avec la cérébropathie spasmodique ou prétendue hystérie, qu'on peut hardiment avancer que celle-là n'est qu'un degré plus avancé de celle-ci. Outre l'analogie qui existe entre leurs caractères, la transformation de l'une en l'autre ne laisse aucun doute sur la vérité de cette assertion. Cependant, d'après l'idée qu'on se fait de chacune de ces maladies, très probablement par l'espèce de merveilleux dont est entourée l'une, et les opinions aussi fausses que ridicules sur le siége de l'autre, à peine se doute-t-on, même dans le monde médical, des difficultés ou de l'impossibilité qu'il y a d'établir dans tous les cas une différence bien tranchée entre elles. Il est bien vrai pourtant que ces deux maladies, si l'on a soin de ne pas prendre pour exemple, de ces cas intermédiaires qui offrent des caractères de l'une et de l'autre, dont les attaques sont tantôt épileptiques et tantôt prétendues hystériques, dont la même attaque est composée de crises épileptiques et de crises prétendues hystériques, présenteront des circonstances différentielles assez remarquables, et auxquelles les personnes habituées à donner des soins à ces sortes de malades ne se trompent guère. A la Salpêtrière, les gouvernantes ainsi que les malades elles-mêmes savent, en général, très bien apprécier ces circonstances ; on dit des unes qu'elles ont le *grand mal*, et des autres, qu'elles n'ont que des *attaques de nerfs* ; on s'aperçoit très bien quand ces dernières *tournent* en attaques d'épilepsie.

Caractères de l'attaque prétendue hystérique. Les malades sont, en général, averties quelque temps d'avance, quelquefois plusieurs heures, par des phénomènes précurseurs de l'invasion de leurs attaques. Elles n'ont qu'une semi-perte de connaissance, et toutes les facultés de leur entendement semblent diriger toutes leurs forces à la perception d'une céphalalgie atroce, et les convulsions musculaires sont, pour ainsi dire, commandées par cette douleur. Ce sont les malades elles-mêmes qui donnent cette explication, comparant ce qui arrive dans cette circonstance, à l'espèce de roideur générale que l'on oppose machinalement à toute sensation douloureuse, vive et instantanée. Ce qui paraît donner du poids à cette explication, prouver qu'il y a quelque chose, sinon de volontaire, du moins de secondé par la volonté dans ces mouvemens, c'est

que tous les muscles ne sont pas également en contraction ; il n'y a guère que ceux ordinairement employés
dans les grands efforts de mis ici en mouvement ; ainsi
les petits muscles de la face et des yeux, quelquefois
même les élévateurs de la mâchoire inférieure, restent
à peu près dans l'état naturel ; les yeux sont fermés, la
bouche n'est point déformée, la physionomie exprime
seulement la souffrance. Les contractions du tronc et
des membres, quoique involontairement produites,
sont assez libres pour que le malade puisse opérer de
grands, de prompts et de nombreux mouvemens ; on
dirait qu'il est aux prises avec la douleur, et qu'il
emploie tous ses moyens à la repousser. La respiration
est toujours plus libre que dans l'épilepsie. Les malades
font ordinairement entendre des gémissemens, ou un cri
particulier fort singulier, qui approche du hurlement
du loup ; c'est encore la perception de la céphalalgie
qui détermine ces phénomènes. L'iris n'est point pa-
ralysée, et conserve en conséquence sa mobilité ; la
bouche ne rend point d'écume ; les malades conservent
après l'attaque le souvenir de tout ce qu'elles ont
éprouvé ; souvent même elles n'ont point été étrangères
aux impressions extérieures, et ont retenu ce qu'on a
fait ou dit autour d'elles.

Caractères de l'attaque épileptique. Le malade
n'est averti de rien, il perd subitement connaissance,
et tombe comme une masse, partout où il se trouve.
Tous les muscles, sans exception, sont pris d'un état
tétanique et convulsif, ordinairement plus marqué

d'un côté. Le malade ne fait que des mouvemens peu étendus ; ses membres, ses doigts, sont rétractés, demi-fléchis, durs et roides, agités de mouvemens brusques et souvent répétés ; son thorax est fixe, et la respiration presque suspendue ; sa bouche est tirée de côté et garnie d'écume ; les yeux sont fixes, tournés en haut et de côté, ou roulans dans l'orbite ; la pupille est dilatée et immobile ; la face, ainsi tirée d'un côté, fait des grimaces horribles. Le malade jette un cri en tombant, puis ne profère plus aucune plainte ; si quelquefois la respiration fait entendre une sorte de gémissement, c'est un effet purement mécanique de la gêne de cette fonction. Après l'attaque, il ne conserve absolument aucun souvenir de ce qui vient de se passer.

Les malades et les gouvernantes de la Salpêtrière attachent surtout beaucoup d'importance aux trois caractères suivans de l'épilepsie : le défaut de symptômes précurseurs, la perte complète de connaissance, et la distorsion de la bouche, ainsi que l'état des yeux. Elles disent, d'une prétendue hystérique qui devient épileptique, qu'elle commence *à rire de côté* et à *tourner l'œil.* Ce sont en effet là trois principales circonstances différentielles de ces deux maladies.

Nous ajouterons que les attaques prétendues hystériques sont en général plus longues que celles d'épilepsie. Le terme moyen de la durée des premières est d'environ une heure et demie à deux heures, plutôt plus que moins ; tandis que celui de la durée des secondes n'est que de quinze à vingt minutes. Celles-ci sont aussi plus régulièrement périodiques que celles-là.

L'épilepsie et la cérébropathie spasmodique présentent encore des différences assez remarquables dans plusieurs autres circonstances de leur existence. Ainsi, 1°. beaucoup d'idiots et d'imbécilles sont affectés de la première, et je n'en ai pas vu affectés de la seconde ; 2°. la cérébropathie spasmodique est plus particulière aux personnes dont le cerveau est très irritable, présente les caractères attribués au tempérament nerveux ; elle est rare avant l'âge de la puberté, c'est-à-dire avant l'époque où cet organe entre dans le commerce des passions impérieuses et des affections vives et fréquentes, des travaux de l'esprit, et des illusions d'une imagination exaltée. Entre les attaques, les malades conservent ou plutôt acquièrent à un degré plus élevé cette irritabilité cérébrale. Lorsque le cerveau, peu profondément affecté, n'est point entrainé à des attaques périodiquement renouvelées sans cause nouvelle, les malades n'ont de ces attaques que dans le cas où le cerveau est excité par quelque contrariété, chagrin, accès de colère, etc. ; et quand, avec les progrès de l'âge, le cerveau perd cette prédisposition et rencontre moins de causes occasionnelles, il peut, dans beaucoup de cas, reprendre l'exercice libre et solide de ses fonctions, sans aucun reste des désordres passés. Les épileptiques présentent tout le contraire des caractères du tempérament nerveux ou de cette vive irritabilité cérébrale ; ils sont lourds, pesans, abrutis, peu sensibles, et l'intensité de leur maladie est en raison même de l'intensité de cet abrutissement cérébral, ce qui a lieu dans un sens opposé pour la cérébropathie spasmodique. Il est cependant probable que cette différence n'est due qu'à ce que, dans un cas, le cerveau, plus profondément lésé, a perdu une partie, et quelquefois tout-à-fait l'exercice de ses fonctions. Il est probable aussi que le cerveau des enfans qui deviennent épileptiques, était doué de prédisposition à cette constitution irritable, puisqu'il a été si vivement affecté par les causes qui l'ont dérangé. Les attaques d'épilepsie sont plus indépendantes de l'action de causes nouvelles; elles ne cessent ni ne diminuent avec les progrès de l'âge. Les femmes sont presque exclusivement sujettes à la cérébropathie spasmodique, et le nombre des hommes épileptiques, quoique inférieur à celui des femmes, est néanmoins encore très considérable. Enfin les attaques prétendues hystériques ne sont jamais suivies de ces états ataxiques, de démence profonde, de mort subite.

Voici maintenant des cas intermédiaires ayant des caractères de l'une et de l'autre affection. Il est des malades qui perdent totalement connaissance, d'autres qui ont de l'écume à la bouche, quelques uns qui n'ont aucun phénomène précurseur, sans cependant avoir la face horriblement convulsée, la bouche deviée, la roideur tétanique des épileptiques. J'ai vu une jeune fille qui tantôt perdait et tantôt conservait la connaissance, souvent dans la même attaque, selon

que les crises étaient fortes ou faibles. Dans ce dernier
cas, les douleurs de tête étaient si atroces, qu'elle
n'hésitait pas à désirer de perdre la faculté de les
percevoir, malgré que les fortes crises lui laissassent
une fatigue bien plus grande. Les personnes qui observent le plus journellement les malades dont nous
nous occupons, ne pensent même pas à regarder
comme épileptiques les signes que nous venons d'é-
noncer.

Je pense bien que, d'après toutes les considérations
que nous avons faites sur la cérébropathie spasmodique, après toutes les difficultés que nous éprouvons
à distinguer cette maladie de l'épilepsie, personne ne
sera plus tenté de conserver l'absurde et ridicule
opinion des auteurs qui en placent le siége dans l'utérus, personne ne pourra plus douter qu'elle ne soit
une affection essentielle du cerveau.

III. Enfin des personnes, particulièrement des jeunes
gens, pour se soustraire au service militaire; des fripons
pour exciter la pitié publique, ont simulé des attaques
d'épilepsie. Je ne crains pas d'assurer qu'il est impossible
de simuler une attaque d'épilepsie au point de tromper
même le médecin qui n'a encore observé qu'un petit
nombre de fois cette maladie. Cependant, d'un côté,
ces prétendus malades peuvent choisir l'instant où
leur fourberie ne pourra être découverte; de l'autre, bien des personnes, des médecins même n'ont
point vu de malades épileptiques; dans l'un et l'autre
cas, ils pourraient en imposer. Voici quelques signes

qui feront reconnaître la vérité. 1°. Un épileptique
tombe partout où il se trouve, et sans être à même de
faire attention dans sa chute à se préserver des accidens qui pourraient en résulter ; le faux épileptique
saura bien prendre préalablement ses mesures pour
que sa chute ne lui cause aucun accident grave : cependant celui-ci pourrait accuser des symptômes
précurseurs qui l'autoriseraient à prendre des précautions. 2°. Il n'est pas possible d'imiter la roideur téta-
tique de tout le système musculaire ; le faux malade
ne pensera point à tourner la bouche et les yeux, à
suspendre sa respiration ; il ne pourra rendre ses
pupilles dilatées et insensibles à la lumière ; et malgré
tout le stoïcisme dont il sera doué, il ne résistera pas
à une douleur produite par l'application de la cire
bouillante ou d'un bouton de feu. Les signes les plus
certains se tirent de l'état de la circulation : quelque
mouvement qu'on se donne, il n'est pas possible d'im-
primer au cœur la fréquence et la force qu'il a dans
une attaque ; et quelque pouvoir qu'on ait de gêner
ou de suspendre la respiration, l'on n'arrivera jamais
à gonfler les vaisseaux céphaliques sous-cutanés, à
injecter les capillaires, à tuméfier la face, comme
cela existe chez les épileptiques. Ces phénomènes
circulatoires seraient peut-être les seuls phénomènes
que ne pourrait produire volontairement une personne qui, au lieu de prétendre simuler une attaque
d'épilepsie, ne voudrait imiter qu'une attaque de
cérébropathie spasmodique. Ici, en effet, il y a des

symptômes précurseurs ; le malade conserve du sentiment, n'a point l'iris insensible et la pupille immobile, ni la face convulsée, ni la respiration suspendue ; au lieu d'une roideur tétanique, ce ne sont que
de grands mouvemens qu'il serait facile de contre-
faire. Les faux épileptiques oublieront le sommeil et
le ronflement qui terminent si souvent les attaques ;
ils n'auront point cet air honteux, étonné, abruti, qui
en est la suite ordinaire ; ils ne penseront probablement pas à se plaindre de céphalalgie, de vertiges si
communs aussi après les attaques.

7°. *Pronostic.*

L'épilepsie est une maladie très fâcheuse qui, jusqu'à présent, a résisté à tous les moyens employés
pour la guérir. Les exemples d'une issue contraire,
d'abord très rares, n'étaient probablement que des
intermissions de plusieurs années, comme j'en ai
observé, ou des cas de cérébropathie spasmodique
pris pour des épilepsies. Tout ce que l'on a pu désirer,
c'est que la maladie ne fît pas des progrès en mal ; ç'a
été de diminuer et d'éloigner les attaques ; ce qui est
loin d'être, même quelquefois, au pouvoir du médecin. Les épileptiques idiots, en démence, devenus
maniaques, paralytiques, ne laissent pas la moindre
lueur d'espérance. Les épilepsies qui datent de la naissance, ou qui sont héréditaires, ou qui suivent l'abus
de la masturbation, sont à peu près dans le même cas.

établie pour être ensuite remplie par ces moyens ; c'est toujours empiriquement, et très empiriquement qu'on en a fait usage.

On a surtout vanté les prétendus anti-spasmodiques, les narcotiques, les anti-périodiques, les sédatifs métalliques et végétaux, l'ustion de la peau de la tête et des os du crâne, et dans ces derniers temps, le nitrate d'argent à l'intérieur. Tous ces moyens sont, les uns inutiles, d'autres dangereux ; quelques uns peuvent être funestes : j'ai appris à douter des vertus qu'on leur attribue, des succès qu'on dit avoir obtenus de leur usage. Une femme meurt à la Salpêtrière, après avoir pris, avant d'entrer dans cet hospice, pendant dix-huit mois du nitrate d'argent. A l'ouverture du corps on trouva l'estomac dans l'état le plus déplorable ; la muqueuse de cet organe était entièrement détruite dans sa moitié inférieure ; il était perforé dans quatre ou cinq points, et réduit à la seule membrane péritonéale dans plusieurs autres. J'ai peine à comprendre comment l'empirisme aveugle a pu être porté jusqu'à chercher à guérir un cerveau malade en cautérisant un estomac, en risquant de produire une maladie plus dangereuse que celle qu'on veut combattre, sans aucune raison qui puisse donner le moindre espoir de succès.

Quels moyens peuvent donc être rationnellement mis en usage dans le traitement de l'épilepsie ?

D'après ce que nous avons dit du pronostic de cette maladie, le médecin doit avoir assez rarement pour but d'en obtenir la guérison, quoique cependant il doive souvent essayer, lors même qu'il ne prévoit pas pouvoir s'attendre à cette issue favorable : le plus ordinairement il est réduit à un traitement palliatif, propre, tantôt à diminuer la violence des attaques, plus fréquemment à remédier aux accidens qui les suivent immédiatement, ou à ceux qui persistent ou se développent dans leurs intervalles.

I. Je ne connais pas d'autres moyens à employer pour guérir l'épilepsie, que ceux dont j'ai conseillé l'usage pour guérir la cérébropathie spasmodique : ces deux maladies diffèrent trop peu dans leurs caractères extérieurs, pour qu'on doive penser à les combattre par des moyens de nature différente. Cependant l'épilepsie étant plus grave, et tout-à-fait hors de la puissance volontaire, le traitement moral et intellectuel est beaucoup moins utile dans cette affection que dans la cérébropathie spasmodique. Si donc un épileptique se présente dans des conditions les plus favorables à la guérison; si sa maladie n'est ni héréditaire, ni congéniale, ni la suite des excès de la masturbation, ou autres causes qui ont détérioré lentement l'action cérébrale; s'il n'en est atteint que depuis peu, non d'une manière violente, sans désordres cérébraux graves dans les intervalles des attaques, sans paralysie, perte de mémoire ou accès de fureur, on pourra tenter de détruire l'état morbide du cerveau. Pour cela on aura recours à la médication dont je viens de parler. Des bains tièdes, des saignées locales, et l'application soutenue et réitérée de l'eau glacée et de la glace pilée sur la tête, me paraissent les moyens les plus énergiques et presque les seuls à employer ici comme dans toute irritation violente du cerveau. S'ils ne réussissent pas, je crois qu'il n'y a rien à espérer de tous autres. Quelques auteurs ont cité des exemples d'épilepsies guéries à la suite de vives frayeurs. M. Esquirol ne pense pas qu'on doive user de moyens aussi violens que celui-là, dont on ne saurait prévoir les suites.

II. Pendant les attaques on aura soin de contenir les malades de manière à ce qu'ils ne puissent se faire aucun mal.

III. La stupeur, la démence, la fureur, la maladie dite fièvre ataxique, affections qui suivent presque toujours, l'une ou l'autre, les violentes et longues attaques, les états épileptiques, réclament aussi l'emploi de moyens débilitans, de la saignée, l'application de sangsues ou de ventouses scarifiées, l'usage des bains tièdes et des réfrigérans sur la tête. Trop souvent on a recours, dans ces cas, à l'application de synapismes, de vésicatoires, pour réveiller le cerveau, et ces nouveaux irritans ne font qu'aggraver l'état de cet organe. J'ai souvent vu ces malades se rétablir sans secours, après quelques jours de diète et de repos. Ce n'est pourtant pas là une raison pour ne pas leur faire les remèdes indiqués.

IV. Les épileptiques éviteront avec soin de faire usage d'alimens épicés, de boissons spiritueuses ou excitantes; ils tâcheront de se préserver des excès du froid et de la chaleur, et ne se livreront qu'avec une extrême modération aux plaisirs de l'amour. Dans l'intervalle des attaques, les malades sont souvent incommodés, surtout pendant l'été, de vertiges, de céphalalgies, de tintemens d'oreilles, de pesanteur de tête, etc. Lorsqu'ils éprouvent ces accidens trop violens ou trop continus, une saignée générale, des pédiluves et des demi-bains les soulagent ordinairement beaucoup. Du reste, je renvoie au traitement des deux maladies décrites précédemment.

J'ai annoncé comme devant être insérée à la suite de ce chapitre, une observation de somnambulisme magnétique présentant des faits, des circonstances curieuses, et même extraordinaires. Les raisons qui m'avaient fait différer l'insertion à l'article du magnétisme, m'engagent à remettre la publication de cette observation à une autre époque. J'avais envie de continuer, de répéter, de varier des expériences, de vérifier des faits, ce qui ne m'a pas été possible depuis plusieurs mois que la personne est malade. Je puis cependant dire ici : 1°. Que cette personne m'a offert des phénomènes fort étonnans de *prévision* et de *clairvoyance*, tellement que, dans aucun ouvrage de magnétisme, pas même dans celui de Petetin, je n'ai rencontré rien de plus extraordinaire, ni même tous les phénomènes que j'ai été à même d'observer. 2°. Que les attaques autant épileptiques que de cérébropathie spasmodique dont elle fut atteinte la première fois il y a onze ans, à la suite d'une frayeur vive, et pour le traitement desquelles un praticien distin-

gué de la capitale lui a fait prendre, il y a cinq ans,
l'opium à haute dose, le nitrate d'argent jusqu'à la
dose de 20 gr., et lui a brûlé la peau de la tête et
nécrosé les os du crâne, le tout sans le moindre succès;
que ces attaques, dis-je, qui duraient toujours de
deux à trois heures au moins, et quelquefois plus,
qui se composaient de quinze à vingt-cinq ou quarante crises, duraient seulement, lorsqu'on provoquait
d'avance l'état de somnambulisme, ce qui était facile,
puisque leur invasion était prévue, de quinze à vingt
ou rarement vingt-cinq et trente minutes, et ne se
composaient que de trois, quatre ou au plus cinq
crises. 3°. Qu'elle a indiqué comme devant la guérir
une vive frayeur, laquelle a été excitée le 3 juin à
cinq heures trois minutes, comme elle l'avait prescrit,
ayant prévu les suites immédiates qui devaient en
résulter, et les moyens d'y remédier. Depuis trois
mois (ce sont précisément ceux où les attaques étaient
d'une violence extrême, et se répétaient deux fois le
jour) elle n'éprouve plus d'attaques, et elle assure,
étant en somnambulisme, qu'elle est radicalement guérie. Elle a été prise d'accidens cérébraux fort singuliers
et très graves, qui se sont renouvelés plusieurs centaines
de fois, toujours prévus et annoncés assez à temps pour
qu'on pût y remédier. Ils consistaient en une perte complète de connaissance, avec roideur tétanique de tout
le système musculaire, suspension entière de la respiration, fixité des yeux, dilatation et immobilité de
la pupille. Cet état était précédé d'un sentiment de

formication au bout des doigts, d'une violente céphalalgie, et durait plus ou moins, depuis quelques
minutes jusqu'à une heure. La circulation ne présentait
aucun changement. Il fallait souffler de l'air dans le
thorax, sans quoi la malade serait morte. Plusieurs
accès de délire de quinze, vingt ou trente heures se
sont manifestés. J'avoue que lorsque je vis survenir
ces accidens, je les pris pour des attaques épileptiques.
Sur l'observation que j'en fis à ma malade, elle me
répondit que la maladie de son cerveau était changée, que l'état actuel de cet organe guérirait et ne
reproduirait jamais l'épilepsie. Comme médecin, je
ne dois ajouter de foi à cette prédiction que dans
quelques années. Depuis près de deux mois cette personne est assez bien.

DE L'ASTHME CONVULSIF. (1)

Les anciens, privés des secours que fournit l'examen
dès cadavres, guidés par des connaissances physiologi-
qués peu étendues et incomplètes, furent contraints de
voir les maladies, non dans leur cause organique ou
leur siége, mais seulement dans leurs symptômes ou les
désordres fonctionnels des organes : de là des *fièvres*,
des *apoplexies*, des *paralysies*, des *dyspnées*, etc.

---

(1) Je rappelle que cet article ne fut point d'abord destiné
à faire partie de cet ouvrage. Si je renouvelle cette observation, c'est pour qu'on ne s'étonne point de trouver ici répétées
des propositions déjà émises précédemment.

A mesure qu'on connut mieux les attributs fonctionnels des organes, lorsqu'on put s'assurer après la
mort des dispositions des parties saines, et de la nature des altérations morbides, on parvint à fixer le
siége de beaucoup de ces symptômes, à les rattacher
à leur cause organique; et le nombre des fièvres, des
apoplexies, des paralysies, des dyspnées, diminua en
proportion.

Mais il est arrivé dans beaucoup de cas où l'on
était parvenu à fixer le siége des phénomènes, que,
faute de connaissances suffisantes sur l'état sain et l'état
morbide des organes, les recherches cadavériques
n'ont montré aucune altération qui pût expliquer la
manifestation des désordres; et au lieu d'accuser son
ignorance et d'en appeler à de nouvelles recherches,
on a admis, pour expliquer ces difficultés, des maladies *sans matière, vitales, de fonction, nerveuses.*
Ces maladies, comme celles sans siége, diminuent
chaque jour, et, il faut l'espérer, une étude mieux
entendue de l'anatomie pathologique, de la physiologie fonctionnelle et pathologique, fera disparaître
des cadres nosologiques toutes ces affections sans
lésions d'organes.

Les anciens donnèrent d'abord le nom d'asthme ou
de dyspnée, car ces deux mots sont synonymes dans
leur langage, à toute sorte de difficulté de respirer;
plus tard on réserva cette dénomination pour expri-
mer seulement les dyspnées sans fièvre. Ainsi Willis
définit l'asthme : *Respiratio difficilis, crebra, et*

*anhelosa, cum magnâ pectoris agitatione, plerum-
que citra febrem.*

En remontant à la source des phénomènes de
l'asthme, on reconnut qu'ils dépendaient le plus souvent d'affections particulières des organes thoraciques, respiratoires ou circulatoires, telles que l'hydrothorax (Charles Pison, Morgagni, Lieutaud, Aven-
brugger), l'hydropéricarde (Morgagni, Corvisart),
les abcès, les adhérences du poumon (Pison, Bartholin, Baillie), les lésions du cœur et des gros vaisseaux (Morgagni, Lieutaud, Corvisart), l'emphysème
du poumon (Baillie, Laënnec), la gibbosité, un trop
grand volume des viscères abdominaux, la grossesse,
l'ascite, etc.

Tous les auteurs, sans exception, avaient cependant admis une espèce d'asthme ou de dyspnée, indépendante, comme effet, d'altérations connues des
organes thoraciques, et capable, au contraire, de
produire des altérations de ces organes. C'est cette
espèce qu'ils ont appelée *asthme nerveux.*

Un médecin déjà connu par d'utiles travaux, le docteur Rostan, dans un mémoire publié en 1818, a nié
l'existence de l'asthme nerveux, et rapporté les phénomènes de cette affection, chez les vieillards, à des
lésions du cœur ou des gros vaisseaux. Il appuie son
opinion de recherches cadavériques multipliées.

Mais il est évident, et l'observation des faits, la méditation des auteurs, l'analyse physiologique des phénomènes de l'asthme nerveux, convulsif, périodique, ne

me laissent aucun doute à cet égard, que l'asthme nerveux doit être distingué, comme effet, de toute altération du poumon ou du cœur. Son caractère essentiel,
qui consiste en une convulsion presque tétanique des
muscles inspirateurs, ne peut avoir de rapport direct
avec aucun état de ces organes. Ses autres caractères
prouvent d'ailleurs que cette affection doit être rangée
dans la famille des maladies convulsives, dans le même
genre que la coqueluche, les difficultés de respirer
qui se manifestent chez les enfans qui font péniblement leurs dents, les affections prétendues hystériques et hypochondriaques. Elle a sans doute le même
siége. L'asthme convulsif, de même que ces maladies, est sans fièvre, revient par accès dans l'intervalle desquels la santé est souvent parfaite, cause
rarement la mort, s'annonce par des accidens qui
seraient extrêmement graves s'ils n'étaient nerveux.

Déjà Willis, Darwin, Robert Brée, ont reconnu
pour caractère de l'asthme convulsif, la convulsion
des muscles inspirateurs. Van Helmont trouve tant
d'analogie entre l'asthme et l'épilepsie, qu'il pense
que ces deux maladies doivent céder au même remède. Floyer, Hoffmann, Sauvage, Cullen, Bos-
quillon, admettent un asthme hystérique. Ætius
propose d'établir des cautères entre la tête et le diaphragme, pour empêcher la sérosité de descendre de
l'une vers l'autre.

Supposons un instant que la convulsion des muscles inspirateurs reconnaisse pour cause l'état des

poumons ou du cœur; il est certain que le siége de l'une ne pourra être dans les autres; elle pourra tout au plus y avoir sa cause, laquelle devrait réagir sur le cerveau ou la moelle épinière pour produire l'effet dont il s'agit.

Aux articles du diagnostique et des recherches cadavériques, se trouveront réfutées ou expliquées plusieurs objections. Les asthmatiques présentent presque toujours un phénomène très favorable à l'opinion de ceux qui font de l'asthme une maladie du cœur; ces malades sont ordinairement très sujets aux palpitations, même entre les accès. Mais, outre que tous n'y sont pas sujets, le même phénomène est tout aussi fréquent chez les épileptiques, hystériques, hypochondriaques; et je ne sache pas qu'on ait jamais songé à faire dépendre l'épilepsie, la prétendue hystérie, ni la prétendue hypochondrie, de ces palpitations. L'analogie est ici frappante, et nous prouve que dans tous ces cas l'affection du cœur n'est que consécutive, qu'un effet; et d'ailleurs je ne pense pas que cette affection consiste en dilatations ou épaississemens anévrismatiques, en rétrécissemens des ouvertures cardiaques ou des gros vaisseaux ; on l'en a toujours distinguée, et avec raison; c'est ce qu'on appelle des palpitations nerveuses. Toutefois je suis loin de penser que cet état du cœur ne puisse finir par dégénérer en ce qu'on nomme lésions organiques; mais ce serait toujours un effet. Je demande, enfin, comment il est possible de concevoir qu'une maladie du cœur, quelle qu'elle soit, autre qu'une cardite aiguë, parvienne à causer une affection convulsive. Par son volume, cet organe ne peut que gêner uniformément le poumon; et aucun fait physiologique né nous prouve que la projection du sang pur par le cœur au cerveau ait causé de pareils accidens.

Le docteur Laënnec prouve, par une excellente raison, qu'on ne peut point rapporter les phénomènes de l'asthme convulsif aux affections connues du cœur ou du poumon : c'est que, d'une part, les péripneumonies les plus intenses, l'hépatisation ou la destruction presque totale des poumons, les anévrismes les plus volumineux, ne causent jamais un état de dyspnée comparable à celui d'un accès d'asthme; et que, d'autre part, dans cette dernière maladie, lorsqu'elle est simple, tous les moyens d'investigation ne font rien découvrir dans ces organes. Mais çe médecin, en méconnaissant le caractère essentiel de l'asthme, la convulsion des muscles inspirateurs, a eu besoin, comme ses prédécesseurs, pour expliquer la production des phénomènes de cette maladie, d'avoir recours à un état nerveux du poumon. (1)

Je citerai ici deux observations remarquables; je les extrais d'un article sur l'asthme, lu au comité du Dictionnaire de médecine pour être inséré dans cet important ouvrage, par le docteur Ferrus, praticien aussi sage que zélé observateur. J'aurais pu en tirer

____

(1) *De l'Auscultation médiate*, Paris, 1819.

de mon propre fonds ; mais outre que , dans une question comme celle-ci , il est bon de faire parler les faits recueillis par autrui, les sujets de mes observations sont des épileptiques et des hystériques qui éprouvent de fréquentes palpitations. Il est bien vrai aussi que la réunion de deux affections convulsives chez le même individu ne laisserait pas de mettre en évidence l'analogie de siége qui existe entre elles ; mais ce fait, cité, pourra avoir le même résultat que l'exposition complète des observations.

Un jeune officier, dit le docteur Ferrus, plein de talent et d'honneur, revenait en 1814 à Paris encore occupé par les troupes ennemies. Il éprouva une impression si pénible, apercevant des soldats étrangers aux portes de la capitale, qu'il en ressentit *sur-le-champ* beaucoup de malaise, et la respiration devint fort difficile. Cet état ne fit qu'empirer, et il eut la *nuit même* un violent accès d'asthme. Les nuits suivantes furent aussi mauvaises; et ce ne fut que plus de quinze jours après que les accès diminuèrent d'intensité. M. Corvisart fut consulté, et n'aperçut *aucun signe certain* d'une lésion des organes thoraciques. Le malade alla passer l'hiver dans le midi de la France , et se rétablit entièrement. En 1815, *après de nouveaux chagrins*, les accès d'asthme revinrent à des intervalles plus éloignés, pendant lesquels la santé était fort bonne. En 1820, accès de fièvre intermittente et rebelle, plusieurs accès d'asthme. Depuis dix mois environ, il se porte assez bien.

M. A. B***, âgé de trente-cinq ans, d'un tempérament nerveux très prononcé, éprouva, il y a quelques années, un grand dérangement de fortune, et en *ressentit un chagrin très vif.* Il avait eu long-temps auparavant quelques accès d'asthme qui ne tardèrent pas à se renouveler avec beaucoup plus d'intensité que les précédens. Deux ans de suite M. B*** fut tourmenté par des accès assez rapprochés, qui s'éloignèrent en même temps qu'ils perdaient de leur violence. La percussion de la poitrine donnait un *son fort clair.* L'usage du cylindre n'a fait apercevoir *aucun dérangement dans l'action respiratoire du poumon, ni aucune irrégularité dans les battemens du cœur.* La santé s'est peu à peu améliorée, etc.

Ces observations nous montrent deux asthmes produits par des affections morales, c'est-à-dire par des causes cérébrales, sans lésion du cœur ou des poumons, terminés par la guérison, ou au moins par une rémission complète. (1)

---

(1) Le docteur Delens publie, dans la Bibliothéque médicale, cahier de juillet dernier, quatre observations d'asthme convulsif qui ne sont pas moins remarquables, et prouvent également que la maladie ne consiste point en une lésion du cœur. Voici la plus intéressante : une femme âgée de quatre-vingts ans, qui avait toujours joui d'une bonne santé, éprouve un *violent chagrin* dans les premiers jours de décembre. Dix ou douze jours après, au milieu de la nuit, accès d'asthme d'une heure. La maladie reparaît toutes les nuits, sans laisser aucune trace ni dans la respiration, ni dans la circulation,

Si les auteurs qui admettent un asthme nerveux eussent bien analysé les deux ordres de phénomènes respiratoires fonctionnels; s'ils eussent bien distingué dans l'exercice de cette fonction, ce qui est du ressort des muscles et sous l'influence plus ou moins immédiate du cerveau, d'avec ce qui se passe uniquement dans le poumon, ils n'auraient point été contraints de

---

après avoir cessé. L'accès se prolonge d'abord davantage, et finit par devenir continu; une anasarque survient, et la malade meurt, six mois après son premier accès. A l'ouverture du corps on trouve *les veines cérébrales et les sinus gorgés d'un sang noirâtre, les capillaires cérébraux fortement injectés, ce que la section de la substance cérébrale rendait sensible par l'infinité de points rouges dont était parsemée la surface mise à découvert; environ trois onces de sérosité dans les ventricules latéraux. Cœur et gros vaisseaux sains; on n'y remarquait ni épaississement, ni dilatation, ni rétrécissement, ni ossification. Poumon d'une couleur jaune pâle, crépitans, etc.* Ce fait est d'une haute importance; il nous montre des accès d'asthme, suite d'un violent chagrin, intenses et bientôt continus, ne laissant cependant aucune trace de lésion du cœur ni des poumons, et liés, au contraire, à un état d'irritation manifeste du cerveau. Si nous faisons en outre attention que cette femme n'a vécu asthmatique que six mois, tandis que les autres malades de cette espèce vivent des dixaines et des vingtaines d'années, nous trouverons la raison pourquoi les derniers présentent des lésions du cœur; nous attribuerons ces lésions à la fréquente répétition des accès d'asthme, pendant lesquels le cœur est toujours violemment agité, et son action très opprimée, gênée. Cette malade n'a pas eu le temps d'être ainsi affectée consécutivement.

rapporter tous les désordres de la respiration à ce
dernier, et d'imaginer, pour se rendre compte des
phénomènes de l'asthme, un état de convulsion ou
de constriction convulsive des bronches ou des vésicules pulmonaires, qui, par leur organisation non
musculeuse, sont incapables d'un tel état, ou des lésions organiques du cœur, qui ne peuvent point causer des mouvemens convulsifs des muscles. (1)

1°. *Définition.*

L'asthme nerveux, spasmodique, convulsif, périodique, ou simplement l'asthme, car j'appellerai dysp-

---

(1) Dans une foule d'autres cas de désordres de la respiration, ce sont les actes musculaires de cette fonction qui sont
presque exclusivement dérangés, ordinairement en même
temps que les autres actes musculaires, et par l'influence du
cerveau. C'est ainsi qu'une émotion subite, une frayeur vive,
la surprise, la colère, un chagrin violent, suffoquent, causent de l'étouffement, l'altération ou la perte de la voix ; que
l'ennui, la tristesse, la sensation de la chaleur, rallentissent
la puissance cérébrale, d'où l'affaissement de la pensée et des
mouvemens, des bâillémens, des soupirs, de grandes inspirations ensuite de plusieurs plus faibles. C'est encore ainsi que
dans une attaque convulsive d'épilepsie, de catalepsie, ou de
prétendue hystérie, la respiration est rallentie, entrecoupée,
ou même suspendue complétement quelques secondes ou
quelques minutes, le thorax se trouvant tenu fixe et immobile
par les muscles convulsés. Enfin, dans les affections fébriles
adynamiques, et aux approches de la mort, les mouvemens
respiratoires sont lents, difficiles, et finissent par s'éteindre,
le cerveau ayant cessé de pouvoir les exciter.

née toutes les autres espèces de difficulté de respirer, a pour caractère principal et essentiel, de consister en un état de gêne et d'oppression de la respiration, de serrement du thorax et du larynx, produit par la convulsion des muscles de ces parties et du diaphragme, revenant par accès plus ou moins éloignés, dans l'intervalle desquels cette fonction reste libre, ou n'est ordinairement que peu gênée, surtout dans les premiers temps, existant le plus souvent sans fièvre.

2°. *Causes.*

L'asthme, comme les autres maladies dites nerveuses, est souvent héréditaire. Il se rencontre plus particulièrement chez les adultes et les vieillards, plutôt chez les hommes que chez les femmes, plus fréquemment chez les personnes douées d'un cerveau très irritable. Mais si l'asthme est moins commun chez les enfans, les femmes, il est remplacé chez les uns par la coqueluche, l'épilepsie; et chez les autres, par la prétendue hystérie : ainsi il y a compensation sous ce rapport. Les causes occasionnelles de l'asthme sont des influences cérébrales fonctionnelles, telles que la sensation de la chaleur et du froid, le passage subit de l'une à l'autre, les affections morales vives, le chagrin, les inquiétudes, les occupations et les tourmens de l'esprit. C'est surtout en hiver et en été, pendant les excès de température, dans les temps orageux, que les accès se manifestent avec plus de fréquence et de violence. Pendant les

nuits très froides de l'hiver, les vieilles femmes de la
Salpêtrière éprouvent des étouffemens, des oppres-
sions, des accès d'asthme ; quelques unes meurent
subitement. Les auteurs ont coutume d'ajouter à ces
causes, mais comme il le faut pour toutes les autres
maladies, la suppression des règles, des hémorrhoïdes,
de la transpiration, d'un exutoire, la répercussion
de la goutte, d'affections cutanées, etc.

3°. *Symptômes*.

Les accès surviennent ordinairement la nuit, commencent entre onze et deux heures. Ils sont précédés
plusieurs heures, ou même plusieurs jours d'avance,
d'insomnie, de douleurs des yeux, de céphalalgie, d'un
état moral d'inquiétude, de mauvaise humeur et d'irasci-
bilité, d'anxiété et de malaise dans la poitrine. Le mal
de tête augmente, le malade s'assoupit, puis tout à coup
s'éveille éprouvant le sentiment de gêne, d'oppression, de serrement dont nous avons parlé ; il s'assied,
se tient de bout, ou court à la fenêtre croyant y respirer plus facilement un air frais. La respiration est
lente, l'inspiration difficile avec un sifflement qui
paraît produit dans les bronches ; le malade sent qu'il
ne peut mouvoir les côtes, ni abaisser le diaphragme ;
pour y parvenir il fait de grands efforts, en appuyant
les mains sur son lit, et cherchant à élever les épaules. La parole est difficile ou impossible, entrecoupée ;
la face est injectée, gonflée, les yeux sont saillans,
brillans, les veines du col sont dilatées. Le malade

est· souvent menacé de suffocation, et tombe quelquefois en syncope. Les pieds, les mains, le nez et les oreilles sont refroidis. Pendant cette scène de désordres, la circulation est tantôt presque naturelle et seulement légèrement accélérée, et d'autres fois le malade éprouve de violentes palpitations. Après une demi-heure, une, deux ou trois heures, plus ou moins, la respiration devient moins difficile, l'inspiration exige moins d'efforts, il se manifeste ordinairement une toux d'abord sèche, puis humide, suivie bientôt d'une expectoration de crachats muqueux, et dans la matinée survient tantôt une rémission lorsque l'accès doit se renouveler la nuit suivante, ou que la maladie est presque continue, et tantôt une intermission complète, une entière cessation des accidens.

Outre ces désordres cérébraux, musculaires, respiratoires, les asthmatiques, dans le temps mais hors de leur accès, présentent souvent les phénomènes propres à la prétendue hypochondrie.

Si l'asthme est simple, purement nerveux, le thorax percuté ou examiné à l'aide du cylindre ne présente aucun signe de maladie du cœur ou du poumon. Cette cavité donne un son clair, les mouvemens du cœur sont ordinaires, et le cylindre apprend que l'entrée et la sortie de l'air se font librement dans le poumon. Cependant, beaucoup d'asthmatiques sont sujets, comme la plupart des épileptiques et des hystériques, aux palpitations dites nerveuses.

Mais dans les cas de complications, lorsque les

poumons ou le cœur finissent, comme cela peut arriver aussi chez les épileptiques et les hystériques, et probablement par le même mécanisme, par s'affecter, s'altérer, les symptômes varient en raison de ces complications et de ces altérations.

4°. *Marche et terminaisons.*

L'asthme n'étant point en général une affection mortelle par elle-même, quoique rarement susceptible d'une guérison solide, les asthmatiques peuvent atteindre une extrême vieillesse si les organes secondairement influencés, les poumons et le cœur, sont bien constitués, résistent aux compressions, aux irritations qui leur sont périodiquement communiquées. Les accès varient pour la violence, la durée, la fréquence; ils pourront ne revenir qu'une ou deux fois le mois, seulement dans les grands froids ou les grandes chaleurs, ou bien se répéter tous les jours, ou enfin les accidens n'offrir que d'incomplètes rémissions, ou même être continus. Quelquefois les accès cessent entièrement pendant plusieurs années, et reparaissent sans cause ou à l'aide d'une cause légère. M. M..... devient asthmatique à la suite de vives inquiétudes qu'il conçoit lors des événemens de la révolution; après plusieurs années de cet état, il recouvre une santé parfaite qu'il conserva pendant dix ans, après lesquels les accès d'asthme sont revenus.

Lorsque les poumons sont sains, la toux n'amène ordinairement pas d'expectoration; cette circonstance caractérise l'asthme *sec*. On le dit *humide* lorsqu'il est compliqué d'un catarrhe pulmonaire qui fournit des crachats plus ou moins abondans.

Mais le plus souvent, à force d'être irrités, soit par la compression mécanique qui résulte du serrement du thorax, soit par les secousses qui accompagnent la toux et les efforts qui la provoquent, soit enfin par l'influence nerveuse et cérébrale, la même qui provoque l'état convulsif, les poumons, le cœur et les gros vaisseaux finissent par devenir le siége d'affections diverses, telles que catarrhe pulmonaire chronique, phlegmasies chroniques du poumon d'où des tubercules, des abcès, des vomiques, l'emphysème de cet organe ou épanchement d'air dans le tissu lamineux inter-lobulaire, l'hydrothorax, des anévrismes du cœur ou des gros vaisseaux. Dès lors la scène change, et les symptômes de ces affections se montrent avec ceux de l'asthme; la dyspnée est continue, et seulement augmentée lors des accès. Il est remarquable que les désordres convulsifs diminuent ordinairement en proportion de l'augmentation des désordres cardiaques ou pulmonaires : la même chose a ordinairement aussi lieu dans les autres maladies convulsives.

Lorsque l'asthme a produit, a été suivi de pareilles affections, ce sont ces dernières qui fixent plus particulièrement l'attention du médecin, et sont à leur tour presque exclusivement cause des désordres respiratoires qui précèdent et accompagnent la termi-

naison funeste de la maladie. Les hémorragies cérébrales, plus souvent les ramollissemens du cerveau
terminent aussi quelquefois la vie des asthmatiques.

5°. *Diagnostique.*

Cullen pense qu'il est facile de distinguer l'asthme
convulsif des autres espèces de dyspnées apyrétiques,
par le caractère spasmodique, intermittent et périodique du premier, par la continuité des effets des
secondes, et l'absence de tout phénomène spasmodique. J'adopte sans restriction l'opinion de cet auteur
célèbre. D'une part, l'intermittence et la périodicité
sont des phénomènes qui se manifestent exclusivement, ou à peu près, dans les maladies du système
nerveux; de l'autre, un hydrothorax, un emphysème
du poumon, un anévrisme du cœur, ne pouvant disparaître en un instant, doivent nécessairement gêner
sans cesse la respiration; et de plus, ces affections
n'ayant aucun rapport direct avec les agens moteurs
du thorax, ne peuvent causer des mouvemens spasmodiques. La percussion de la poitrine, l'usage du
cylindre, feront aussi reconnaître la présence de ces
maladies. Cependant, comme elles pourraient exister
en même temps que l'asthme, en être la suite, il
faudra se donner de garde, en reconnaissant leur
existence simultanée, de prendre des effets pour des
causes, ou des phénomènes simplement concomittans
pour des phénomènes dont les uns seraient causes, et
les autres effets.

Le docteur Rostan objectera sans doute que des affections du cœur peuvent être intermittentes, ou guérir, et que c'est dans ces cas que l'asthme, qu'il considère comme un effet de ces maladies, est intermittent ou guérit. Mais nous répondrons à ce médecin, d'abord que l'asthme n'est pas seulement une affection intermittente, que son caractère essentiel est l'état convulsif des muscles du thorax ; ensuite que nous ne concevons guère comment un épaississement ou une dilatation des cavités du cœur, un rétrécissement des orifices de ces cavités, pussent donner naissance à des accidens périodiquement et régulièrement intermittens ; nous concevons tout au plus que ces accidens varient d'intensité, en raison des obstacles à la circulation. Il est d'ailleurs très probable que les cas de cette espèce, pris pour des maladies du cœur intermittentes, étaient de véritables asthmes. Nous répondrons, enfin, que s'il est démontré que d'énormes anévrismes, qui menacent de suffoquer le malade, ne produisent point l'asthme, nous n'accorderons pas ce privilége à des maladies de ce genre, assez faibles pour être encore susceptibles de guérison, ou ne causer des accidens que par intervalle.

6°. *Pronostic.*

J'ai déjà dit que l'asthme n'est point une maladie mortelle, que les malades en guérissent rarement, en sont quelquefois délivrés pour plusieurs années, mais peuvent atteindre un âge très avancé, pourvu que leurs organes thoraciques résistent à l'influence morbide qu'ils reçoivent si fréquemment. Le plus ordinairement les asthmatiques les mieux portans finissent par être affectés d'un catarrhe pulmonaire chronique qui les fait beaucoup expectorer, surtout le matin.

7°. *Recherches cadavériques.*

Je ferai ici deux observations propres à éclairer la recherche du *siége* de l'asthme, et qui serviront de réponse aux objections que pourraient nous faire les personnes qui pensent que toutes les connaissances pathologiques doivent être fondées sur les résultats des ouvertures de cadavres : 1°. Si, dans l'état actuel des connaissances anatomiques et anatomico-pathologiques, l'on prétendait expliquer, par les altérations des organes trouvées après la mort, la manifestation de tous les désordres observés pendant la vie, il est positivement certain que ce serait une chose tout-à-fait impossible dans l'immense majorité des cas. Je ne crains pas d'avancer, de soutenir, d'ailleurs, que la *physiologie pathologique* ou de l'état morbide, précédée de l'étude de la *physiologie. fonctionnelle* ou de l'état sain, rendra toujours, et souvent seule, des services au pathologiste que ne pourra probablement jamais rendre l'anatomie pathologique. Il est sans doute utile, nécessaire que ces deux ordres de connaissances soient employés pour arriver au même but; mais il faut se

garder de trop déprécier l'un, en attachant une importance trop exclusive à l'autre. 2°. Si, dans les
maladies qui ne sont pas mortelles par elles-mêmes,
telles que le plus souvent la folie, les affections nerveuses spasmodiques, etc. l'on ne tient pas compte
des affections secondairement produites par ces maladies ou autrement, et qui peuvent devenir les causes
véritables de la mort ou au moins aider cette terminaison funeste, l'on tombera inévitablement dans de
graves erreurs sur leur siége, leur cause et leur nature; l'on prendra dans ces cas des effets pour des
causes, des désordres simplement concomittans et
indépendans les uns des autres pour des désordres
liés les uns aux autres. Ceci nous conduit à cette
conséquence : les auteurs ayant en général confondu
l'asthme avec les affections du poumon ou du cœur
qu'il détermine ou qui le compliquent, non seulement les résultats d'ouvertures d'asthmatiques, que
ces auteurs nous ont donnés, ne nous apprennent
rien sur le siége et la nature de cette affection, mais
encore ces résultats nous induisent en erreur, en
nous montrant comme ses causes les causes dés altérations qui n'ont pu que déterminer les phénomènes cardiaques ou pulmonaires, et non les désordres musculaires. La cause de ceux-ci doit être cher-
chée dans le cerveau ou dans le rachis, plutôt dans
le premier que dans le dernier, et non dans le cœur
ou les poumons : or, aucun auteur jusqu'ici n'a fait
mention de recherches cadavériques dirigées vers ces

organes (1); et nous-même n'avons point encore trouvé l'occasion de faire de pareilles recherches. Je ferai seulement remarquer que les ramollissemens du cerveau, les hémorragies cérébrales ne sont pas très rares chez les asthmatiques.

8°. *Traitement.*

De même que pour toutes les maladies nerveuses, on a essayé, employé, vanté et successivement abandonné un grand nombre de remèdes pour guérir l'asthme. C'est que l'administration rationnelle des moyens de traitement est fondée sur la connaissance du siége et de la nature des maladies, circonstance à peu près étrangère à l'étude des affections dites nerveuses, à l'étude de l'asthme.

Le traitement de l'asthme simple, sans complications de lésions du cœur ou des poumons, doit être de même nature que celui des affections spasmodiques prétendues hystériques, avec lesquelles il a, comme nous l'avons vu, la plus grande analogie.

Dans les intervalles des accès, les asthmatiques éviteront, autant que possible, les sensations vives qui résultent des excès et des variations brusques de

---

(1) Je n'avais point connaissance, lorsque j'écrivais cet article, de l'importante observation publiée par le docteur Delens, dans laquelle se trouvent précisément consignés les résultats de l'examen du cerveau, résultats qui sont, comme nous l'avons vu, tout-à-fait concluans en faveur de l'opinion que nous soutenons.

température, de l'abus des plaisirs vénériens, les inquiétudes, les tourmens, les travaux excessifs de l'esprit, les affections morales pénibles, les habitudes sédentaires, l'oisiveté : la distraction, l'exercice, leur sont très avantageux. Ils éviteront aussi de se nourrir d'alimens stimulans et en grande quantité, surtout si l'estomac digère difficilement; il se garderont surtout de faire usage de boissons fermentées pures, de vin, d'eau-de-vie, de liqueurs; l'usage du café ou du thé ne leur est pas moins contraire. On conseille ordinairement à ces malades, l'habitation ou la promenade dans des lieux bas et gardés des vents, dans des valons; on aurait pu ajouter l'habitation dans des climats tempérés. Les bains tièdes, les évacuations sanguines dans les cas de pléthore, de suppressions même symptomatiques d'hémorragies habituelles, le dégorgement des vaisseaux cérébraux par des saignées locales ou générales s'il existe des dispositions apoplectiques, de congestion vers la tête; les légers laxatifs s'il y a constipation sans trop d'irritation gastrique, des boissons aqueuses : tous ces moyens pourront être employés avec avantage pour prévenir ou diminuer les accidens, favoriser la terminaison par le retour à la santé.

Peu avant ou *pendant l'accès*, le malade s'abstiendra de prendre des alimens; il se tiendra dans la position qui lui paraîtra préférable; le plus ordinairement les asthmatiques, lors de l'accès, se tiennent assis, ou couchés sur un plan presque vertical, la tête haute; ils appuient les mains, arrondissent le dos, élèvent les épaules pour dilater le plus possible le thorax. Le malade sera débarrassé de tout vêtement dont il croirait être gêné; quoique la qualité de l'air ne soit pour rien dans la difficulté de respirer, pour satisfaire le malade, on fera en sorte que l'appartement soit bien aéré. Je n'ai point eu l'occasion d'observer les effets de l'application de réfrigérans sur la tête; je suis convaincu que dans cette circonstance comme dans les affections convulsives prétendues hystériques, ils produiraient de bons résultats. Il sera bon aussi de chercher à attirer le sang dans les membres par des manuluves et des pédiluves tièdes.

On a beaucoup vanté l'opium et l'éther comme calmans, et propres à diminuer les accès. Si ceux-ci sont légers, consistent en de simples étouffemens, l'éther les calme en effet; mais je pense que l'effet stimulant de cette substance, qui peut procurer ainsi des avantages momentanés, finirait par avoir des inconvéniens. Je ne sais rien de positif sur l'emploi de l'opium.

Lorsque l'asthme se complique de lésions du cœur ou des poumons, de nouvelles indications curatives, dont il n'est pas de mon objet de m'occuper ici, peuvent se présenter et réclamer de nouveaux secours.

FIN DU SECOND ET DERNIER VOLUME.

TABLE DES MATIÈRES

CONTENUES DANS LE SECOND VOLUME.

FIN DE LA TABLE DU DERNIER VOLUME.

DE L'IMPRIMÉRIE DE CRAPELET.

CATALOGUE
DES LIVRES

DE

MÉDECINE, CHIRURGIE, ANATOMIE

PHYSIOLOGIE, HISTOIRE NATURELLE, PHYSIQUE,

CHIMIE, PHARMACIE,

QUI SE TROUVENT

CHEZ J.-B. BAILLIÈRE,

LIBRAIRE DE L'ACADÉMIE ROYALE DE MÉDECINE,

ET DU COLLÉGE ROYAL DES CHIRURGIENS DE LONDRES,

RUE DE L'ÉCOLE-DE-MÉDECINE, N° 13 BIS,

A PARIS,

LONDRES, MÊME MAISON,

219, REGENT STREET.

Janvier 1838.

Sous presse pour paraître incessamment.

TRAITÉ DE PATHOLOGIE EXTERNE ET DE MÉDECINE OPÉRATOIRE, par A. VIDAL (de Cassis), chirurgien du Bureau central des hôpitaux, agrégé à la faculté de médecine de Paris. 4 vol. in-8°.

ANATOMIE COMPARÉE DU SYSTÈME NERVEUX, dans ses rapports avec les facultés instinctives, intellectuelles et morales; comprenant la description des ganglions et des nerfs chez les animaux invertébrés, celle du cerveau et de la moelle épinière des vertébrés, et spécialement de l'homme, son développement, sa structure, le volume, le poids de ses organes, etc.; par F. LEURET, docteur en médecine, médecin de l'hospice de Bicêtre. Ce bel ouvrage formera 2 forts volumes in-8, et un atlas de 35 planches in-folio, gravées avec le plus grand soin. Il sera publié en livraisons. La première paraîtra fin janvier 1838 et les autres de 2 mois en 2 mois.

TRAITÉ DES MALADIES DES REINS, étudiées en elles-mêmes et dans leurs rapports avec les maladies **DES URETÈRES, DE LA VESSIE, DE LA PROSTATE, ET DE L'URÈTRE**, par P. RAYER, médecin de l'hôpital de la Charité. Ce bel ouvrage se composera de 2 forts volumes in-8 et de 12 livraisons, chacune de 5 planches gravées et magnifiquement coloriées avec un texte descriptif. Prix de chaque livraison 16 fr. Il parait une livraison tous les 2 mois.

DICTIONNAIRE DE MÉDECINE, DE CHIRURGIE ET D'HYGIÈNE VÉTÉRINAIRES, par HURTREL - D'ARBOVAL, *deuxième édition entièrement refondue.* 6 vol. in-8.

TRAITÉ ÉLÉMENTAIRE DE NOSOGRAPHIE MÉDICALE générale et spéciale, par J. BOUILLAUD, professeur de clinique médicale à la faculté de médecine de Paris, médecin de l'hôpital de la Charité. 5 vol. in-8.

TRAITÉ D'ANATOMIE GÉNÉRALE ET DESCRIPTIVE, par E.-A. WEBER, professeur d'anatomie à l'Université de Leipzig, traduit de l'allemand par A.-J.-L. JOURDAN. 4 vol. in-8°, avec fig.

ŒUVRES D'HIPPOCRATE, nouvelle traduction, avec le texte grec en regard, collationné sur les manuscrits et les meilleures éditions; accompagnées de Commentaires et de Notes médicales et philologiques, avec la vie d'Hippocrate, et suivies d'une table générale des matières; par E. LITTRÉ, ancien interne des hôpitaux de Paris. 7 vol. in-8°, imprimés sur beau papier.

DE L'IRRITATION ET DE LA FOLIE, par F.-J.-V. BROUSSAIS, membre de l'Institut, professeur à la Faculté de Médecine de Paris, *deuxième édition entièrement refondue.* 2 vol. in-8.

CLINIQUE DES MALADIES DES ENFANTS NOUVEAU-NÉS, par R. VALLEIX, médecin du Bureau central des Hôpitaux, ancien interne de l'Hospice des Enfants-Trouvés, in-8.

TRAITÉ PRATIQUE D'ORTHOPÉDIE, ou Description des difformités du corps humain et des moyens d'y remédier; par H. BOUVIER, médecin de l'Hospice de Larochefoucault, directeur de l'Institut orthopédique de Chaillot, *ouvrage couronné par l'Institut royal de France.* 2 vol. in-8, atlas in-fol.

LIVRES DE FONDS.

ADET DE ROSSEVILLE et Mad. MERCIER. TRAITÉ COMPLET DES MANŒUVRES DE TOUS LES ACCOUCHEMENTS, avec 18 aphorismes sur les soins que réclament la mère et l'enfant pendant et après le travail et pendant les neuf premiers jours qui suivent la parturition ; par E. ADET DE ROSSEVILLE et Mad. J. MERCIER, professeurs d'accouchements, avec 13 planches. Paris, 1837, in-18. 3 fr. 50 c.

ALARD. DE L'INFLAMMATION DES VAISSEAUX ABSORBANTS, LYMPHATIQUES, DERMOÏDES ET SOUS-CUTANÉS, maladie désignée par les auteurs sous les différents noms d'*éléphantiasis des Arabes*, d'*œdème dur*, de *hernie charnue*, de *maladie glandulaire de Barbade*, etc., avec quatre planches en taille-douce, représentant les diverses formes, etc., par M. ALARD, D. M. P., membre de l'Académie royale de Médecine, médecin de la maison royale de Saint-Denis, etc. ; *deuxième édition*. Paris, 1824, in-8. 6 fr.

ALARD. DU SIÉGE ET DE LA NATURE DES MALADIES, ou Nouvelles considérations touchant la véritable action du système absorbant dans les phénomènes de l'économie animale ; par M. ALARD. Paris, 1821, 2 vol. in-8. 12 fr.

ANGLADA. TRAITÉ DE TOXICOLOGIE GÉNÉRALE envisagée dans ses rapports avec la physiologie, la pathologie, la thérapeutique et la médecine légale, par M. J. ANGLADA, professeur de médecine légale à la Faculté de médecine de Montpellier, in-8, et tableaux toxicologiques servant à la recherche analytique des poisons. 5 fr. 50 c.

ANNALES D'HYGIÈNE PUBLIQUE ET DE MÉDECINE LÉGALE, par MM. ADÉLON, ANDRAL, D'ARCET, BARRUEL, CHEVALLIER, DEVERGIE, ESQUIROL, GAULTIER DE CLAUBRY, KERAUDREN, LEURET, MARC, OLLIVIER (d'Angers), ORFILA, PARENT-DUCHÂTELET, VILLERMÉ.

La collection complète 1829 à 1837, dont il ne reste que peu d'exemplaires, 18 vol. in-8., fig., prix 162 fr. — Les dernières années séparément ; prix de chaque. 18 f.

LES ANNALES D'HYGIÈNE PUBLIQUE ET DE MÉDECINE LÉGALE paraissent depuis 1829 régulièrement tous les trois mois par cahiers de 15 à 16 feuilles d'impression in-8, environ 250 pages, avec des planches gravées.

Le prix de l'abonnement par an pour Paris est de 18 fr.

21 fr., *franc de port*, pour les départements. — 24 fr. pour l'étranger.

Table des principaux Mémoires publiés en 1837.

HYGIÈNE ET STATISTIQUE. — Recherches historiques et statistiques sur la population de Genève, son mouvement annuel et sa longévité depuis 1549 jusqu'en 1833, par *Ed. Mallet.* — De la Réduction des tours d'exposition des enfants trouvés, par *F. Bourioud.* — Mémoire sur la distribution de la population française par sexe et par état civil, par *M. Villermé.* — Les Eaux pluviales qui coulent sur les toitures en zinc peuvent-elles servir à alimenter les citernes, et l'eau de ces citernes peut-elle être employée comme aliment ou comme boisson ? par *M. Boutigny.* — Mémoire sur la police des cimetières, par *H. Bayard.* — Rapport sur l'organisation des conseils de salubrité des départements, par *M. Marc.* — Mémoire sur l'hygiène des hôpitaux de Paris, par *A. Bouchardat.* — Histoire d'une épidémie de variole, revaccination pratiquée à sa suite, etc., par *Ch. Bœsch.* — Sur la durée trop longue du travail des enfants dans les manufactures, par *M. Villermé.* — De la Durée de la vie en France, depuis le commencement du XIXe siècle, par *J. Bienvenu.* — Recherches statistiques sur quelques points de l'état civil et de l'Histoire médicale de la Martinique, par *M. Brous.* — Note sur l'usage du zinc et sur les inconvénients qui résultent de l'emploi de ce métal, par *M. Chevallier et Arthaud.* — De l'influence des saisons sur le développement de la grippe, par *H. Boudet.* — Mouvement de la population de Villemaur, par *Putin.* — Ordonnance de Police, concernant la Salubrité. — Note sur la fréquence des affections charbonneuses à Chartres, par *L. Leuret.* — Du Jugement de l'Académie royale de Médecine sur le magnétisme, par *P. Laros*, etc.

MÉDECINE LÉGALE. — Consultations médico-légales et expériences relatives à l'asphyxie par le charbon, par *A. Devergie.* — Examen des diverses théories pénitentiaires, par *Marquet-Vasselot.* — Statistique de la Morgue pour 1836, par *A. Devergie.* — Recherches, tendant à déterminer le mode d'action de l'acide arsénieux sur l'économie et la dose à laquelle le poison peut occasionner la mort, par *M. Lachèze.* — Note sur l'empoisonnement par les moules, par *A. Bouchardat.* — L'acide sulfurique, introduit dans l'estomac, est-il absorbé ? par *Bouchardat et Couürbe.* — Suspicion de folie chez une femme coupable, pendant sa grossesse, de blessures mortelles à deux de ses enfants, par *M. Leuret.* — Fait d'Infanticide sur un enfant qui n'avait pas respiré, par *A. Devergie.* — Examen des Liquides saisis chez un marchand de riz de Paris, par *Bussy et Boutron.* — Des rapports de la Tératologie avec la Médecine légale, par *Geoffroy-Saint-Hilaire.* — Rapport sur un cas de Monomanie-homicide. Hallucination avec fureur, par *Chambeyron.* — Rapport sur un cas de Lipémanie, Suicide, Homicide et Démence, par *Chambeyron.* — La Nymphomanie peut-elle être une cause d'Interdiction ? par *H. Bayard.* — Empoisonnement par une préparation mercurielle, par *A. Devergie.* — Rapport sur un Empoisonnement par l'arsenic, par *Ollivier* (d'Angers). — Asphyxie produite par la suffocation sur les individus morts au Champ-de-Mars, par *Ollivier* (d'Angers), etc.

ARCHIVES ET JOURNAL DE LA MÉDECINE HOMŒOPATHIQUE, publiés par une société de médecins de Paris.

Collection complète de juillet 1834 à juin 1837, 6 forts volumes in-8. 54 fr.

La quatrième année, paraît à dater de janvier 1838, tous les mois par cahiers de cinq feuilles in-8. Prix de l'abonnement pour Paris. 18 fr.

C'est dans l'*Organon* et la *Matière médicale pure*, qu'on trouve les principes et les moyens d'application de cette doctrine nouvelle. Mais, quelque indispensables que soient ces deux livres fondamentaux, bien des questions se condaires, soulevées par la théorie et la pratique, n'ont pu y trouver place. Ces questions importantes ont cependant été examinées, discutées, approfondies à l'étranger, en Allemagne surtout. Le journal que nous annonçons reproduira, parmi les fruits d'une polémique longue et animée, tout ce qui pourra mettre en état de mieux apprécier le caractère et la haute portée de l'homœopathie ; il fera connaître aussi les résultats des recherches auxquelles on commence à se livrer en France, et qui ne peuvent manquer de prendre bientôt un grand développement. Nous ne doutons pas que tous ceux qui s'intéressent aux progrès de la médecine ne secondent une entreprise dont l'unique but est d'arriver à la vérité par l'exposition sincère des faits et par une discussion consciencieuse des théories.

BANCAL. MANUEL PRATIQUE DE LA LITHOTRITIE, ou Lettres à un jeune médecin sur le broiement de la pierre dans la vessie; par A.-P. BANCAL, docteur en médecine; suivi d'un rapport fait à l'Institut royal de France, par MM. Percy, Chaussier, Deschamps, Pelletan et Magendie, en faveur de son nouvel instrument pour l'opération de la cataracte par extraction, et d'une lettre descriptive de la manière de pratiquer au moyen de cet instrument. Paris, 1829, 1 vol. in-8, avec cinq planches, le portrait de M. Dubois, et un *fac simile* de son écriture.   5 fr.

L'ouvrage de M. Bancal est divisé par lettres qui traitent chacune un point important de la Lithotritie ; la description de l'appareil lithotriteur, avec tous ses perfectionnements, est faite avec beaucoup de clarté : chaque pièce est examinée sous le point de vue d'utilité qu'elle présente : l'opération, la préparation qu'elle exige, la manière d'introduire l'instrument, les divers temps du broiement sont exposés avec beaucoup de méthode et de clarté: un praticien adroit et instruit pourra facilement pratiquer cette opération en suivant les préceptes déduits par M. Bancal. (*Revue médicale, octobre 1829*.)

BAUCHESNE. DE L'INFLUENCE DES AFFECTIONS DE L'AME dans les maladies nerveuses des femmes, avec le traitement qui convient à ces maladies; par M. de BEAUCHESNE, D. M., in-8.   3 fr.

BAUDENS. CLINIQUE DES PLAIES D'ARMES A FEU, par M.-L. Baudens, professeur à l'hôpital militaire d'Alger, chirurgien en chef des expéditions de Mascara, officier de la légion d'honneur. Paris, 1836, un fort volume in-8.   7 fr. 50 c.

BAYLE. BIBLIOTHÈQUE DE THÉRAPEUTIQUE, ou Recueil de mémoires originaux et des travaux anciens et modernes sur le traitement des maladies et l'emploi des médicaments, recueillis et publiés par A.-L.-J. Bayle, D. M. P., agrégé en exercice et sous-bibliothécaire à la Faculté de Médecine, etc. Paris, 1828-1837, 4 forts vol. in-8.   28 fr.

Tome 1er. Travaux anciens et modernes sur l'iode, l'émétique à haute dose, le baume de copahu et l'acupuncture, in-8.   7 fr.

Tome 2e. Travaux anciens et modernes sur le phosphore, la noix vomique, le datura-stramonium et la belladone, in-8.   7 fr.

Tome 3e. Travaux anciens et modernes sur la digitale, le seigle ergoté, la ciguë, etc. Paris, 1835, in-8.   8 fr.

Tome 4e. Travaux anciens et modernes sur la compression, le fer, les préparations ferrugineuses, l'huile de térébenthine, etc. Paris, 1827, in-8.   7 fr.

BEAUVAIS. CLINIQUE HOMŒOPATHIQUE, ou Recueil de toutes les observations pratiques publiées jusqu'à nos jours, et traitées par la méthode homœopathique. Paris, 1836-1838, 5 forts volumes in-8.   45 fr.

BÉBIAN. MANUEL DE L'ENSEIGNEMENT PRATIQUE DES SOURDS-MUETS ; par M. Bébian, censeur des études de l'Institution royale des Sourds-Muets, suivi de l'art d'enseigner à parler aux sourds-muets, par l'abbé de L'ÉPÉE. Paris, 1827, 2 vol., dont un in-4, modèle d'exercices contenant 52 planches en taille-douce, et un vol. in-8.   16 fr.

BÉGIN. TRAITÉ DE THÉRAPEUTIQUE, rédigé suivant les principes de la nouvelle doctrine médicale; par L.-J. BÉGIN, chirurgien en chef de l'hôpital militaire de Strasbourg, membre de l'Académie royale de médecine, etc. Paris, 1825, 2 v. in-8. 12 fr.

BELMAS. TRAITÉ DE LA CYSTOTOMIE SUS-PUBIENNE. Ouvrage basé sur près de cent observations, tirées de la pratique du docteur Souberbielle, par D. BELMAS, docteur en chirurgie de la Faculté de Paris, etc. Paris, 1827, in-8, fig.   6 fr.

BERTIN. DES MOYENS DE CONSERVER LA SANTÉ DES BLANCS ET DES NÈGRES AUX ANTILLES ou climats chauds et humides de l'Amérique, contenant un exposé des causes des maladies propres à ces climats et à la traversée, relativement à la différence des positions, des saisons et des températures, et le traitement en particulier de quelques maladies communes chez les Nègres, telles que le pian, le mal d'estomac et la lèpre; par le docteur BERTIN. in-8.   2 fr. 50 c.

BERTON. TRAITÉ DES MALADIES DES ENFANTS, ou Recherches sur les principales affections du jeune âge, depuis la première dentition jusqu'à la puberté, fondé sur de nombreuses observations physiologiques, cliniques et pathologiques, sur l'examen et la discussion de la plupart des auteurs qui se sont occupés de cette partie de la médecine, ouvrage faisant suite à celui de Billard, avec des notes par M. le docteur BARON. Paris, 1837, in-8.   7 fr.

BERTRAND. DU MAGNÉTISME ANIMAL EN FRANCE et des jugements qu'en ont porté les sociétés savantes, avec le texte des divers rapports faits en 1784 par les commissaires de l'Académie des Sciences, de la Faculté et de la Société royale de Médecine, et une analyse des dernières séances de l'Académie royale de médecine, et du rapport de M. Husson; suivi de considérations sur l'apparition de l'EXTASE DANS LES TRAITEMENTS MAGNÉTIQUES, par Al. BERTRAND, docteur en médecine de la Faculté de Paris, ancien élève de l'École Polytechnique. Paris, 1826, in-8. 7 fr.

BERZÉLIUS. TRAITÉ DE CHIMIE, par J.-J. BERZÉLIUS, traduit par A.-J.-L. JOURDAN et M. ESSLINGER, sur les manuscrits inédits de l'auteur; et sur la dernière édition allemande. Paris, 1829-1833. 8 vol. in-8, fig. 56 fr.

BERZÉLIUS. THÉORIE DES PROPORTIONS CHIMIQUES, et tableaux synoptiques des poids atomiques des corps simples, et de leurs combinaisons les plus importantes, par J.-J. BERZÉLIUS. Deuxième édition considérablement augmentée. Paris, 1835, in-8. 8 fr.

BICHAT. ANATOMIE PATHOLOGIQUE, dernier Cours de Xav. BICHAT, d'après un manuscrit autographe de P.-A. BÉCLARD, avec une notice sur la vie et les travaux de BICHAT, par F.-G. BOISSEAU, D. M. P., etc. Paris, 1825, in-8, *portrait et fac-simile*. 5 fr.

BIGEL. HOMŒOPATHIE DOMESTIQUE, ou Guide médical des familles, précédé de considérations sur les maladies de l'enfance. Paris, 1837, in-8. 5 fr.

BILLARD. TRAITÉ DES MALADIES DES ENFANTS NOUVEAU-NÉS ET A LA MAMELLE, fondé sur de nouvelles observations cliniques et d'anatomie pathologique, faites à l'hôpital des Enfants-Trouvés de Paris, dans le service de M. Baron; par C. BILLARD, D. M. P., ancien interne de cet hôpital; *troisième édition*, avec une notice sur la vie et les ouvrages de l'auteur, et *augmentée de notes*; par OLLIVIER d'Angers, D. M. P. Paris, 1837, 1 fort vol. in-8. 9 fr.

BILLARD. ATLAS D'ANATOMIE PATHOLOGIQUE, pour servir à l'histoire des maladies des enfants; par C. BILLARD, D. M. P. Paris, 1828, in-4 de dix planches, avec un texte explicatif. 10 fr.
Les planches, exécutées sur les dessins de l'auteur, ont été gravées, imprimées en couleur, et retouchées au pinceau avec soin par M. Duménil.

BLANDIN. NOUVEAUX ÉLÉMENTS D'ANATOMIE DESCRIPTIVE; par F.-Ph. BLANDIN, chef des travaux anatomiques de la Faculté de Médecine de Paris, chirurgien de l'Hôtel-Dieu. Paris, 1838, 2 forts volumes in-8. 16 fr.

BLANDIN. ANATOMIE DU SYSTÈME DENTAIRE, considérée dans l'homme et les animaux, in-8, avec une planche. Paris, 1836. 4 fr. 50 c.

BLAUD. TRAITÉ ÉLÉMENTAIRE DE PHYSIOLOGIE PHILOSOPHIQUE, ou Éléments de la Science de l'homme ramenée à ses véritables principes; par P. BLAUD, médecin en chef de l'hôpital de Beaucaire, membre de plusieurs Sociétés savantes. Paris, 1830, 3 vol. in-8. 12 fr.

BOISSEAU. NOSOGRAPHIE ORGANIQUE, ou Traité complet de Médecine pratique; par F.-G. BOISSEAU, D. M. P., memb. des Acad. roy. de Méd. de Paris et de Madrid, prof. à l'hôp. militaire d'instr. de Metz. Paris, 1828-1830, 4 forts vol. in-8. 34 fr.
L'introduction de la physiologie dans la pathologie, le rappel à l'étude des organes, la découverte des signes de la gastro-entérite, le renversement des fièvres essentielles, enfin la révolution opérée par M. Broussais dans la science et dans la pratique médicale, faisaient vivement désirer une nouvelle nosographie où l'état des connaissances médicales actuel fût exposé avec méthode, avec clarté.
Telle est la tâche que s'est imposée M. Boisseau, auteur de la *Pyrétologie physiologique*, dont quatre éditions attestent le succès. Versé dans l'étude de la médecine antique, disciple indépendant du réformateur, il s'est proposé de tracer un tableau exact et complet des causes et des signes des maladies *considérées dans les organes*, d'unir les vérités anciennes aux vérités nouvelles, de présenter les véritables indications thérapeutiques dans chaque affection, en un mot, de résumer, dans l'intérêt des étudiants et des praticiens, l'état présent de la pathologie, de la thérapeutique médicale.

BOISSEAU. PYRÉTOLOGIE PHYSIOLOGIQUE, ou Traité des fièvres considérées dans l'esprit de la nouvelle doctrine médicale, par F.-G. BOISSEAU. *Quatrième édition*, augmentée. Paris, 1831, in-8 de 745 pages. 9 fr.

BOISSEAU. TRAITÉ DU CHOLÉRA-MORBUS, CONSIDÉRÉ SOUS LE RAPPORT MÉDICAL ET ADMINISTRATIF, ou Recherches sur les symptômes, la nature et le traitement de cette maladie, et sur les moyens de l'éviter; suivi des INSTRUCTIONS SUR LA POLICE SANITAIRE, *publiées par ordre du gouvernement*; par F.-G. BOISSEAU. Paris, 1832, in-8. 6 fr.

BOIVIN ET DUGÈS. TRAITÉ PRATIQUE DES MALADIES DE L'UTÉRUS ET DE SES ANNEXES, appuyé sur un grand nombre d'observations cliniques ; par madame Boivin, docteur en médecine, sage-femme, surveillante en chef de la Maison royale de Santé, et A. Dugès, prof. à la Fac. de méd. de Montpellier. Paris, 1833 ; 2 v. in-8.   14 f.

— Atlas de 41 planches in-fol., gravées et coloriées, *représentant les principales altérations morbides des organes génitaux de la femme.* Paris, 1833, in-fol., avec explication.   60 fr.

— L'ouvrage complet pris ensemble, 2 vol. in-8, atlas in-fol.   70 fr.

Madame Boivin et M. Dugès, en publiant leur *Traité pratique des maladies de l'utérus et de ses annexes*, ont voulu remplir une lacune qui se faisait sentir depuis long-temps dans la science, et que leur position mettait même d'exécuter.

La qualification de *pratique* donnée à ce travail n'est pas une expression vaine et destinée seulement à le présenter sous des auspices plus favorables : il la mérite, parce qu'il est entièrement déduit de l'observation. Les auteurs ont donné aux maladies les plus fréquentes, à celles dont le diagnostic est le plus important et le plus difficile, à celles dont le traitement et ses divers modes peuvent être discutés d'après les résultats de l'expérience, toute l'extension nécessaire pour les rendre plus profitables au lecteur : en un mot, on y trouve à chaque pas d'excellents préceptes dont une longue pratique pourrait seule confirmer la justesse et l'utilité. Précision et clarté, jugement juste, érudition choisie, savoir solide : telles sont les qualités qui distinguent ce livre éminemment remarquable, destiné à occuper une des premières places dans les bibliothèques de tous les médecins, de tous les accoucheurs. Les observations personnelles de madame Boivin, fruit d'études longues, soit dans les hôpitaux consacrés spécialement aux femmes, soit en ville dans une pratique étendue, les remarques et les observations de M. Dugès, les souvenirs de madame Lachapelle, tout se réunit pour ajouter à l'attrait du sujet.

Un bel Atlas, publié en huit livraisons in-folio, de quarante et une planches gravées et coloriées avec soin, exécutées sur les dessins de madame Boivin elle-même, par A. Chazal, si connu par la perfection qu'il apporte dans les planches anatomiques, forme le complément indispensable de l'ouvrage. Ces planches ne contribueront pas peu à répandre un grand jour sur des maladies que tant de causes ont laissées dans un vague et une obscurité aussi pénibles pour les gens de l'art que funestes pour les malades.

BOIVIN. MÉMORIAL DE L'ART DES ACCOUCHEMENTS, ou Principes fondés sur la pratique de l'hospice de la Maternité de Paris, et sur celle des plus célèbres praticiens nationaux et étrangers, avec 143 gravures représentant le mécanisme de toutes les espèces d'accouchements ; par madame Boivin. *Ouvrage adopté comme classique pour les élèves de la maison d'accouchement de Paris. Quatrième édition, augmentée.* Paris, 1836, 2 vol. in-8.   14 fr.

BOIVIN. RECHERCHES SUR UNE DES CAUSES LES PLUS FRÉQUENTES ET LA MOINS CONNUE DE L'AVORTEMENT, suivies d'un mémoire sur l'intro-pelsimètre, ou mensurateur interne du bassin ; par madame Boivin. Paris, 1828, in-8, fig.   4 fr.

BOIVIN. NOUVELLES RECHERCHES SUR L'ORIGINE, LA NATURE ET LE TRAITEMENT DE LA MOLE VÉSICULAIRE, ou Grossesse hydatique ; par madame Boivin. Paris, 1827, in-8, fig.   2 fr. 50 c.

BORIES. FORMULAIRE MÉDICAL DE MONTPELLIER, ou Recueil des principales formules magistrales et officinales, tirées des différents ouvrages et de la pratique des médecins, chirurgiens et pharmaciens de Montpellier, précédé d'un tableau de matière médicale, par P. Bories, D. M., pharmacien à Montpellier, *deuxième édition augmentée.* Paris, 1838, in-18.   4 fr.

BOUILLAUD. CLINIQUE MÉDICALE DE L'HÔPITAL DE LA CHARITÉ, ou Exposition statistique des diverses maladies traitées à la Clinique de cet hôpital, par J. Bouillaud, professeur de clinique médicale à la Faculté de Médecine de Paris, médecin de l'Hôpital de la Charité. Paris, 1837, 3 vol. in-8.   21 fr.

BOUILLAUD. ESSAI SUR LA PHILOSOPHIE MÉDICALE et sur les généralités de la clinique médicale, précédé d'un Résumé philosophique des principaux progrès de la médecine et suivi d'un parallèle des résultats de la formule des saignées coup sur coup avec ceux de l'ancienne méthode dans le traitement des phlegmasies aiguës, par J. Bouillaud. Paris, 1837, in-8.   7 fr.

BOUILLAUD. TRAITÉ CLINIQUE DES MALADIES DU CŒUR, précédé de recherches nouvelles sur l'anatomie et la physiologie de cet organe ; par J. Bouillaud. Paris, 1835, 2 forts vol. in-8, avec 8 planches gravées.   15 fr.

BOUILLAUD. NOUVELLES RECHERCHES SUR LE RHUMATISME ARTICULAIRE AIGU en général, et spécialement sur la loi de coïncidence de la péricardite et de l'endocardite avec cette maladie, et sur l'efficacité de la formule des émissions sanguines coup sur coup dans son traitement ; par J. Bouillaud. Paris, 1836, in-8.   5 fr.

BOUILLAUD. TRAITÉ PRATIQUE, THÉORIQUE ET STATISTIQUE SUR LE CHOLÉRA-MORBUS DE PARIS, appuyé sur un grand nombre d'observations recueillies à l'hôpital de la Pitié; par J. BOUILLAUD. Paris, 1832. In-8 de 450 pages.   6 fr. 50 c.

BOUILLAUD. TRAITÉ CLINIQUE ET PHYSIOLOGIQUE de l'Encéphalite ou Inflammation du cerveau et de ses suites, telles que le ramollissement, la suppuration, les tubercules, le squirrhe, le cancer, etc. ; par J. BOUILLAUD. Paris, 1825, in-8. 7 fr.

BOUILLAUD. TRAITÉ CLINIQUE ET EXPÉRIMENTAL des Fièvres dites essentielles; par J. BOUILLAUD. Paris, 1826, in-8.   7 fr.

BOUILLAUD. EXPOSITION RAISONNÉE d'un cas de nouvelle et singulière variété d'hermaphrodisme, observée chez l'homme; par J. BOUILLAUD. Paris 1833, in-8. fig.
                                                           1 fr. 50 c.

BOURDON. PRINCIPES DE PHYSIOLOGIE COMPARÉE, ou Histoire des phénomènes de la vie dans tous les êtres qui en sont doués, depuis les plantes jusqu'aux animaux les plus complexes; par Isid. BOURDON, D. M. P., membre de l'Académie royale de Médecine. Paris, 1830, in-8.   7 fr.

BOURDON. PRINCIPES DE PHYSIOLOGIE MÉDICALE; par Isid. BOURDON. Paris, 1828, 2 vol. in-8.   12 fr.

BOURDON. RECHERCHES SUR LE MÉCANISME DE LA RESPIRATION et sur la circulation du sang; essais qui ont obtenu une mention honorable au concours de l'Institut; par Isid. BOURDON, D. M. P. Paris, 1820, in-8.   2 fr.

BOURDON. DE L'INFLUENCE DE LA PESANTEUR sur quelques phénomènes de la vie; par Isid. BOURDON. Paris, 1825, in-8.   75 c.

BOUSQUET. TRAITÉ DE LA VACCINE et des Éruptions varioleuses ou varioliformes; ouvrage rédigé *sur la demande du gouvernement*, par J. B. BOUSQUET, D. M., secrétaire du conseil et membre de l'Académie royale de Médecine, chargé des vaccinations gratuites. Paris, 1833, in-8.   6 fr.

BOUSQUET. NOTICE SUR LE COWPOX, ou petite vérole des vaches, découvert à Passy en 1836, par J.-B. BOUSQUET. Paris, 1836, in-4, avec une grande planche. 2 fr. 50 c.
— La même planche coloriée.   4 fr.

BRESCHET. ETUDES ANATOMIQUES, PHYSIOLOGIQUES ET PATHOLOGIQUES de l'œuf dans l'espèce humaine, et dans quelques unes des principales familles des animaux vertébrés; par G. BRESCHET, professeur d'anatomie à la Faculté de Médecine de Paris, chirurgien de l'Hôtel-Dieu. Paris, 1832, in-4, avec six planches.   16 fr.

BRESCHET. MÉMOIRES CHIRURGICAUX sur différentes espèces d'anévrismes; par G. BRESCHET. Paris, 1834, in-4 avec 6 planches in-fol.   12 fr.

BRESCHET. RECHERCHES ANATOMIQUES ET PHYSIOLOGIQUES sur l'Organe de l'ouïe et sur l'Audition dans l'homme et les animaux vertébrés; par G. BRESCHET. Paris, 1836, in-4, *avec 13 planches gravées.*   16 fr.

BRESCHET. NOUVELLES RECHERCHES SUR LA STRUCTURE DE LA PEAU; par G. BRESCHET et Roussel de Vauzème. Paris, 1835. In-8 avec 5 pl.   4 fr. 50 c.

BRESCHET. LE SYSTÈME LYMPHATIQUE, considéré sous les rapports anatomiques, physiologiques et pathologiques. Paris, 1836, in-8, avec 4 planches.   6 fr.

BROUSSAIS. COURS DE PATHOLOGIE ET DE THÉRAPEUTIQUE GÉNÉRALES, professé à la Faculté de Médecine de Paris, par F.-J.-V. BROUSSAIS, professeur à la Faculté de Médecine de Paris, médecin en chef de l'hôpital militaire du Val-de-Grâce, membre de l'Institut. — *Ouvrage complet*, composé de 129 leçons. Paris, 1835, 5 forts volumes in-8.   40 fr.

Séparém., leçons 61 à 129, formant les tom. 3, 4, 5. Paris, 1835, 3 v. in-8. 23 fr.

BROUSSAIS. COURS DE PHRÉNOLOGIE, fait à la Faculté de Médecine de Paris. Paris, 1836, un vol. in-8 de 850 pages, fig.   9 fr.

BROUSSAIS. TRAITÉ DE PHYSIOLOGIE appliquée à la Pathologie, deuxième édition. Paris, 1834, 2 vol. in-8.   13 fr.

BROUSSAIS. EXAMEN DES DOCTRINES MÉDICALES ET DES SYSTÈMES DE NOSOLOGIE, précédé de propositions renfermant la substance de la médecine physiologique. Troisième édition. Paris, 1829-1834, 4 forts vol. in-8.   28 fr.

Le 4° volume, qui complète cet important ouvrage, est particulièrement consacré à l'exposition et à l'examen critique et raisonné des doctrines anatomico-pathologiques des contemporains. Ainsi, M. Broussais passe successivement en revue les travaux de Laennec, de MM. Andral, Bouillaud, Dancé, Lallemand, Louis, Ollivier, Rochoux, Rostan, etc. C'est dans ce livre que M. Broussais se montre aussi profond logicien que savant critique.

BROUSSAIS. COMMENTAIRES DES PROPOSITIONS DE PATHOLOGIE consignées dans l'Examen des Doctrines médicales. Paris, 1829, 2 vol. in-8.   13 fr.

BROUSSAIS. MÉMOIRES SUR LA PHILOSOPHIE DE LA MÉDECINE, ET SUR L'INFLUENCE QUE LES TRAVAUX DES MÉDECINS PHYSIOLOGISTES ont exercée sur l'état de la médecine en France. Paris, 1832, in 8.   1 fr. 50 c.

BROUSSAIS. LE CHOLÉRA-MORBUS ÉPIDÉMIQUE, observé et traité selon la méthode physiologique, avec notes et supplément. Paris, 1832, in-8.   3 fr. 50 c.

BROUSSAIS. DE LA THÉORIE MÉDICALE, dite PATHOLOGIQUE, ou Jugement de l'ouvrage de M. Prus. Paris, 1826, in-8.   5 fr.

BROUSSAIS. RÉPONSES AUX CRITIQUES de l'ouvrage sur *l'Irritation et la folie.* Paris, 1829, in-8.   2 fr. 50 c.

BROUSSAIS. ANNALES DE LA MÉDECINE PHYSIOLOGIQUE, journal publié par M. BROUSSAIS. Paris, 1822-1834, 13 années. *Collection complète*, formant 26 forts volumes in-8.   200 fr.

— Séparément chaque année.   27 fr.

BROUSSAIS. PORTRAIT DU PROFESSEUR BROUSSAIS, gravé par Bonvoisin, d'après le tableau de Duchesne, gravure grand in-4.   6 fr.
— Lettre grise, 10 fr. — Papier de Chine, 12.

BROUSSAIS. DE L'IRRITATION ET DE LA FOLIE, ouvrage dans lequel les rapports du physique et du moral sont établis sur les bases de la médecine physiologique, avec cette épigraphe : *Lisez* ; deuxième édition, revue, corrigée et augmentée. Paris, 1838, 2 vol. in-8. *Sous presse.*

BROUSSAIS. ATLAS HISTORIQUE ET BIBLIOGRAPHIQUE DE LA MÉDECINE, ou HISTOIRE DE LA MÉDECINE, composée de tableaux sur l'histoire de l'anatomie, de la physiologie, de l'hygiène, de la médecine, de la chirurgie, de l'obstétrique, de la matière médicale, de la pharmacie, de la médecine légale, de la police médicale et de la bibliographie, avec une introduction, etc., par C. BROUSSAIS, professeur agrégé à la Faculté de Médecine de Paris, médecin et professeur à l'hôpital militaire du Val-de-Grâce. Paris, 1834, in-fol.   8 fr.

BROUSSAIS. HYGIÈNE MORALE, ou Application de la Physiologie à la Morale et à l'Éducation ; par C. BROUSSAIS. Paris, 1837, in-8.   5 fr.

BROUSSAIS. DE LA GYMNASTIQUE considérée comme moyen thérapeutique et hygiénique ; par C. BROUSSAIS. Paris, 1828, in-8.   1 fr.

BULLETIN DE L'ACADÉMIE ROYALE DE MÉDECINE,

Publié par les soins de la commission de publication de l'Académie et rédigé par MM. E. PARISET, secrétaire perpétuel, L.-Ch. ROCHE, secrétaire annuel, et J.-B. BOUSQUET, secrétaire du conseil.

Ce Bulletin *officiel* rend un compte exact et impartial des séances de l'Académie royale de médecine : et présentant le tableau fidèle de ses travaux, il offre l'ensemble de toutes les questions importantes que les progrès de la médecine pourront faire naître ; l'Académie étant devenue le centre d'une correspondance presque universelle, c'est par les documents qui lui sont transmis que chacun de ses membres peut suivre les mouvements de la science dans tous les lieux où elle peut être cultivée, en connaître, presqu'au moment où elles naissent, les inventions et les découvertes. — L'ordre du Bulletin est celui des séances : on inscrit d'abord la correspondance soit officielle, soit manuscrite, soit imprimée, à côté de chaque pièce, on lit les noms des commissaires chargés d'en rendre compte à la Compagnie. Le rapport est-il lu, approuvé, les rédacteurs le donnent en totalité ou en partie, suivant son importance et son étendue : est-il suivi de discussions, ils s'appliquent avec la même impartialité, à la reproduire dans ce qu'elle offre d'essentiel, principalement sous le rapport pratique. C'est dans la première année du Bulletin seulement que sont reproduites dans tous leurs détails et avec impartialité les discussions relatives à l'*Empyème*, au *Magnétisme*, à la *Morve*, à la *Fièvre typhoïde*, à la *Statistique appliquée à la médecine*, à l'*Introduction de l'air dans les veines*, etc. Ainsi, tout correspondant, tout médecin, tout savant qui transmettra un écrit quelconque à l'Académie, en pourra suivre les discussions et connaître exactement le jugement qui en est porté.

La première année du *Bulletin de l'Académie*, du 1er octobre 1856 au 30 septembre 1837, forme un volume in-8 de 1000 pages, prix à Paris.   12 fr.

Le *Bulletin de l'Académie Royale de Médecine* est publié tous les 15 jours par cahiers de deux feuilles et demie à trois feuilles in-8. Le premier cahier de la deuxième année a paru le 15 octobre 1837.

Le prix de l'abonnement pour un an est fixé à 15 fr., *franc de port*, pour toute la France ; pour l'étranger, 18 fr.

BURDACH. TRAITÉ DE PHYSIOLOGIE, considérée comme science d'observation, avec des additions par MM. les professeurs BAER, MEYEN, MEYER, J. MULLER, RATHKE, VALENTIN, WAGNER. Traduit de l'allemand par A.-J.-L. JOURDAN. Paris, 1837, 8 vol. in-8. Prix de chaque   7 fr.

Ce que Haller fit pour le siècle dernier, M. Burdach l'exécute pour le nôtre ; il nous donne un Traité, dans lequel on trouve l'état présent de la physiologie, et surtout l'inventaire méthodique des innombrables recherches, dont cette science s'est enrichie depuis l'illustre professeur de Gœttingue. Anatomiste habile, expérimentateur ingénieux, érudit profond, et philosophe digne de l'école qui s'enorgueillit d'avoir produit Kant ; il rapporte, examine, discute et apprécie les faits avec cette élévation de vues et cette largeur de pensée qui caractérisent les hommes supérieurs. Trop ami du vrai pour se livrer aux mesquins calculs de la vanité, et convaincu qu'un seul écrivain ne saurait aujourd'hui embrasser dans tous ses détails un sujet aussi vaste que la biologie, il a invoqué l'assistance de ceux d'entre ses compatriotes qui en avaient plus spécialement étudié quelque partie. MM. Baer, Meyen, Meyer, Muller, Rathke, Valentin et Wagner, ont répondu avec empressement à cet appel généreux, et du concours de tant d'illustrations est sortie une véritable encyclopédie physiologique, qui prendra rang dans l'histoire, à côté de l'inestimable traité de Haller, dont elle est devenue le complément nécessaire. Toutes les observations modernes y sont non pas réunies sous les formes sèches d'une simple énumération, mais coordonnées sous les inspirations d'un virtualisme en harmonie avec les tendances platoniciennes de notre époque, et dont pourront aisément faire abstraction ceux qui sont demeurés fidèles aux principes d'une autre philosophie.

CABANIS. RAPPORT DU PHYSIQUE ET DU MORAL DE L'HOMME ; par P.-J.-G. CABANIS, de l'Institut, professeur de la Faculté de Médecine de Paris, précédé d'une table analytique, par M. le comte DESTUTT DE TRACY, et suivi d'une table alphabétique ; nouvelle édition. Paris, 1824, 3 vol. in-12 de 1100 pages.   8 fr.

CADET GASSICOURT. FORMULAIRE MAGISTRAL et MÉMORIAL PHARMACEUTIQUE, par CH. CADET GASSICOURT, 7e édition, augmentée par F. Cadet Gassicourt, pharmacien, Cottereau et L. DE LA MORLIÈRE, D. M. P. Paris, 1833, in-18 de 700 pages. 5 fr.

CALMEIL. DE LA PARALYSIE, CONSIDÉRÉE CHEZ LES ALIÉNÉS. Recherches faites dans le service et sous les yeux de MM. *Royer-Collard* et *Esquirol* ; par L.-F. CALMEIL, D. M. P., médecin à la maison royale des aliénés de Charenton. Paris, 1826, in-8.   6 fr. 50 c.

Résultat de huit années d'observations faites aux cliniques de la Salpêtrière et de la maison royale de Charenton, M. Calmeil a fait une étude spéciale de ce genre de maladie sur laquelle on n'avait que des idées confuses. Son ouvrage, riche d'un grand nombre d'observations pathologiques, doit fixer l'attention dans un moment où la pathologie du cerveau est devenue l'objet d'une étude spéciale.»

CAP. PRINCIPES ÉLÉMENTAIRES DE PHARMACEUTIQUE, ou Exposition du système des connaissances relatives à l'art du pharmacien ; par P.-A. CAP, pharmacien, membre de la société de pharmacie de Paris. Paris, 1837, in-8.   50 c.

CAPURON. COURS THÉORIQUE ET PRATIQUE D'ACCOUCHEMENTS, dans lequel on expose les principes de cette branche de l'art, les soins que la femme exige pendant et après le travail, ainsi que les éléments de l'éducation physique et morale de l'enfant, par J. CAPURON, professeur d'accouchements, membre de l'Académie royale de médecine ; 4e édition, augmentée. Paris, 1828, in-8. 9 fr.

CARAULT. GUIDE DES MÈRES QUI VEULENT NOURRIR, ou PRÉCEPTES SUR L'ÉDUCATION DE LA PREMIÈRE ENFANCE ; par E. CARAULT, docteur en médecine de la Faculté de Paris, membre de plusieurs Sociétés savantes. Paris, 1828, in-18.   2 fr. 50 c.

CARUS. TRAITÉ ÉLÉMENTAIRE D'ANATOMIE COMPARÉE, suivi de RECHERCHES D'ANATOMIE PHILOSOPHIQUE OU TRANSCENDANTE sur les parties primaires du système nerveux et du squelette intérieur et extérieur ; par C.-C. CARUS, D. M., conseiller et médecin du Roi de Saxe, traduit de l'allemand sur la deuxième édition, et précédé d'une *esquisse historique et bibliographique de l'Anatomie comparée*, par A.-J.-L. Jourdan, membre de l'Académie Royale de Médecine. Paris, 1835. 3 forts vol. in-8. accompagnés d'un *bel atlas de 31 planches gr. in 4 grav.*   34 fr. —

Dans cet ouvrage, l'auteur explique successivement les différents organes et systèmes dans les différentes classes d'animaux. Ce traité est digne d'une étude sérieuse, tant à cause de l'exposition claire et précise des faits principaux de la science, que des remarques pleines de profondeur et de nouveauté que l'auteur prodigue à chaque instant. Rempli des idées générales qui sont nées pour lui de la contemplation des détails, éclairant les particularités par la lumière de ces idées générales, l'auteur jette du charme et de l'intérêt sur des objets que l'on trouve parfois arides, et provoque dans l'esprit du lecteur de longues et sérieuses réflexions. C'est un excellent traité d'anatomie comparée, avec l'étude duquel les savants français se familiariseront aux idées allemandes, avantage qui a son importance à une époque où les Allemands rendent tant de services à la zoologie. Un atlas fort bien gravé facilite l'étude et donne la représentation fidèle des formes les plus importantes du règne animal. Il contient aussi les constructions hypothétiques d'après lesquelles M. Carus conçoit une formation des êtres organisés ; elles servent à l'intelligence du troisième volume, où l'auteur expose ses théories sur l'anatomie philosophique.

CASSAN. RECHERCHES ANATOMIQUES ET PHYSIOLOGIQUES SUR LES CAS D'UTÉRUS DOUBLE ET DE SUPERFÉTATION ; par A.-L. CASSAN, docteur en médecine de la Faculté de Paris, ancien interne des hôpitaux. Paris, 1826, in-8, figures.   2 fr. 50 c.

Des faits exacts bien rapportés feront rechercher ce petit ouvrage, non seulement des anatomistes et des chirurgiens, mais aussi des médecins qui s'occupent de médecine légale.

CASAMAYOR. RÉFLEXIONS ET OBSERVATIONS ANATOMICO-CHIRURGICALES SUR L'ANÉVRISME SPONTANÉ EN GÉNÉRAL, et en particulier sur celui de l'artère fémorale, par J.-L.-L. CASAMAYOR, doct. en médecine de la Faculté de Paris, etc. Paris, 1825, in-8.   6 fr.

CELSE (A.-C.). TRAITÉ DE LA MÉDECINE en VIII livres; traduction nouvelle par MM. FOUQUIER, professeur de la Faculté de Médecine de Paris, médecin de l'hôpital de la Charité, et RATIER, D. M. P. Paris, 1824, in-18 de 550 pages, imprimé sur papier fin, par F. Didot.   4 fr. 50 c.

CELSI (A.-C.). DE RE MEDICA LIBRI OCTO, editio nova, curantibus P. FOUQUIER, in saluberrimâ Facultate Parisiensi professore, et F.-S. RATIER, D. M. Parisiis, 1823, in-8, pap. fin des Vosges.   4 fr. 50 c.
— Le même, papier vélin.   8 fr.

CHAMBERET ET TRACHEZ. DU CHOLÉRA-MORBUS DE POLOGNE. Renseignements recueillis par la commission des officiers de santé militaires envoyés en Pologne par le ministre de la guerre, précédés du Rapport du Conseil de santé. Paris, 1832, in-8.   3 fr.

CHEVALLIER. ESSAI SUR LA DISSOLUTION DE LA GRAVELLE ET DES CALCULS DE LA VESSIE; par A. CHEVALLIER, professeur a l'École de Pharmacie, membre de l'Académie royale de Médecine, etc. Paris, 1837, in-8.   3 fr. 50 c.

CHERVIN, LOUIS et TROUSSEAU. DOCUMENTS SUR LA FIÈVRE JAUNE, recueillis par les membres de la commission médicale envoyée à Gibraltar par le gouvernement français, pour observer l'épidémie de fièvre jaune qui a régné dans cette place en 1828. Paris, 1830, 2 vol. in-8, avec cartes et plans.   16 fr.

CIVIALE. DE LA LITHOTRITIE, ou Broiement de la pierre dans la vessie, par le docteur CIVIALE. Paris, 1827, 1 vol. in-8, avec sept planches.   7 fr.

CIVIALE. LETTRES SUR LA LITHOTRITIE, ou Broiement de la pierre dans la vessie; *pour servir de suite et de complément à l'ouvrage précédent*, par le docteur CIVIALE. 1re Lettre à M. Vincent KERN. Paris, 1827. — IIe Lettre. Paris, 1828. — IIIe Lettre. *Lithotritie uréthrale*. Paris, 1831. — IVe Lettre à M. Dupuytren. Paris, 1833, 4 part. in-8.   11 fr.
Séparément la IIIe Lettre. De la *Lithotritie uréthrale*. Paris, 1831, in-8.   3 fr. 50 c.
Séparément la IVe Lettre à M. Dupuytren. Paris, 1833, in-8.   2 fr. 50 c.

En 1826 et 1827, l'Institut royal de France a récompensé M. CIVIALE pour le grand nombre d'opérations qu'il a faites sur le vivant, et pour les beaux succès qu'il a obtenus. C'est pour répondre à un suffrage aussi honorable que M. CIVIALE a publié son premier ouvrage; et dans ses *Lettres*, il indique les diverses modifications que les nombreuses observations lui ont suggérées.

CIVIALE. PARALLÈLE DES DIVERS MOYENS DE TRAITER LES CALCULEUX, contenant l'examen comparatif de la lithotritie et de la cystotomie, sous le rapport de leurs divers procédés, de leurs modes d'application, de leurs avantages ou inconvénients respectifs; par le docteur CIVIALE. Paris, 1836, in-8, fig.   8 fr.

CLOQUET. ANATOMIE DE L'HOMME, ou Description et Figures lithographiées de toutes les parties du corps humain; par Jules CLOQUET, professeur de Clinique chirurgicale et Chirurgien de l'hospice clinique de la Faculté de Médecine de Paris, Paris, 1821-1831. *Ouvrage complet*, publié en 52 livraisons, formant 5 vol. grand in-fol., contenant 300 pl. et 775 pag. de texte.   410 fr.
— On peut se procurer séparément les dernières livraisons. Prix de chaque.   9 fr.

COLLIN. DES DIVERSES MÉTHODES D'EXPLORATION DE LA POITRINE ET DE LEUR APPLICATION AU DIAGNOSTIC DE SES MALADIES; par V. COLLIN, docteur en médecine de la Faculté de Paris; *deuxième édition, augmentée*. Paris, 1821, in-8.   2 fr. 50 c.

COOPER (ASTLEY) ET TRAVERS. ŒUVRES CHIRURGICALES contenant des mémoires sur les luxations, l'inflammation de l'iris, la ligature de l'aorte, le phimosis et le paraphimosis, l'exostose, les ouvertures contre nature de l'urèthre, les blessures et les ligatures des veines, les fractures du col du fémur et des tumeurs enkystées; traduites de l'anglais par G. BERTRAND, docteur en médecine, avec 21 planches. Paris, 1823, 2 vol. in-8.   14 fr.

«Personne n'ignore le nom d'Astley Cooper, et tous les chirurgiens français sont désireux de connaître la pratique de ce célèbre opérateur anglais; nous ne doutons donc point que cette traduction ne soit bien accueillie. Les personnes qui désirent rallier la doctrine physiologique à la chirurgie, se réjouiront particulièrement de cette nouvelle acquisition, qui leur fournira de nouveaux moyens d'exécuter un rapprochement si nécessaire.

COQUEBERT. ILLUSTRATIO ICONOGRAPHIA INSECTORUM quæ in musæis parisiis observavit et in lucem edidit J.-Ch. Fabricius præmissis ejusdem descriptionibus accedunt species plurimæ, vel minus aut nondum cognitæ; auct. A.-J. Coquebert. Parisiis, an VIII; un volume grand in-4 de 142 pag. de texte et 30 pl. gravées et coloriées avec soin, et représentant plus de 500 espèces. In-4, cartonné.   60 fr.

Je fournirai les 30 planches coloriées, réunies en un cahier sans texte, au prix de   35 fr.
Les mêmes, figures noires.   18 fr.

COUTANCEAU. RÉVISION DES NOUVELLES DOCTRINES CHIMICO-PHYSIOLOGIQUES, suivie d'expériences relatives à la respiration; par M. COUTANCEAU, D. M. P., médecin et professeur à l'hôpital milit. d'instruct. du Val-de-Grâce. Paris, 1821, in-8, br. 5 fr.

CRUVEILHIER. ANATOMIE PATHOLOGIQUE DU CORPS HUMAIN, ou Description, avec figures lithographiées et coloriées, des diverses altérations morbides dont le corps humain est susceptible; par J. CRUVEILHIER, professeur d'anatomie pathologique à la Faculté de Médecine de Paris, médecin de l'Hospice de la Salpêtrière, président perpétuel de la Société anatomique, etc.

Ce bel ouvrage sera publié en 40 livraisons: chacune contiendra 5 à 6 feuilles de texte in fol. grand-raisin vélin, caractère neuf de F. Didot, avec 5 planches coloriées avec le plus grand soin, et 6 planches lorsqu'il n'y aura qu'une partie de coloriée. Les dessins et la lithographie sont confiés à M. A. Chazal. Les livraisons se suivront de six semaines en six semaines. Le prix de chaque livraison est de   11 francs.

LES LIVRAISONS 1 A 28 SONT EN VENTE.

Table des livraisons publiées. — Les livraisons 1 à 20 forment le tome premier.

1. Maladies du placenta, des nerfs ganglionaires, des reins, vices de conformation.
2. Maladies des vaisseaux lymphatiques, de la rate, du cerveau, pieds-bots.
3. Apoplexie et gangrène du poumon, anévrismes de l'aorte, maladies du foie, de la moelle épinière.
4. Maladies de l'estomac et des intestins, des articulations (Goutte), de la colonne vertébrale, de l'utérus.
5. Maladies du testicule, de l'ovaire, du larynx, du cerveau (idiotie, apoplexie).
6. Maladies des méninges, de la moelle épinière, du rein, du placenta, des extrémités.
7. Entérite folliculeuse, hernie étranglée, productions cornées.
8. Maladies du cerveau (tumeurs des méninges, dure-mère, hémiplégie, atrophie, idiotie.)
9. Maladies du testicule, des articulations.
10. Maladies de l'estomac (ramollissement, cancers, ulcères.)
11. Phlébite et abcès viscéraux: gangrène du Poumon. Polypes et tumeurs fibreuses de l'utérus.
12. Maladies du foie, de l'estomac.
13. Maladies de l'utérus.
14. Choléra-morbus.
15. Absence de cervelet, hernie par le trou ovalaire; maladies de la bouche, de l'œsophage, de l'estomac, du poumon, du thymus, du pancréas, apoplexie, hydrocéphale chez les enfants.
16. Maladies du placenta, de la moelle épinière, péricardite, phlébite du foie, déplacements de l'utérus, varices des veines.
17. Maladies du cerveau, de la vessie, de la prostate, des muscles (rhumatisme), du cœur, des intestins.
18. Maladies des reins, du cervelet, kistes pileux de l'ovaire, fœtus pétrifiés.
19. Acéphalocystes du foie, de la rate et du grand épiploon: maladies du foie et du péritoine, cancer mélanique de la main et du cœur, maladies du fœtus.
20. Maladies du cerveau, du cœur (péricardite), des os (cancer), de l'estomac (cicatrices et perforation).
21. Maladies des os (cancer, exostose, hernie du poumon, anévrysme du cœur. Maladies du cerveau (apoplexie), maladies des intestins.
22. Maladies du foie, maladies de la prostate, apoplexie du cœur, maladies de l'intestin grêle (invagination)
23. Maladies des os et des veines, tubercules cancéreux du foie, cancer de l'utérus.
24. Maladies de l'utérus (gangrène, apoplexie), cancer de la mamelle chez l'homme, productions cornées, hernie ombilicale.
25. Kiste de l'ovaire, maladies du cerveau, maladies du rectum, mal des os (Luxation), vice de conformation (adhésions).
26. Cancer des mamelles, maladie de la dure-mère, des os, déplacement de l'utérus, maladies de la prostate, des intestins.
27. Cancers de l'estomac, des mamelles, de l'utérus, maladies des reins (phlébite), maladies des artères (gangrène spontanée).
28. Maladies des artères (anévrysmes), du cœur, maladies des os (luxations du fémur).

CRUVEILHIER. DES DEVOIRS ET DE LA MORALITÉ DU MÉDECIN; Discours prononcé à la Faculté de Médecine de Paris. Paris, 1837. in-8.   1 fr.

CUVIER. ICONOGRAPHIE DU RÈGNE ANIMAL DE G. CUVIER, ou Représentation d'après nature de l'une des espèces les plus remarquables, et souvent non encore figurée, de chaque genre d'animaux; pouvant servir d'atlas à tous les Traités de zoologie; par E. GUÉRIN, membre de la Société d'Hist. nat. Paris, 1830-1838. 7 vol. grand in-8.

Ce bel ouvrage est complet. Il a été publié en 45 livraisons, chacune de 10 planches gravées. Prix de chaque livraison in-8, figures noires.   6 fr.
Le même in-8, figures color.   15 fr.
Le même in-4, figures color.   20 fr.

L'ouvrage complet est composé de 450 planches, avec un texte explicatif pour chacune des divisions qui se vendent séparément in-8, savoir:

		pl.	fig. n.	fig. col.
1°	Mammifères, avec le portrait de G. Cuvier.	53	32 fr.	80 fr.
2°	Oiseaux.	70	42	105
3°	Reptiles.	50	18	45
4°	Poissons.	70	42	105
5°	Mollusques et zoophytes.	63	28	95
6°	Annélides, crustacés et arachnides.	53	32	80
7°	Insectes, avec le portrait de Latreille.	111	66	165

Dans le dernier rapport que le baron Cuvier a fait à l'Académie royale des Sciences, l'ouvrage de M. Guérin est signalé comme l'un des plus utiles que l'on ait conçus en faveur des personnes qui veulent se familiariser avec les innombrables formes de la nature vivante qui composent le règne animal. L'illustre rapporteur ajoute qu'un grand nombre d'espèces nouvelles ont été représentées par M. Guérin, que lui-même a vérifié une grande partie des figures de l'iconographie, et qu'il les a trouvées toutes aussi exactes qu'élégantes.

CUVIER. RAPPORT HISTORIQUE SUR LES PROGRÈS DES SCIENCES NATURELLES depuis 1789, et sur leur état actuel, présenté au gouvernement en 1808 par l'Institut, rédigé par le baron G. CUVIER, membre de l'Institut, professeur administrateur du Muséum d'histoire naturelle ; nouvelle édition. Paris, 1827, in-8.   6 f. 50 c.

DAVY. ÉLÉMENTS DE PHILOSOPHIE CHIMIQUE ; par H. DAVY, professeur de chimie à l'Institution royale Backérienne, auteur des *Éléments de Chimie agricole* ; trad. de l'angl., avec des additions, par VAN-MONS, correspondant de l'Institut. Paris, 1829, 2 vol. in-8, fig.   18 f.

Le nom de DAVY est connu depuis long-temps ; il occupe une place distinguée parmi les premiers chimistes de l'Europe, pour les progrès que ses nombreuses découvertes ont fait faire à cette belle, partie des connaissances humaines. Ses *Éléments de philosophie chimique* étaient peu connus en France ; nous croyons avoir rendu un service en les reproduisant.

DELPECH. ÉTUDE DU CHOLÉRA-MORBUS EN ANGLETERRE ET EN ÉCOSSE, en 1832 ; par M. DELPECH, professeur de la Faculté de médecine de Montpellier, etc. Paris. 1832, in-8.   4 fr.

DESAULT. ŒUVRES CHIRURGICALES, OU EXPOSÉ DE LA DOCTRINE ET DE LA PRATIQUE DE P.-J. DESAULT, chirurgien en chef de l'Hôtel-Dieu de Paris ; par XAV. BICHAT, troisième édition. Paris, 1830, 3 vol. in-8 avec 15 pl.   18 f.

DESCHAMPS. TRAITÉ HISTORIQUE ET DOGMATIQUE DE LA TAILLE, par F.-J. DESCHAMPS, chirurgien en chef de l'hôpital de la Charité, membre de l'Institut, etc., avec un supplément dans lequel l'histoire de la Taille est continuée, depuis la fin du siècle dernier jusqu'à ce jour, par L.-J. BÉGIN, chirurgien en chef de l'hôpital militaire d'instruction de Strasbourg. Paris, 1826, 4 vol. in-8, fig.   20 f.

—On vend séparément le Supplément par M. Bégin pour les possesseurs de l'ancienne édition de Deschamps. In-8.   3 f.

DESCOT. DISSERTATION SUR LES AFFECTIONS LOCALES DES NERFS, par P.-J. DESCOT, docteur-médecin, et enrichi de nombreuses observations. Travail fait sous la direction de M. Béclard, orné d'un *fac-simile* de son écriture. 1 vol. in-8.   6 f.

DESGENETTES. ÉLOGES DES ACADÉMICIENS DE MONTPELLIER, pour servir à l'histoire des sciences dans le XVIII° siècle, par M. le baron DESGENETTES, inspecteur-général du service de santé des armées, professeur de la Faculté de Médecine de Paris, etc. Paris, 1811, in-8.   4 f.

DESGENETTES. HISTOIRE MÉDICALE DE L'ARMÉE D'ORIENT, par le baron R. DESGENETTES ; 2° édition, augmentée de notes. Paris, 1830, in-8.   6 f.

DESRHEIMS. HISTOIRE NATURELLE ET MÉDICALE DES SANGSUES, contenant la description anatomique des organes de la sangsue officinale, avec des considérations physiologiques sur ses organes, des notions très-étendues sur la conservation domestique de ce ver, sa reproduction, ses maladies, son application, etc.; par J.-L. DESRHEIMS, pharmacien, etc. Paris, 1825, in-8, six pl.   3 f. 50 c.

DESROCHES. TRAITÉ ÉLÉMENTAIRE DE CHIMIE ET DE PHYSIQUE ; par DESROCHES, ancien élève de l'École Polytechnique. Paris, 1831, 1 fort vol. in-8, avec 15 pl. gravées. 8 f.

DESRUELLES. TRAITÉ PRATIQUE DES MALADIES VÉNÉRIENNES, comprenant l'examen des Théories et des Méthodes de traitement qui ont été adoptées dans ces maladies, et principalement la Méthode thérapeutique employée à l'hôpital militaire d'instruction du Val-de-Grâce ; par H.-M.-J. DESRUELLES, chirurgien-major à l'hôpital du Val-de-Grâce, chargé du service des Vénériens. Paris, 1836, in-8.   8 f.

DESRUELLES. TRAITÉ THÉORIQUE ET PRATIQUE DU CROUP, précédé de réflexions sur l'organisation des enfants ; par H.-M.-J. DESRUELLES. Deuxième édition, entièrement refondue. Paris, 1824, 1 vol. in-8.   5 f. 50 c.

DESRUELLES. TRAITÉ DE LA COQUELUCHE, *ouvrage couronné par la Société médico-pratique de Paris* ; par DESRUELLES. Paris, 1827, in-8.   5 f. 50 c.

DICTIONNAIRE DE MÉDECINE ET DE CHIRURGIE PRATIQUES, par MM.

ANDRAL, professeur à la Faculté de Médecine, médecin de la Charité.

BÉGIN, chirurgien en chef de l'hôpital militaire d'instruction de Strasbourg.

BLANDIN, chirurgien de l'Hôtel-Dieu.

BOUILLAUD, professeur de Clinique médicale à la Faculté de Médecine.

BOUVIER, agrégé à la Faculté de Médecine.

CRUVEILHIER, professeur d'Anatomie pathologique à la Faculté de Médecine.

CULLERIER, chirurgien de l'hospice des Vénériens.

A. DEVERGIE, agrégé à la Faculté de Médecine.

DESLANDES, docteur en médecine.

DUGÈS, professeur à la Faculté de Médecine de Montpellier.

DUPUYTREN, chirurgien de l'Hôtel-Dieu de Paris, professeur à la Faculté.

FOVILLE, médecin de l'hospice des Aliénés de Rouen.

GUIBOURT, professeur à l'École de pharmacie.

JOLLY, docteur en médecine.

LALLEMAND, professeur à l'École de Médecine de Montpellier.

LONDE, membre de l'Académie royale de Médecine.

MAGENDIE, membre de l'Institut, médecin de l'Hôtel-Dieu.

MARTIN-SOLON, médecin de l'hôpital Beaujon.

RATIER, docteur en Médecine.

RAYER, médecin de l'hôpital de la Charité.

ROCHE, membre de l'Académie royale de Médecine.

SANSON, professeur de Clinique chirurgicale à la Faculté de Médecine de Paris, chirurgien de l'Hôtel-Dieu.

Ouvrage complet. Paris, 1830-1836, 15 vol. in-8 de 600 à 700 pages chacun. Prix de chaque volume 7 fr.

La réputation du *Dictionnaire de Médecine et de Chirurgie pratiques* est faite. À son début, cet ouvrage fut rangé parmi les livres classiques, et en même temps qu'il prit la première place dans la bibliothèque des étudiants, il devint le *vade mecum* du médecin et du chirurgien praticien. Maintenant que la publication de cet important ouvrage est terminée, nous pouvons rappeler qu'il doit son immense succès à la manière large et à l'esprit consciencieux que les auteurs n'ont cessé d'apporter dans sa rédaction. Placés pour la plupart à la tête de l'enseignement, des grands hôpitaux ou établissements importants, et au milieu de toutes les difficultés de la pratique, mieux que d'autres, ils pouvaient comprendre le besoin d'un *Dictionnaire de Médecine et de Chirurgie pratiques*, et mieux que d'autres aussi ils pouvaient espérer d'accomplir avec succès une pareille entreprise.

DICTIONNAIRE DE L'INDUSTRIE MANUFACTURIÈRE, COMMERCIALE ET AGRICOLE ; ouvrage accompagné d'un grand nombre de figures intercalées dans le texte, 10 forts volumes in-8. Prix de chaque 8 fr.

Par MM.

BAUDRIMONT, préparateur de Chimie au Collège de France.

BLANQUI aîné, directeur de l'École spéciale du commerce, professeur d'Économie politique au Conservatoire des Arts et métiers.

COLLADON, professeur à l'École centrale des arts et manufactures.

CORIOLIS, professeur à l'École des ponts-et-chaussées.

D'ARCET, de l'Académie royale des sciences, directeur des essais des monnaies, du conseil-général des manufactures.

P. DÉSORMEAUX, auteur du Traité sur l'art du tourneur.

DESPRETZ, professeur de physique au collège Henri IV.

PÉRRY, professeur de mécanique à l'École centrale des arts et manufactures.

H. GAULTIER DE CLAUBRY, répétiteur à l'École Polytechnique, membre du conseil d'administration de la Société d'encouragement.

GOUBLIER, architecte, secrétaire du conseil des bâtiments civils.

T. OLIVIER, professeur à l'école centrale des arts et manufactures.

PARENT-DUCHATELET, médecin, membre du conseil de salubrité.

SAINTE-PREUVE, professeur de physique au collège de Saint-Louis.

SOULANGE BODIN, membre de la Société royale et centrale d'agriculture.

A. TRÉBUCHET, avocat, chef du bureau des manufactures à la Préfecture de police.

En signalant ici les noms des principaux collaborateurs de cet ouvrage, l'éditeur s'empresse d'avertir que des articles originaux sur des points spéciaux, qui lui paraissent nécessaires à la perfection de cette publication, lui seront fournis par des savants qui en font l'objet de leurs études. Des fabricants, des chefs d'atelier instruits le mettront aussi à même de profiter des connaissances qu'ils ont acquises par la pratique.

L'ouvrage formera 10 volumes in-8, figures. Prix de chacun, pour les souscripteurs, 8 francs. Les tomes I à VI sont en vente.

Cet ouvrage comprendra l'*agriculture* qui produit, l'*industrie* qui confectionne, et le *commerce* qui procure des débouchés aux produits confectionnés.

Il traitera non seulement des arts qui exigent les connaissances les plus étendues, mais aussi de ceux qui ne réclament que de la dextérité, une certaine intelligence, et que l'on nomme *métiers*; car les uns et les autres, tirés de différentes branches des sciences, peuvent recevoir, quoiqu'à des degrés différents, des améliorations qui les rendent plus profitables à la fois à la société et à ceux qui les pratiquent.

Aussi les auteurs ont pensé que leur but, celui de propager les saines doctrines industrielles, ne serait pas complétement atteint, si cet ouvrage était borné aux arts seuls; c'est pourquoi non-seulement ils parleront de leur liaison avec les sciences, telles que la *Mécanique*, la *Physique* et la *Chimie*, mais encore ils s'occuperont des rapports qui existent entre ces arts, la *législation* et les règles d'*Hygiène publique* et *particulière*; ils exposeront l'influence de l'*administration* sur les diverses branches de l'économie sociale; et c'est en réunissant dans un seul ouvrage ces nombreuses et intéressantes questions, qu'ils ont espéré faire un livre utile et d'un intérêt général.

DICTIONNAIRE DE MÉDECINE, DE CHIRURGIE ET D'HYGIÈNE VÉTÉRINAIRES; ouvrage utile aux vétérinaires, aux officiers de cavalerie, aux propriétaires, aux cultivateurs et à toutes les personnes chargées du soin et du gouvernement des animaux domestiques; par HURTREL D'ARBOVAL, membre de la Société royale et centrale d'Agriculture de Paris, et de plusieurs sociétés nationales et étrangères. *Deuxième édition entièrement refondue.* Paris, 1838, 6 forts vol. in-8, prix de chaque   8 f.

Cette deuxième édition sera composée de 6 volumes in-8, chacun de 600 à 700 pages, caractère petit-romain, 47 lignes à la page : il paraît un volume tous les quatre mois. — *Le premier volume est en vente.*

DICTIONNAIRE UNIVERSEL DE MATIÈRE MÉDICALE ET DE THÉRAPEUTIQUE GÉNÉRALE, contenant l'indication, la description et l'emploi de tous les médicaments connus dans les diverses parties du globe; par F.-V. MÉRAT et A.-J. DELENS, DD. MM. PP., Membres de l'Académie royale de Médecine, ouvrage complet. Paris, 1829-1834, 6 forts volumes in-8.   52 f.

Pour donner une idée du cadre immense que les auteurs de ce Dictionnaire ont embrassé, fruit de vingt années de recherches, il nous suffit d'indiquer que, selon l'importance du sujet, l'histoire de chaque médicament comprend :

1° Noms linnéen, officinal, commercial, vulgaire, ancien et moderne; définition.

2° Découverte historique; gisement ou lieu natal; extraction ou récolte; état commercial; espèces, variétés, sortes, qualités.

3° Description pharmacologique; choix, préparation pharmaceutique; altération, sophistication, substitution.

4° Analyse chimique.

5° Action immédiate et médication chez l'homme et les animaux, dans l'état sain et dans l'état morbide; effets thérapeutiques; doses; formes; mode d'administration, adjuvants et correctifs; indications et contre-indications; inconvéniens.

6° Opinions diverses des auteurs; classification.

7° Combinaisons; mélanges; composés pharmaceutiques.

8° Bibliographie, article important qui manque dans les ouvrages analogues.

Cet ouvrage immense contient non seulement l'histoire complète de tous les médicaments des trois règnes, sans oublier les agents de la physique, tels que l'air, le calorique, l'électricité, etc., les produits chimiques, les eaux minérales et artificielles, décrites au nombre de 1800 (c'est-à-dire le double au moins de ce qu'en contiennent les Traités spéciaux); mais il renferme de plus l'Histoire des poisons, des miasmes, des virus, des venins considérés particulièrement sous le point de vue du traitement spécifique des accidens qu'ils déterminent, et celle des alimens envisagés sous le rapport de la diète et du régime dans les maladies. Des articles généraux, relatifs aux classes des médicamens et des produits pharmaceutiques, aux familles naturelles et aux genres animaux et végétaux. Enfin certaines pratiques ou opérations chirurgicales, applicables aux traitemens des maladies internes, complètent l'ensemble des objets qui sont du domaine de la matière médicale et de la thérapeutique. Une vaste synonymie embrasse tous les noms scientifiques, officinaux, vulgaires, français et étrangers, celle même de pays, c'est-à-dire les noms médicamenteux particulièrement propres à telle ou telle contrée, afin que les voyageurs, cet ouvrage à la main, puissent rapporter à des noms certains les appellations les plus barbares.

Tous ces avantages réunis font, de ce Dictionnaire *polyglotte*, un ouvrage pratique à l'usage de toutes les nations, le seul jusqu'ici dont soit enrichie la littérature médicale.

DICTIONNAIRE (NOUVEAU) DES TERMES DE MÉDECINE, CHIRURGIE, PHARMACIE, PHYSIQUE, CHIMIE, HISTOIRE NATURELLE, ART VÉTÉRINAIRE, etc., où l'on trouve l'étymologie de tous les termes usités dans ces sciences, et l'histoire concise de chacune des matières qui y ont rapport; par MM. BÉCLARD, CHOMEL, H. et J. CLOQUET, et ORFILA. Paris, 1833. Deux forts volumes in-8 de 1500 pages, imprimés sur 2 colonnes en petit-texte, augm. d'un Supplément, publié par les mêmes auteurs.   10 f.

DUBLED. EXPOSITION DE LA NOUVELLE DOCTRINE SUR LA MALADIE VÉNÉRIENNE; par A. DUBLED, D. M. P., professeur agrégé à la Faculté de Médecine de Paris, ancien interne de l'hospice des Vénériens. Paris, 1829, in-8.   2 fr. 50 c.

DUBOIS. HISTOIRE PHILOSOPHIQUE DE L'HYPOCONDRIE ET DE L'HYSTÉRIE, par F. DUBOIS (d'Amiens), membre de l'Académie royale de Médecine. Paris, 1837, in-8. 7 fr. 50 c.

DUCAMP. TRAITÉ DES RÉTENTIONS D'URINE, causées par le rétrécissement de l'urètre, et des moyens à l'aide desquels on peut détruire complétement les obstructions 1 ete canal, par Th. DUCAMP, D. M. P., membre de la Société de Médecine. *Troisième édition*. Paris, 1825, in-8, fig. 5 fr.

DUFOUR. RECHERCHES ANATOMIQUES ET PHYSIOLOGIQUES SUR LES HÉMIPTÈRES, accompagnées de considérations relatives à l'Histoire naturelle et à la classification de ces insectes; par Léon DUFOUR, D. M. P., membre correspondant de l'Institut. Paris, 1833, in-4, avec 19 planches gravées. 25 fr.

DUGÈS. ESSAI PHYSIOLOGICO-PATHOLOGIQUE SUR LA NATURE DE LA FIÈVRE, DE L'INFLAMMATION ET DES PRINCIPALES NÉVROSES, appuyé d'observations pratiques; suivi de l'histoire des maladies observées à l'hôpital des Enfants malades, en 1818; Mémoire couronné par la Faculté de Médecine de Paris; par Ant. DUGÈS, D. M. P., professeur de la Faculté de Médecine de Montpellier, etc. Paris, 1823, 2 vol. in-8. 13 fr.

DUGÈS. DE L'INFLUENCE DES SCIENCES MÉDICALES et accessoires sur les progrès de la chirurgie moderne; par Ant. DUGÈS. Paris, 1827, in-8. 2 fr. 50 c.

Dans ce travail, M. Dugès a voulu faire sentir la liaison intime qui existe entre les diverses branches de l'art de guérir, la mutuelle dépendance de chacune de ces branches, et la nécessité de les étudier toutes.

DUGÈS. MANUEL D'OBSTÉTRIQUE, ou Traité de la science et de l'art des Accouchements, contenant l'exposé des maladies de la femme et de l'enfant nouveau-né, et suivi d'un Précis sur la saignée et la vaccination, par A. DUGÈS. *Deuxième édition augmentée*, avec 46 figures gravées. Paris, 1830. in-18. 7 fr.

DUGÈS. MÉMOIRE SUR PLUSIEURS INSTRUMENTS et procédés nouveaux relatifs à l'Obstétrique; par A. DUGÈS. Paris, 1833, in-8, fig. 2 fr. 50 c.

DUGÈS. MÉMOIRE SUR UN NOUVEAU FORCEPS à cuillers tournantes, et sur son emploi; par A. DUGÈS. Paris, 1833, in-8, fig. 2 fr. 50 c.

DUGÈS. SUNT-NE INTER ASCITEM et peritonitidem chronicam certa discrimina quibus diagnosci queant; auct. Ant. DUGÈS, D. M. P. Parisiis, 1824, in-4. 1 fr. 50 c.

DUGÈS. MÉMOIRE SUR LA CONFORMITÉ ORGANIQUE DANS L'ÉCHELLE ANIMALE; par Ant. DUGÈS, professeur à la Faculté de Médecine de Montpellier. Paris, 1832, in-4, avec six planches. 6 fr.

DUGÈS. RECHERCHES SUR L'OSTÉOLOGIE et la Myologie des Batraciens à leurs différents âges; par A. DUGÈS. Ouvrage couronné par l'Institut de France. Paris, 1834, in-4 avec 20 planches gravées. 16 fr.

DUPUYTREN. TRAITÉ DES BLESSURES PAR ARMES DE GUERRE, rédigé d'après les leçons cliniques de M. le baron DUPUYTREN, chirurgien en chef de l'Hôtel-Dieu, et *publié sous sa direction* par MM. les docteurs A. Paillard et Marx. Paris, 1834, 2 vol. in-8. 14 fr.

DUPUYTREN. MÉMOIRE SUR UNE MANIÈRE NOUVELLE DE PRATIQUER L'OPÉRATION DE LA PIERRE; par le baron G. DUPUYTREN, terminé et publié par M. L.-J. SANSON, chirurgien de l'Hôtel-Dieu, et L.-J. BÉGIN, chirurgien en chef de l'hôpital militaire de Strasbourg. Paris, 1836. 1 vol. grand in-fol. accompagné de 10 belles planches lithographiées par Jacob, et représentant l'anatomie chirurgicale des diverses régions intéressées dans cette opération. 20 fr.

Je lègue à MM. Sanson aîné et Bégin le soin de terminer et de publier un ouvrage déjà en partie imprimé sur la taille de Celse, et d'y ajouter la description d'un moyen nouveau d'arrêter les hémorrhagies. *Testament de Dupuytren*.

DUPUYTREN. SUR LES ÉTRANGLEMENS DES HERNIES par le collet du sac. Paris, 1832, in-8. 1 fr. 50 c.

DUTROCHET. MÉMOIRES pour servir à l'histoire anatomique et physiologique des Végétaux et des Animaux; par M. DUTROCHET, membre de l'Institut. Paris, 1837, 2 forts vol. in-8, avec atlas de 30 planches gravées. 24 fr.

Avec cette épigraphe : « Je considère comme non avenu tout ce que j'ai publié précédemment sur ces matières qui ne se trouve point reproduit dans cette collection. » Dans cet ouvrage M. Dutrochet a réuni et coordonné l'ensemble de tous ses travaux, il contient non seulement les mémoires publiés à diverses époques, revus, corrigés et appuyés de nouvelles expériences, mais encore un grand nombre de travaux inédits.

DUTROCHET. RECHERCHES ANATOMIQUES ET PHYSIOLOGIQUES sur la structure intime des animaux et des végétaux et sur la motilité; par M. DUTROCHET, D. M. P., membre de l'Institut de France. Paris, 1824, in-8, avec deux planches. 4 fr.

ESQUIROL. DES MALADIES MENTALES, considérées sous les rapports médical, hygiénique, statistique et médico-légal, par E. ESQUIROL, médecin en chef de la maison d'aliénés de Charenton, membre de l'Académie royale de Médecine, etc. Paris, 1838, 2 forts vol. in-8, avec 25 planches gravées.   18 fr.

FAUJAS SAINT-FOND. ESSAI DE GÉOLOGIE, ou Mémoires pour servir à l'histoire naturelle du globe ; par B. FAUJAS SAINT-FOND, professeur au Jardin du Roi. Paris, 1809, 3 vol. in-8, avec 29 pl., dont 5 col.   21 fr.

FODÉRA. HISTOIRE DE QUELQUES DOCTRINES MÉDICALES COMPARÉES A CELLE DU DOCTEUR BROUSSAIS ; suivie de considérations sur les études médicales considérées comme science et comme art, et d'un Mémoire sur la thérapeutique ; par M. FODÉRA, correspondant de l'Institut de France, docteur en médecine et en philosophie de l'Université de Catane, etc. Paris, 1821, in-8.   3 fr. 30 c.

FODÉRA. RECHERCHES EXPÉRIMENTALES SUR L'ABSORPTION ET L'EXHALATION, Mémoire couronné par l'Institut royal de France ; par le même. Paris, 1824, in-8, avec une planche coloriée.   2 fr. 50 c.

FODÉRA. DISCOURS SUR LA BIOLOGIE, ou Science de la vie, suivi d'un Tableau des connaissances naturelles, d'après leur nature et leur filiation ; par le même. Paris, 1826, in-8.   2 fr. 50 c.

FOISSAC. DE L'INFLUENCE DES CLIMATS SUR L'HOMME, par P. FOISSAC, docteur en médecine de la Faculté de Paris. Paris, 1837, in-8.   6 fr.

FORGET. MÉDECINE NAVALE, ou Nouveaux Éléments d'hygiène, de pathologie et de thérapeutique médico-chirurgicale, à l'usage des officiers de santé de la marine de l'État et du commerce ; par C. FORGET, D. M. P., professeur à la Faculté de médecine de Strasbourg, ancien chirurgien de la marine au port de Rochefort. Paris, 1832, 2 vol. in-8.   14 fr.

FOURCADE-PRUNET. MALADIES NERVEUSES DES AUTEURS, rapportées à l'irritation de l'encéphale, des nerfs cérébro-rachidiens et splanchniques avec ou sans inflammation ; par G.-J. FOURCADE-PRUNET, docteur-médecin de la Faculté de Médecine de Paris. 1 vol. in-8.   6 fr.

GALL. SUR LES FONCTIONS DU CERVEAU et sur celles de chacune de ses parties, avec des observations sur la possibilité de reconnaître les instincts, les penchants, les talents, ou les dispositions morales et intellectuelles des hommes et des animaux, par la configuration de leur cerveau et de leur tête ; par le docteur F.-J. GALL. Paris, 1825, 6 forts vol. in-8, br.   42 fr.

Nous ne pouvons donner que des idées très-imparfaites des travaux physiologiques de M. Gall. A chaque partie se rattachent des considérations aussi importantes que nouvelles sur une foule d'objets, par exemple sur le suicide, sur l'infanticide, sur la loi générale des évacuations périodiques, non seulement chez la femme, mais aussi chez l'homme et chez diverses espèces d'animaux ; sur la manière de juger les têtes des diverses nations, sur la physiognomonique et la pathognomonique, sur la loi de la mimique. Partout des faits intéressants, des aperçus ingénieux, des questions de la plus haute philosophie sur les motifs de nos actions, sur l'origine des arts et des sciences, sur la perfectibilité de l'espèce humaine, sur l'étendue du mode de chaque être vivant, etc. En vain chercherait-on dans un autre ouvrage l'histoire naturelle, les aptitudes industrielles, des instincts, des penchants, des passions, des qualités morales et intellectuelles de l'homme.

GAMA. TRAITÉ DES PLAIES DE TÊTE ET DE L'ENCÉPHALITE, principalement de celle qui leur est consécutive ; ouvrage dans lequel sont discutées plusieurs questions relatives aux fonctions du système nerveux en général ; par J.-P. GAMA, chirurgien en chef et professeur à l'hôpital militaire du Val-de-Grâce. *Deuxième édition.* Paris, 1835, in-8.   8 fr.

GASTÉ. ABRÉGÉ DE L'HISTOIRE DE LA MÉDECINE, considérée comme science et comme art dans ses progrès et son exercice, depuis son origine jusqu'au XIXe siècle ; par L.-J. GASTÉ, D. M. P., médecin de l'hôpital de Montpellier, membre correspondant de l'Académie royale de Médecine. Paris, 1835, in-8.   7 fr.

GEOFFROY SAINT-HILAIRE. HISTOIRE GÉNÉRALE et particulière des Anomalies de l'organisation chez l'homme et les animaux, ouvrage comprenant des recherches sur les caractères, la classification, l'influence physiologique et pathologique, les rapports généraux, les lois et causes des Monstruosités, des variétés et vices de conformation ou *Traité de tératologie* ; par Isid. GEOFFROY-SAINT-HILAIRE, D. M. P., membre de l'Institut, aide naturaliste de zoologie au Muséum d'histoire naturelle, etc. Paris, 1832—1836, 3 forts vol. in-8 et atlas de 20 planches.   27 fr.

— Séparément les tomes 2 et 3.   16 fr.

GEOFFROY SAINT-HILAIRE. PHILOSOPHIE ANATOMIQUE ; par Et. GEOFFROY-SAINT-HILAIRE, membre de l'Institut, professeur de zoologie au Muséum d'histoire naturelle, etc. — Tome 1er. *Des Organes respiratoires.* — Tome II. *Monstruosités humaines*, 1 vol. in-8. Paris, 1818-1823, 2 vol. in-8, 2 atlas in-4. 22 fr.

GEORGET. DE LA PHYSIOLOGIE DU SYSTÈME NERVEUX, et spécialement du cerveau, Recherches sur les maladies nerveuses en général, et en particulier sur le siège, la nature et le traitement de l'hystérie, de l'hypochondrie, de l'épilepsie et de l'asthme convulsif; par E. GEORGET, D. M. P., membre de l'Académie royale de Médecine. Paris, 1821, 2 vol. in-8. 12 fr.

GEORGET. DISCUSSION MÉDICO-LÉGALE SUR LA FOLIE ou Aliénation mentale, suivie de l'Examen du procès criminel d'Henriette Cornier, et de plusieurs autres procès dans lesquels cette maladie a été alléguée comme moyen de défense; par M. GEORGET, D. M. P. Paris, 1826, in-8. 3 fr. 50 c.

GERANDO. DE L'ÉDUCATION DES SOURDS-MUETS DE NAISSANCE ; par de GÉRANDO, membre de l'Institut, administrateur et président de l'Institution royale des Sourds-Muets. Paris, 1827, 2 forts vol. in-8. 16 fr.

GÉRARDIN. TABLEAU ÉLÉMENTAIRE D'ORNITHOLOGIE, ou Histoire naturelle des oiseaux que l'on rencontre communément en France, suivi d'un Traité sur la manière de conserver leurs dépouilles pour en former des collections; par SÉBASTIEN GÉRARDIN, professeur d'Histoire naturelle, attaché au Muséum d'Histoire naturelle de Paris, etc. Paris, 1822, 2 vol. in-8, et atlas de 41 planches in-4. 21 fr.

GORY ET PERCHERON. MONOGRAPHIE DES CÉTOINES ET GENRES VOISINS, formant, dans les familles de Latreille, la division des scarabées mélitophiles; par H. GORY et A. PERCHERON, membres de la Société entomologique de Paris. Paris, 1832—1836. Ce bel ouvrage est complet et a été publié en 15 livraisons formant un fort volume in-8, imprimées sur papier grand-raisin, accompagné de 77 planches coloriées avec le plus grand soin. 90 fr.

GOUPIL. EXPOSITION DES PRINCIPES DE LA NOUVELLE DOCTRINE MÉDICALE, avec un Précis des Thèses soutenues sur différentes parties ; par J.-M.-A. GOUPIL, professeur à la Fac. de Médec. de Strasbourg. Paris, 1824, 1 vol. in-8, de 650 pages. 8 fr.

GUERIN. NOUVELLE TOXICOLOGIE, ou Traité des Poisons et de l'empoisonnement sous les rapports de la chimie, de la physiologie, de la pathologie et de la thérapeutique ; par GUERIN DE MAMERS, docteur en Médecine de la Fac. de Paris. in-8. 6 fr.

GUEYRARD. LA DOCTRINE MÉDICALE HOMŒOPATHIQUE examinée dans ses rapports théorique et pratique. Paris, 1834, in-8. 4 fr. 50 c.

GUILBERT. CONSIDÉRATIONS PRATIQUES sur certaines affections de l'Utérus, en particulier sur la phlegmasie chronique avec engorgement du col de cet organe, et sur les avantages de l'application immédiate des sangsues méthodiquement employées dans cette maladie ; par J.-N. GUILBERT, professeur de la Faculté de Médecine de Paris. 1826, in-8, fig. 2 fr. 50 c.

HAAS. MÉMORIAL DU MÉDECIN HOMŒOPATHISTE, ou Répertoire alphabétique de traitements et d'expériences homœopathiques pour servir de guide dans l'application de l'homœopathie au lit du malade; par le docteur J.-L. HAAS; traduit de l'allemand par A.-J.-L. JOURDAN. Paris, 1834, 1 vol. in-24. 3 fr.

Cet ouvrage a pour but de mettre en évidence tout ce que l'homœopathie a produit jusqu'à ce jour; il servira à diriger l'attention vers tel ou tel d'entre tous les nombreux moyens dont cette méthode dispose; il servira de guide à l'homœopathiste au début de sa carrière, et à lui faire connaître, sous le point de vue pratique, l'efficacité des substances sur lesquelles son choix doit le fixer.

HAHNEMANN. EXPOSITION DE LA DOCTRINE MÉDICALE HOMŒOPATHIQUE, ou Organon de l'art de guérir; par S. HAHNEMANN; traduit de l'allemand *sur la cinquième édition*, par A. J. L. JOURDAN, avec divers opuscules de l'auteur et suivi de la traduction sur la 5e édition de la Pharmacopée Homœopathique de Hartmann. Seconde édition avec le portrait de Hahnemann. Paris, 1834, in-8. 8 fr.

Cette seconde édition de l'*Organon* est devenue un nouveau livre par les changements importants qu'elle a reçus. Traduite sur la cinquième édition de Leipsig, 1834, nous y avons ajouté les opuscules suivants de *Hahnemann*, 1° des Formules en médecine (9 pages); 2° les effets du café (30 pages); 3° la Médecine de l'expérience (65 pages); 4° Esculape dans la balance (40 pages); 5° Lettre à un médecin de haut rang, sur l'urgence d'une méthode en médecine (15 pages); 6° Valeur des systèmes en médecine, considérés surtout en égard à la pratique qui en découle (24 pages); 7° Conseils à un aspirant au doctorat en médecine (4 pages); 8° Réflexions sur les trois méthodes accréditées de traiter les maladies (16 pages); 9° l'Allopathie, un mot d'avertissement aux malades de toutes les classes (12 pages).

La *Pharmacopée homœopathique* de Hartmann, jointe à cet ouvrage, a subi aussi de nombreuses modifications, et cette nouvelle traduction sur la cinquième édition, Leipsig, 1834, contient 205 substances au lieu de 150 que comprenait seulement la première édition que nous avions publiée.

HAHNEMANN. DOCTRINE ET TRAITEMENT HOMŒOPATHIQUE DES MALADIES CHRONIQUES; par le docteur S. HAHNEMANN; traduit de l'allemand par A.-J.-L. JOURDAN, membre de l'Académie royale de Médecine. Paris, 1832, 2 vol. in-8.   15 fr.

HAHNEMANN. TRAITÉ DE MATIÈRE MÉDICALE PURE, ou de l'Action homœopathique des médicaments; par S. HAHNEMANN, avec des Tables proportionnelles de l'influence que diverses circonstances exercent sur cette action; par G. BONNINGHAUSEN; traduit de l'allemand par A.-J.-L. JOURDAN. Paris, 1834, 3 forts vol. in-8.   24 fr.

Les progrès que fait chaque jour la doctrine médicale homœopathique, le grand nombre de partisans qu'elle compte rendaient nécessaire la publication d'ouvrages qui missent à même de pouvoir la discuter avec connaissance de cause et impartialité. C'est dans les ouvrages d'Hahnemann, son fondateur, qu'il faut l'étudier; car si l'*Exposition* ou *Organon de l'art de guérir* contient les principes généraux, c'est dans la *Matière médicale pure* et la *Doctrine des maladies chroniques* qu'il faut en suivre l'application pratique : ces trois ouvrages forment donc l'ensemble complet, théorique et pratique de la doctrine homœopathique : la célébrité du docteur Hahnemann, la bonne foi qui signale ses productions, commandent de ne le juger qu'après examen.

HATIN. PETIT TRAITÉ DE MÉDECINE OPÉRATOIRE et Recueil de formules à l'usage des sages-femmes. *Deuxième édition*, augmentée. Paris, 1837, in-18, fig.   2 fr. 50 c.

HATIN. CHIRURGIE PRATIQUE, ou Choix d'observations cliniques recueillies à l'Hôtel-Dieu de Paris, dans le service de M. Dupuytren; par M. Jules HATIN, D. M., professeur agrégé à la Faculté de Médecine de Paris, professeur d'accouchements, etc. Paris, 1832, in-8.   6 fr.

HENRY. PRÉCIS DESCRIPTIF sur les Instruments de Chirurgie anciens et modernes, contenant la description de chaque instrument, le nom de ceux qui y ont apporté des modifications, ceux préférés aujourd'hui par nos meilleurs praticiens, et l'indication des qualités que l'on doit rechercher dans chaque instrument; par HENRY, fabricant d'instruments de chirurgie. Paris, 1825, 1 vol. in-8, avec pl.   6 fr.

HODGSON. TRAITÉ DES MALADIES DES ARTÈRES ET DES VEINES, traduit de l'anglais avec des notes par G. BRESCHET, professeur à la Faculté de Médecine de Paris. Paris, 1819, 2 vol. in-8.   15 fr.

HOFFBAUER. MÉDECINE LÉGALE relative aux aliénés, aux sourds-muets, ou les lois appliquées aux désordres de l'intelligence; par HOFFBAUER; traduit de l'allem. par CHAMBEYRON, D. M. P., avec des notes, par MM. ESQUIROL et ITARD. Paris, 1827, in-8.   6 fr.

Le besoin généralement senti d'un traité de médecine légale appliquée aux désordres de l'intelligence, la juste réputation dont jouit celui de M. Hoffbauer, les notes nombreuses et importantes qu'ont ajoutées à ce travail MM. Esquirol sur les aliénés, et Itard sur les sourds-muets, en font un ouvrage du premier ordre, qui sera consulté avec fruit par les médecins, les avocats, les juges, etc. Voici les principales divisions de cet ouvrage. — Des maladies mentales et de leurs suites légales. — De l'erreur de sentiment et des maladies analogues. — De la manie et des maladies analogues. — Du somnambulisme. — Des sourds-muets. — Des états passagers de l'âme qui peuvent être du ressort de la médecine légale. — De l'ivresse. — De l'état intermédiaire de la veille et du sommeil. — De l'égarement momentané. — De l'impulsion insolite. — De la monomanie homicide. — De l'influence qu'exercent sur la validité d'un témoin les maladies et les états indiqués ci-dessus. — Règles générales pour reconnaître une maladie mentale quelconque, ou un état mental qui vient à être du ressort de la médecine légale.

HOME. TRAITÉ, ou observations pratiques et pathologiques sur le traitement des maladies de la glande prostate; par Everard HOME, chirurgien en chef de l'hôpital Saint-Georges, etc., traduit de l'anglais par Léon MARCHANT, D. M., avec quatre planches. Paris, 1820, in-8.   6 f.

HOUDART. ÉTUDES historiques et critiques sur la vie et la DOCTRINE D'HIPPOCRATE et sur l'état de la médecine avant lui; par le docteur HOUDART, membre de l'Académie royale de médecine. Paris, 1836, in-8.   7 f. 50 c.

HUFELAND. LA MACROBIOTIQUE ou l'Art de prolonger la vie de l'homme; par C.-G. HUFELAND, conseiller d'État, premier médecin du roi de Prusse, directeur de l'école de médecine de Berlin, etc.; traduit de l'allemand par A.-J.-L. JOURDAN, D. M. P., membre de l'Académie royale de médecine. *Deuxième édition augmentée*. Paris, 1838, in-8.   7 fr.

« La durée de la vie, ses conditions, les diverses méthodes mises en usage pour la prolonger, sont étudiées dans la première partie de l'ouvrage de M. Hufeland; les causes qui l'abrègent comprennent la deuxième; dans la troisième, il est question de la santé et de tous les moyens de la maintenir florissante. Une instruction variée, des observations nombreuses, des anecdotes pour la plupart curieuses, rendent la lecture de cet ouvrage fort agréable, et en font un des livres les plus instructifs qu'on puisse lire. En un mot, c'est un livre bien fait et qu'on est fâché de voir finir. »

HUFELAND. TRAITÉ DE LA MALADIE SCROFULEUSE ; ouvrage couronné par l'Académie impériale des Curieux de la Nature ; par C.-G. HUFELAND, médecin du roi de Prusse : traduit de l'allemand, accompagné de notes, par J.-B. BOUSQUET. D. M., et suivi d'un Mémoire sur les scrofules, accompagné de quelques réflexions sur le traitement du cancer, par M. le baron LARREY. Paris, 1821, in-8, fig.   6 f.

HUMBERT. TRAITÉ DES DIFFORMITÉS DU SYSTÈME OSSEUX, ou de l'emploi des moyens mécaniques et gymnastiques dans le traitement de ces affections ; par F. HUMBERT, médecin orthopédiste. Paris, 1838. 4 vol. in-8, atlas de 174 planches grand in-4.   65 fr.

HUMBERT. ESSAI ET OBSERVATIONS sur la manière de réduire les luxations spontanées ou symptomatiques de l'articulation ilio-fémorale ; méthode applicable aux luxations congénitales et aux luxations anciennes par cause externe ; par F. HUMBERT et N. JACQUIER. Paris, 1835, in-8, et atlas de 20 planches.   18 f.

JOURDAN. DICTIONNAIRE RAISONNÉ, ÉTYMOLOGIQUE, SYNONYMIQUE ET POLYGLOTTE des termes usités dans les sciences naturelles ; comprenant l'anatomie, l'histoire naturelle et la physiologie générales ; l'astronomie, la botanique, la chimie, la géographie physique, la géologie, la minéralogie, la physique, la zoologie, etc. ; par A.-J.-L. JOURDAN, membre de l'Académie royale de Médecine. Paris, 1834. 2 forts vol. in-8, à deux colonnes.   18 f.

Le goût des sciences naturelles est si généralement répandu aujourd'hui, qu'il y avait une véritable nécessité de mettre à la portée du public instruit, un Dictionnaire des termes que les savants emploient en indiquant leur étymologie, leur synonymie dans les langues grecque, latine, allemande, anglaise et italienne, les acceptions diverses et particulières sous lesquelles ils ont été employés dans tels ou tels auteurs. C'est en consultant tous les travaux entrepris en histoire naturelle depuis 40 années, que M. Jourdan est parvenu à faire un livre nécessaire à toutes les personnes qui se livrent à l'étude des sciences naturelles, il sera surtout indispensable à toutes celles qui consultent des ouvrages écrits en langue étrangère, puisqu'ils y trouveront réuni non seulement plus de dix-huit mille mots, dont PLUS DES DEUX TIERS NE SE TROUVENT ENCORE DANS AUCUN GLOSSAIRE, mais encore une masse imposante d'exemples.

JOURNAL HEBDOMADAIRE DE MÉDECINE, par MM. ANDRAL, BLANDIN, BOUILLAUD, CAZENAVE, DALMAS, LITTRÉ, REYNAUD, H. ROYER-COLLARD. Octobre 1828 à septembre 1830. Collection complète, 104 numéros ou 8 fort vol. in-8, fig.   60 f.

JOURNAL UNIVERSEL HEBDOMADAIRE DE MÉDECINE ET DE CHIRURGIE PRATIQUES ET DES INSTITUTIONS MÉDICALES, par MM. ANDRAL, BÉGIN, BOISSEAU, BOUILLAUD, CAFFE, DEVERGIE, DONNÉ, HERVEZ de CHÉGOIN, JOLLY, MÉLIER, MONTAULT, ROCHE, SANSON, VIDAL (DE CASSIS), octobre 1830 à décembre 1835. Collection complète, 170 numéros formant 15 forts vol. in-8, fig.   80 f.

Une année séparément, 4 vol. in-8.   50 f.

Ces deux collections forment la 1re et la 2e série du *Journal hebdomadaire des progrès des sciences et institutions médicales*; elles contiennent un choix de travaux originaux du plus grand intérêt. On y trouvera la série des observations et des faits les plus importants recueillis dans les hôpitaux de Paris pendant près de six années. C'est à la fois un recueil de monographies sur les divers points de la science, et une clinique médico-chirurgicale. Il ne reste qu'un très-petit nombre de Collections complètes; on pourra compléter les collections auxquelles il manquerait une année ou divers numéros.

KIÉNER. SPÉCIES GÉNÉRAL ET ICONOGRAPHIE DES COQUILLES VIVANTES, comprenant le Muséum Masséna, la collection Lamarck, celle du musée d'Histoire Naturelle, et les découvertes les plus récentes des voyageurs; par L.-C. KIÉNER, conservateur des Collections du prince Masséna, membre de la Société des Sciences Naturelles de France, attaché au Muséum d'Histoire Naturelle de Paris.

Chaque planche contiendra, l'une dans l'autre, de 8 à 10 figures presque toutes de grandeur naturelle; quelques grandes espèces seulement devront être réduites afin de pouvoir les faire tenir dans le format. On grossira les espèces trop petites de manière à rendre les caractères plus visibles; dans ce dernier cas, on aura soin de donner toujours à côté l'individu au trait de grandeur naturelle. Au commencement de chaque genre, on donnera la figure de l'animal, et l'on y ajoutera, lorsque ce sera nécessaire, quelques détails anatomiques.

Chaque livraison sera composée de six planches gravées, coloriées avec le plus grand soin, et du texte descriptif des espèces qui seront figurées dans la livraison : ce texte formera environ une feuille et demie d'impression.

L'ouvrage se composera d'environ 10 vol., qui seront divisés en 150 livraisons, publiées exactement de trois semaines en trois semaines. Les livraisons 1 à 27 sont en vente. Prix de chaque :

Grand in-8, papier raisin superfin satiné, figures coloriées,   6 f.
Grand in-4, papier vélin satiné, figures coloriées,   12 f.

LACHAISE. Topographie médicale de Paris, ou Examen général des causes qui peuvent avoir une influence marquée sur la santé des habitants de cette ville, le caractère de leurs maladies et le choix des précautions hygiéniques qui leur sont applicables, par C. Lachaise, docteur en médecine de la Faculté de Paris, etc. Paris, 1822, in-8.   5 f. 50 c.

LACHAPELLE. Pratique des accouchements, ou Mémoires et observations choisis sur les points les plus importants de l'art; par Mme Lachapelle, sage-femme en chef de la maison d'accouchement de Paris, publiés par A. Dugès, son neveu, D. M. P., prof. d'accouchement de la Faculté de Médecine de Montpellier, avec une Notice sur la vie et les travaux de Madame Lachapelle, par le docteur Chaussier. Paris, 1825. 3 vol. in-8.   20 f.

C'est après *trente années* d'une pratique continue en qualité de sage-femme en chef de la maison d'accouchement de Paris, et plus de *quarante mille accouchements* opérés naturellement ou artificiellement, que madame Lachapelle livre à la méditation des gens de l'art le fruit de sa longue expérience. Son livre est un cours clinique complet des accouchements, et qui, pour nous servir des expressions de M. le professeur Chaussier, est riche d'un grand nombre d'observations nouvelles, de réflexions judicieuses, qui doivent obtenir l'approbation de tous ceux qui se livrent à l'art des accouchements.

LAMARCK. Histoire naturelle des animaux sans vertèbres, présentant les caractères généraux et particuliers de ces animaux, leur distribution, leurs classes, leurs familles, leurs genres et la citation des principales espèces qui s'y rapportent; par J.-B.-P.-A. de Lamarck, membre de l'Institut, professeur au Muséum d'Histoire Naturelle. *Deuxième édition*, revue et augmentée des faits nouveaux dont la science s'est enrichie jusqu'à ce jour; par M. G.-P. Deshayes et H. Milne Edwards. Paris, 1835.—1838. 9 vol. in-8. Prix de chaque   8 f.

Cette édition sera distribuée ainsi : T. I, *Introduction. Infusoires* ; T. II. *Polypiers*; T. III *Radiaires, Tuniciers, Vers. Organisation des insectes* ; T. IV, *Insectes* : T. V, *Arachnides. Crustacés, Annélides, Cirripèdes*. T. VI, VII, VIII, IX, *Histoire des Mollusques*.

C'est bien certainement le plus important des ouvrages de Lamarck : il suppose des recherches et des travaux immenses, les circonstances les plus heureuses et la persévérance la plus longue et la plus infatigable. Ce livre place M. Lamarck au nombre des législateurs de la science, et toute personne qui veut étudier avec quelque succès les sciences naturelles en général, ou en particulier celle des animaux inférieurs, doit méditer l'*Histoire naturelle des animaux sans vertèbres*; car, malgré les travaux entrepris dans ces derniers temps, c'est encore dans ce livre que l'on trouve l'histoire la plus complète des *Infusoires*, des *Zoophytes*, des *Polypiers*, des *Vers*, des *Mollusques*, etc.

Dans cette deuxième édition, M. Deshayes s'est chargé de revoir et de compléter l'introduction, les *coquilles* et *les mollusques*, M. Milne Edwards, les *infusoires*, les *zoophytes*, les *polypiers*, les *radiaires*, les *vers*, les *arachnides*, *les crustacés*, et *l'organisation des insectes*.

LAMARCK. Philosophie zoologique, ou Exposition des considérations relatives à l'histoire naturelle des animaux, à la diversité de leur organisation et des facultés qu'ils en obtiennent, aux causes physiques qui maintiennent en eux la vie et donnent lieu aux mouvements qu'ils exécutent; enfin à celles qui produisent, les unes le sentiment, et les autres l'intelligence de ceux qui en sont doués; par J.-B.-P.-A. Lamarck, membre de l'Institut, prof. de zoologie au Musée d'Histoire Naturelle. *Deuxième édition*. Paris, 1830, 2 vol. in-8.   12 f.

LAMARCK. Système analytique des connaissances positives de l'homme restreintes à celles qui proviennent directement ou indirectement de l'observation ; par J.-B.-P.-A. Lamarck. Paris, 1830, in-8.   6 f.

LAMARCK. Mémoire sur les fossiles des environs de Paris, comprenant la détermination des espèces qui appartiennent aux animaux marins sans vertèbres, et dont la plupart sont figurés dans la collection du Muséum ; par J.-B.-P.-A. Lamarck. Paris, in-4.   10 f.

LANTHOIS. Théorie nouvelle de la phthisie pulmonaire, augmentée de la méthode préservatrice; par M. Lanthois, docteur en médecine, etc. *Deuxième édition*. Paris, 1818, in-8.   6 f.

LARREY. Clinique chirurgicale exercée particulièrement dans les camps et les hôpitaux militaires, depuis 1792 jusqu'en 1836, par le baron D.-J. Larrey, membre de l'Institut de France et d'Égypte, chirurgien en chef de l'hôpital des Invalides, etc. Paris, 1830-1836, 5 vol. in-8, avec atlas de 47 planches.   40 f.

—Séparément le tome V, Paris, 1836, in-8, atlas de 17 planches.   10 f.

LATOUR. Histoire philosophique et médicale des hémorrhagies, de leurs causes essentielles, immédiates ou prochaines, et des méthodes de traitement qu'il convient d'employer dans cette classe de maladies ; par D. Latour, docteur en médecine, ancien médecin de l'Hôtel-Dieu d'Orléans. Paris, 1828, 2 vol. in-8.   12 f.

LATREILLE. Familles naturelles du règne animal, exposées succinctement et dans un ordre analytique, avec l'indication de leurs genres ; par Latreille, 1 vol. in-8.   9 f.

« Traiter en un seul volume toute la zoologie, réunir dans autant de cadres les animaux articulés et les zoophytes, offrir en peu de mots l'organisation tant extérieure qu'intérieure de chacun de ces groupes ; présenter leurs divisions en autant de races, de classes, de sections, d'ordres, de familles et de tribus ; décrire leurs caractères distinctifs, et arriver enfin jusqu'à l'énumération de tous les genres : tel est le plan adopté et suivi par l'auteur. Nous croyons surtout cet ouvrage nécessaire aux personnes qui, ayant un dictionnaire d'histoire naturelle, désireraient pouvoir rattacher chaque article à un ordre naturel. Sous ce rapport, l'ouvrage de M. Latreille offre un avantage précieux dans toutes ses parties. » (*Annales des sciences naturelles.*)

LAWRENCE. Traité pratique sur les maladies des yeux, ou Leçons données à l'infirmerie ophthalmique de Londres sur l'anatomie, la physiologie et la pathologie de l'œil ; par Lawrence, chirurgien en chef de cet hôpital, membre du collége royal des chirurgiens de Londres ; traduit de l'anglais avec des notes, et suivi d'un Précis de l'anatomie pathologique de l'œil ; par C. Billard, docteur en médecine de la Faculté de Paris, etc. Paris, 1830, in-8.   7 f.

LEBLANC et TROUSSEAU. Anatomie chirurgicale des principaux animaux domestiques, ou Recueil de 30 planches représentant : 1° l'anatomie des régions du cheval, du bœuf, du mouton, etc., sur lesquelles on pratique les opérations les plus graves ; 2° les divers états des dents du cheval, du bœuf, du mouton, du chien, indiquant l'âge de ces animaux ; 3° les instruments de chirurgie vétérinaire ; 4° un texte explicatif ; par U. Leblanc, médecin vétérinaire, ancien répétiteur à l'école royale vétérinaire d'Alfort, et A. Trousseau, docteur en médecine, agrégé à la Faculté de Paris, professeur d'anatomie et de physiologie pathologique comparées. Atlas pour servir de suite et de complément au *Dictionnaire de médecine et de chirurgie vétérinaires* ; par M. Hurtrel-d'Arboval. Paris, 1828, grand in-fol., composé de 30 planches gravées et coloriées avec soin.   42 f.

Cet atlas est dessiné par Chazal, sur des pièces anatomiques originales, et gravé par Ambr. Tardieu.

LECIEUX, etc. Médecine légale. Considérations sur l'infanticide, sur la manière de procéder à l'ouverture des cadavres, spécialement dans le cas de visites judiciaires, sur les érosions et perforations de l'estomac, l'ecchymose, la suggillation, la contusion, la meurtrissure ; par MM. Lecieux, Renard, Laisné, Rieux, docteurs en médecine de la Faculté de Paris, 1819, in-8.   4 f. 50 c.

LECOQ. Éléments de géographie physique et de météorologie, ou Résumé des notions acquises sur les grands phénomènes et les grandes lois de la nature, servant d'introduction à l'étude de la géologie ; par H. Lecoq, professeur d'Histoire naturelle à Clermont-Ferrand. Paris, 1836. 1 fort vol. in-8, avec 4 planches gravées.   9 f.

Les questions importantes traitées dans cet ouvrage le recommandent à toutes les personnes qui désirent connaître les phénomènes de la nature ; nous indiquerons les sujets des principaux chapitres :

1° De l'univers ; 2° Astronomie sidérale ; 3° Système planétaire ; 4° de l'attraction et des lois de la pesanteur ; 5° du soleil ; 6° des planètes inférieures ; 7° de la terre ; 8° de la sphère terrestre, des latitudes et longitudes terrestres ; 9° des rapports des sphères terrestre et céleste ; Méridienne et position des astres ; 10° de la parallaxe des astres ; 11° de l'inégalité des jours et de la cause des saisons ; 12° de la lune, de ses phénomènes et des marées ; 13° du calendrier ; 14° Jupiter Saturne et Uranus ; 15° des comètes ; 16° de la formation du monde ; 17° de l'atmosphère ; 18° du baromètre et de ses oscillations ; 19° du son ; 20° de la lumière et de ses phénomènes ; 21° de la température et de ses phénomènes ; 22° des courants produits par les changements de température sur les différentes couches de l'atmosphère ou des vents ; 23° des météores aqueux ; 24° du brouillard, du serein, de la rosée, du givre, du verglas, du grésil, de la neige ; 25° des phénomènes électriques qui ont lieu dans l'atmosphère ; 26° des phénomènes magnétiques ; 27° des feux follets ; 28° des matières qui tombent de l'atmosphère ; des aérolithes ; des globes de feu, des étoiles filantes.

LECOQ. Éléments de Géologie et d'Hydrographie, ou Résumé des notions acquises sur les grandes lois de la nature, faisant suite et servant de complément aux Éléments de géographie physique et de météorologie, par H. Lecoq. Paris, 1838, 2 forts volumes in-8, avec VIII planches gravées.   15 fr.

LECOQ ET JUILLET. DICTIONNAIRE RAISONNÉ DES TERMES DE BOTANIQUE ET DES FAMILLES NATURELLES, contenant l'étymologie et la description détaillée de tous les organes, leur synonymie et la définition des adjectifs qui servent à les décrire : suivi d'un vocabulaire des termes grecs et latins les plus généralement employés dans la Glossologie botanique; par H. LECOQ, et J. JUILLET, D. M. P. Paris, 1831, 1 fort vol. in-8.   9 f.

Les changements introduits dans le langage par les progrès immenses qu'a faits la botanique depuis trente ans rendaient nécessaire un nouveau dictionnaire, et c'est pour répondre à ce besoin que MM. Lecoq et Juillet ont entrepris celui-ci.

LÉLUT. QU'EST-CE QUE LA PHRÉNOLOGIE? ou Essai sur la signification et la valeur des Systèmes de Psychologie en général, et de celui de GALL en particulier, par F. LÉLUT, médecin de l'hospice de la Salpêtrière. Paris, 1836, in-8.   7 fr.

LEPECQ DE LA CLOTURE. COLLECTION D'OBSERVATIONS SUR LES MALADIES ET CONSTITUTIONS ÉPIDÉMIQUES; ouvrage qui expose une suite de quinze années d'observations, et dans lequel les épidémies, les constitutions régnantes et intercurrentes sont liées avec les causes météorologiques, locales et relatives aux différents climats, ainsi qu'avec l'Histoire naturelle et médicale de la Normandie; par LEPECQ DE LA CLOTURE, Paris, 1783, 3 vol. in-4.   24 f.

LEROY. EXPOSÉ DES DIVERS PROCÉDÉS EMPLOYÉS JUSQU'A CE JOUR POUR GUÉRIR DE LA PIERRE SANS AVOIR RECOURS A L'OPÉRATION DE LA TAILLE; par J. LEROY (d'Etiolés), docteur en chirurgie de la Faculté de Paris, etc. Paris, 1825, in-8. avec cinq planches.   4 f.

L'Institut royal de France (Académie des Sciences) a accordé une mention honorable à M. Leroy (d'Etiolés) pour ses recherches et ses travaux sur les moyens de briser et de détruire dans la vessie les calculs qui s'y forment ou s'y développent. M. Leroy croit ne pouvoir mieux répondre à un suffrage aussi honorable qu'en publiant l'ouvrage que nous annonçons, dans lequel il a consigné toutes ses recherches et ses expériences.

LEROY. MÉDECINE MATERNELLE, ou l'Art d'élever et de conserver les enfants; par Alphonse LEROY, professeur de la Faculté de Médecine de Paris. Seconde édition. Paris, 1830, in-8.   6 f.

LOISELEUR-DESLONCHAMPS. FLORA GALLICA, seu Enumeratio plantarum in Gallià sponte nascentium, secundùm Linnæanum systema digestarum, addita familiarum naturalium synopsi; auctore J. L.-A. LOISELEUR-DESLONCHAMPS. Editio secunda, aucta et emendata, cum tabulis 31. Paris, 1828, 2 vol. in-8.   16 f.

LOISELEUR-DESLONCHAMPS. HISTOIRE MÉDICALE DES SUCCÉDANÉES, de l'Ipécacuanha, du Séné, du Jalap, de l'Opium, etc., ou Recherches et Observations sur quelques points de matière médicale indigène; par J.-L. LOISELEUR-DESLONCHAMPS, D. M. P. Paris, 1830, in-8.   5 f.

LONDE. NOUVEAUX ÉLÉMENTS D'HYGIÈNE; par Charles LONDE, D. M. P., membre de l'Académie royale de Médecine, de la Société médicale d'Émulation de Paris, de la Société médicale de Londres. *Deuxième édition entièrement refondue.* Paris, 1838, 2 vol. in-8.   12 fr.

LONDE. GYMNASTIQUE MÉDICALE, ou l'Exercice appliqué aux organes de l'homme, d'après les lois de la physiologie et de la thérapeutique; par Ch. LONDE, D. M. P. Paris, 1821, in-8.   4 f.

LOUIS. RECHERCHES ANATOMIQUES, PATHOLOGIQUES ET THÉRAPEUTIQUES sur la maladie connue sous les noms de Gastro-Entérite, Fièvre Putride, Adynamique, Ataxique, Typhoïde, etc., considérée dans ses rapports avec les autres affections aiguës; par P.-Ch. Louis, D. M. P., médecin de l'hôtel-Dieu, membre de l'Académie royale de Médecine. Paris, 1829, 2 vol. in-8.   13 f.

LOUIS. RECHERCHES ANATOMICO-PATHOLOGIQUES SUR LA PHTHISIE, par P.-Ch. LOUIS. Paris, 1825, in-8.   7 fr.

LOUIS. MÉMOIRES ou Recherches anatomico-pathologiques sur le ramollissement avec amincissement et sur la destruction de la membrane muqueuse de l'estomac; l'hypertrophie de la membrane musculaire du même organe dans le cancer du pylore; la perforation de l'intestin grêle; le croup chez l'adulte; la péricardite; la communication des cavités droites avec les cavités gauches du cœur; les abcès du foie; l'état de la moelle épinière dans la carie vertébrale; les morts subites et imprévues; les morts lentes, prévues et inexplicables; le ténia. Paris, 1826, in-8. l.r.   7 fr.

LOUIS. EXAMEN DE L'EXAMEN DE M. BROUSSAIS, relativement à la phthisie et aux affections thyphoïdes; par P.-Ch. Louis, médecin de l'hôpital de la Pitié. Paris, 1834, in-8.   3 f. 50 c.

LOUIS. RECHERCHES SUR LES EFFETS DE LA SAIGNÉE dans quelques maladies inflammatoires, et sur l'action de l'émétique et des vésicatoires dans la pneumonie; par Ch. Louis. Paris, 1835, in-8.   2 f. 50 c.

LUGOL. MÉMOIRES 1° sur l'emploi de l'iode dans les maladies scrofuleuses; 2° sur l'emploi des bains iodurés, suivi d'un tableau pour servir à l'administration de ces bains, suivant les âges; 3° troisième mémoire sur l'emploi de l'iode, suivi d'un *Précis de l'art de formuler les préparations iodurées*; par M. LUGOL, médecin de l'hôpital Saint-Louis, etc. *Ouvrage couronné par l'Institut de France.* Paris, 1829 1831, 3 parties, in-8.   8 f.

— On vend séparément le troisième Mémoire. Paris, 1831, in-8.   3 f. 50 c.

LYONET. RECHERCHES SUR L'ANATOMIE ET LES MÉTAMORPHOSES DE DIFFÉRENTES ESPÈCES D'INSECTES; par L.-L. LYONET, publiées par M. W. de HAAN, conservateur du Muséum d'Histoire Naturelle de Leide. Paris, 1832, 2 vol. in-4; accompagnés de 54 planches gravées.   40 f.

MAGISTEL. TRAITÉ PRATIQUE DES ÉMISSIONS SANGUINES, par A.-J.-L. MAGISTEL, docteur en Médecine de la Faculté de Paris, ancien chirurgien du 5e régiment d'infanterie de ligne. Paris, 1837, in-8.   7 fr.

MAILLOT. TRAITÉ DES FIÈVRES OU IRRITATIONS CÉRÉBRO-SPINALES INTERMITTENTES, d'après des observations recueillies en France, en Corse et en Afrique; par F. C. MAILLOT, professeur à l'hôpital militaire d'instruction de Metz, ancien médecin en chef de l'hôpital militaire de Bone. Paris, 1836, in-8.   6 f. 50 c.

MALGAIGNE. TRAITÉ D'ANATOMIE CHIRURGICALE et de chirurgie expérimentale, par J.-F. MALGAIGNE, chirurgien du Bureau central des Hôpitaux, professeur agrégé à la Faculté de Médecine de Paris, etc. Paris, 1838, 2 vol. in-8.   14 fr.

MANEC. ANATOMIE ANALYTIQUE, Tableau représentant l'axe cérébro-spinal chez l'homme, avec l'origine et les premières divisions des nerfs qui en partent; par M. MANEC, prosecteur de l'amphithéâtre des hôpitaux de Paris. Une feuille très grand in-folio.   4 f. 50 c.

MARANDEL. ESSAI SUR LES IRRITATIONS; par MARANDEL, docteur en médecine de la Faculté de Paris. Paris, 1807, in-4.   3 f.

MARC. LA VACCINE SOUMISE AUX SIMPLES LUMIÈRES DE LA RAISON, ouvrage destiné aux pères et mères de famille des villes et des campagnes, par M. MARC, médecin du Roi, membre du Conseil supérieur de Santé, etc. Paris, 1836. in-12.   1 f. 25 c.

MARCHANT. RECHERCHES SUR L'ACTION THÉRAPEUTIQUE DES EAUX MINÉRALES, avec une carte thermale des Pyrénées; par le docteur Léon MARCHANT. Paris, 1832, in-8.   8 f.

MARTIN-ST-ANGE. MÉMOIRES SUR L'ORGANISATION DES CIRRHIPÈDES et sur leurs rapports naturels avec les animaux articulés; par G.-J. MARTIN-ST-ANGE, D. M. P. Paris, 1835, in-4, avec planches.   3 f. 50 c.

MÉMOIRE DE L'ACADÉMIE ROYALE DE MÉDECINE. T. I. Paris, 1828 —T. II, Paris, 1832.— T. III, Paris, 1833. — T. IV. 1835.—T. V, 1836. — T. VI, 1837. 6 forts vol. in-4. avec planches. Prix de chaque volume.   20 f.

Cette nouvelle Collection peut être considérée comme la suite et le complément des *Mémoires de la Société royale de médecine et de l'Académie royale de chirurgie.* Ces deux sociétés célèbres sont représentées dans la nouvelle Académie par ce que la science a de plus distingué, soit à Paris, dans les départemens ou à l'étranger. Par cette publication, l'Académie vient de répondre à l'attente de tous les médecins jaloux de suivre les progrès de la science.

Le Ier volume se compose des articles suivans : Ordonnances et Règlemens de l'Académie, mémoires de MM. *Parisel, Double, Itard, Esquirol, Villermé, Léveillé, Larrey, Dupuytren, Dugès, Vauquelin, Laugier, Virey, Chomel, Orfila, Boulay, Lemaire.*

Le tome II contient des mémoires de MM. *Parisel, Breschet, Lieffranc, Ricord, Itard, Husson, Ducal, Duchesne, P. Dubois, Dubois (d'Amiens), Melier, Hercez de Chégoin, Priou, Toulmouche.*

Le tome III contient des mémoires de MM. *Breschet, Parisel, Marc, Velpeau, Planche, Proraz, Chevalier, Lifranc, Bonastre, Cullerier, Soubeiran, Paul Dubois, Réveillé-Parise, Roux, Chomel, Dugès, Diré, Henry, Villeneuve, Dupuy, Fodéré, Ollivier, André, Goyrand, Sanson, Fleury.*

Le tome IV contient des mémoires de MM. *Parisel, Bourgeois, Hamon, Girard, Mirault, Lauth, Reynaud, Salmade, Roux, Lepelletier, Proraz, Ségalas, Civiale, Bouley, Bourdois Delamotte, Earin, Silvy, Larrey, P. Dubois, Kœmpfen, Blanchard.*

Le tome V contient des mémoires de MM. *Parisel, Gérardin, Goyrand, Pinel, Kéraudren, Macartney, Amussat, Stoltz, Martin Solon, Malgaigne, Henri, Boutron Charlard, Leroy d'Étiolles, Breschet, Itard, Dubois (d'Amiens), Bousquet, etc.*

Le tome VIe contient : Rapport sur les épidémies qui ont régné en France de 1830 à 1836, par M. *Piorry;* Mémoire sur la Phthisie laryngée, par MM. *Trousseau et Belloc;* Influence de l'Anatomie pathologique sur les progrès de la médecine, par *Rigueno d'Amador;* Mémoire sur le même sujet, par C. *Saucerotte;* Recherches sur le Sagou, par M. *Planche;* De la Morve et du Farcin chez l'homme, par M. *P. Royer.*

Le tome VIIe est *sous presse.*

MÉRAT. Du Tænia, ou Ver solitaire, et de sa cure radicale par l'écorce de racine de grenadier, précédé de la description du Tænia et du Botriocéphale ; avec l'indication des anciens traitemens employés contre ces vers, par F.-V. Mérat, D. M. P., membre de l'Académie royale de Médecine. Paris, 1832, in-8.   3 f.

MONFALCON. Précis de bibliographie médicale, contenant l'indication et la classification des ouvrages les meilleurs et les plus utiles, la description des livres de luxe et des éditions rares, et des tables pour servir à l'histoire de la médecine ; par J.-B. Monfalcon, médecin de l'Hôtel-Dieu de Lyon. Paris, 1827, un fort vol. in-18, pap. vélin.   6 f. 50 c.

MONGELLAZ. De la nature et du siége de la plupart des affections convulsives, comateuses, mentales, telles que l'hystérie, l'épilepsie, le tétanos, l'hydrophobie, la catalepsie, l'apoplexie, l'hypocondrie, etc.; par P.-J. Mongellaz. 1 vol. in-8.   4 f.

MONGELLAZ. Réflexions sur la théorie physiologique des fièvres intermittentes et des maladies périodiques; par M. Mongellaz. Paris, 1 vol. in-8.   3 f. 50

MORGAGNI. De sedibus et causis morborum per anatomen indagatis, nova editio cum Notis Adelon et Chaussier. Paris, 1820-22. 8 vol. in-8.   48 f.

MOULIN. Nouveau traitement des rétentions d'urine et des rétrécissemens de l'urètre par le cathétérisme rectiligne; suivi d'un Mémoire sur les déchirures de la vulve et du périnée, produites par l'accouchement; par Et. Moulin, D. M. P. chirurgien du collège royal de St-Louis, et des pensionnaires de la Société philanthropique de Paris, 1834, in-8, avec 10 planches gravées.   4 f.

MOULIN. Traité de l'apoplexie, ou Hémorrhagie cérébrale : considérations nouvelles sur les hydrocéphales ; description d'une hydropisie cérébrale particulière aux vieillards, récemment observée; par Et. Moulin. Paris, 1819, in-8.   3 f. 50 c.

PAILLARD. Relation chirurgicale du siége de la citadelle d'Anvers; par Alex. Paillard, docteur en médecine de la Faculté de Paris. 1833, in-8.   3 f.

PARENT DUCHATELET. DE LA PROSTITUTION DANS LA VILLE DE PARIS, considérée sous le rapport de l'hygiène publique, de la morale et de l'administration ; ouvrage appuyé de documents statistiques, puisés dans les archives de la préfecture de police, avec cartes et tableaux, par A.-J.-B. PARENT DUCHATELET, membre du Conseil de salubrité de la ville de Paris. *Deuxième édition revue, corrigée et augmentée, avec un beau portrait de l'auteur, gravé.* 2 vol. in-8. Paris, 1837.   16 fr.

« Pour composer ce livre, dit l'auteur, j'ai eu recours aux documents renfermés dans les archives de la préfecture de police. Il existe dans cette administration une division connue sous le nom de *Bureau des mœurs* ; là se trouvent des registres et des papiers d'une haute importance. J'ai puisé largement à cette source précieuse, et je puis dire que c'est dans ce bureau que j'ai composé mon livre : j'en suis redevable à la bienveillance de MM. les préfets de police Delaveau, Debelleyme, Maugin, Girod (de l'Ain), Baude, Vivien, Gisquet, etc.

« Il m'a fallu plusieurs années pour achever dans le *Bureau des mœurs* le relevé, non seulement des écritures qu'on y tient et des registres qu'on y conserve, mais encore des *dossiers individuels*, tenus sur toutes ces femmes qui se trouvent à la tête des maisons de prostitution, et sur chacune des filles publiques que l'administration a pu soumettre à sa surveillance. »

PARENT DUCHATELET. HYGIÈNE PUBLIQUE, ou Mémoires sur les questions les plus importantes de l'hygiène, appliquée aux professions et aux travaux d'utilité publique. Paris, 1836, 2 vol. in-8, avec 18 planches.   16 fr.

Principales questions traitées dans cet ouvrage:

1° Considérations sur le Conseil de Salubrité de Paris ; 2° Des obstacles que les préjugés médicaux apportent à l'assainissement des villes ; 3° Conditions que doivent présenter les hôpitaux destinés à des vieillards infirmes ; 4° Moyens proposés pour respirer impunément les gaz délétères et pénétrer avec facilité dans les lieux qui en sont remplis ; 5° Recherches sur la rivière de Bièvre ; 6° Essais sur les Cloaques ou Égouts de la ville de Paris, envisagés sous le rapport de l'Hygiène publique ; 7° Rapport sur le curage et l'assainissement des égouts de Paris ; 8° De l'influence des Féculeries et des Émanations marécageuses sur la santé publique ; 9° Des Puits artésiens employés à l'évacuation des eaux infectes et à l'assainissement des fabriques ; 10° De l'influence et de l'assainissement des salles de dissection ; 11° Des inhumations et des exhumations ; 12° Influences des émanations putrides sur l'altération des substances alimentaires ; 13° Les Chantiers d'équarrissage de la ville de Paris, envisagés sous le rapport de l'Hygiène publique ; 14° Recherches sur les causes et la nature d'accidents développés en mer à bord d'un bâtiment chargé de poudrette ; 15° Nouveaux procédés pour la dessiccation des chevaux morts et la désinfection des matières fécales ; 16° Rapport sur la construction d'un clos central d'équarrissage pour la ville de Paris ; 17° Sur une épuration de sang ; 18° Peut-on, sans inconvénients pour la santé, laisser enfouir les animaux morts de maladies contagieuses ? 19° Des améliorations à introduire dans les fosses d'aisances, leur mode de vidange et les voieries de la ville de Paris ; 20° Peut-on permettre la vente, l'abattage et le débit des porcs engraissés avec de la chair de cheval ? 21° Observations sur les comptoirs en étain et en marbre des marchands de vins de la ville de Paris ; 22° Le rouissage du chanvre, considéré sous le rapport de l'Hygiène publique ; 23° Mémoire sur l'influence que le tabac peut avoir sur les ouvriers ; 24° Mémoires sur les débardeurs de la ville de Paris ; 25° Recherches sur la véritable cause des ulcères qui affectent les extrémités inférieures d'un grand nombre d'artisans de la ville de Paris, etc.

PARISET. MÉMOIRE SUR LES CAUSES DE LA PESTE et sur les moyens de la détruire, par E. PARISET, secrétaire perpétuel de l'Académie royale de Médecine. Paris, 1837, in-18.   3 fr.

PARISET. ÉLOGE DE DUPUYTREN. Paris, 1836, in-8, avec portrait.   1 fr. 50 c.

PATISSIER. TRAITÉ DES MALADIES DES ARTISANS et de celles qui résultent des diverses professions, d'après Ramazzini ; ouvrage dans lequel on indique les précautions que doivent prendre, sous le rapport de la salubrité publique et particulière, les administrateurs, manufacturiers, fabricants, chefs d'ateliers, artistes, et toutes les personnes qui exercent des professions insalubres ; par Ph. PATISSIER, membre de l'Académie royale de Médecine, etc. Paris, 1822, in-8.   7 f.

PERCHERON. BIBLIOGRAPHIE ENTOMOLOGIQUE, comprenant l'indication par ordre des matières et par ordre alphabétique des noms d'auteurs : 1° des Ouvrages entomologiques publiés en France et à l'étranger depuis les temps les plus reculés jusqu'à nos jours ; 2° des Monographies et Mémoires contenus dans les Recueils, Journaux et Collections académiques français et étrangers. Paris, 1837, 2 vol. in-8.   14 fr.

PHARMACOPÉE FRANÇAISE, ou Code des médicaments ; nouvelle traduction du *Codex medicamentarius, sive Pharmacopœa gallica*, par F.-S. RATIER, docteur en médecine de la Faculté de Paris, etc., avec des notes et additions contenant la formule et le mode de préparation des nouveaux médicaments dont la pratique s'est enrichie jusqu'à nos jours, d'un grand nombre d'analyses chimiques, et suivie d'une table synoptique des eaux minérales de France ; par M. HENRY fils, pharmacien de la Pharmacie centrale des Hôpitaux civils de Paris. Paris, 1837, 1 vol. in-8.   8 f.

PHARMACOPÉE UNIVERSELLE, ou Conspectus des pharmacopées d'Amsterdam, Anvers, Dublin, Edimbourg, Ferrare, Genève, Londres, Oldembourg, Wurtzbourg; américaine, autrichienne, batave, belge, danoise, espagnole, finlandaise, française, hanovrienne, polonaise, portugaise, prussienne, russe, sarde, saxonne, suédoise et wurtemburgeoise ; des dispensaires de Brunswick, de Fulde, de la Hesse, de la Lippe et du Palatinat; des pharmacopées militaires de Danemarck, de France, de Prusse et de Wurtzbourg; de la pharmacopée des pauvres de Hambourg; des formulaires et pharmacopées d'Augustin, Boriès, Brera, Brugnatelli, Cadet de Gassicourt, Cox, Ellis, Hufeland, Magendie, Piderit, Pierquin, Ratier, Saunders, Sainte-Marie, Spielmann, Swiedauer et Van-Mons; ouvrage contenant les caractères essentiels et la synonymie de toutes les substances citées dans ces recueils, avec l'indication, à chaque préparation, de ceux qui l'ont adoptée, des procédés divers recommandés pour l'exécution, des variantes qu'elle présente dans les différents formulaires, des noms officinaux sous lesquels on la désigne dans divers pays, et des doses auxquelles on l'administre : par A.-J.-L. Jourdan, membre des Académies royales de Médecine de Paris, des Sciences de Turin, etc. Paris, 1828, 2 vol. in-8, chacun de 800 pages, à deux colonnes.   24 f.

PHARMACOPÉE DE LONDRES, publiée par ordre du gouvernement, en latin et en français. Paris, 1837, in-18.   4 fr.

PIORRY. De la percussion médiate, et des signes obtenus à l'aide de ce nouveau moyen d'exploration, dans les maladies des organes thoraciques et abdominaux ; par P.-A. Piorry, agrégé à la Faculté de Médecine de Paris, médecin de la Salpêtrière, Paris, 1828, in-8, avec 2 planches.   6 f.

L'Institut royal de France a accordé un prix à M. Piorry pour les avantages qui doivent résulter, pour le diagnostic des maladies de poitrine, des modifications qu'il a apportées dans l'emploi de la percussion médiate.

PORTAL. Observations sur la nature et le traitement de l'hydropisie; par M. Portal, membre de l'Institut, président de l'Académie royale de Médecine. Paris, 1824, 2 vol. in-8.   11 f.

PORTAL. Observations sur la nature et le traitement de l'épilepsie; par M. Portal, Paris, 1827, 1 vol. in-8.   8 f.

POUCHET. Traité élémentaire de botanique appliquée, contenant la description de toutes les familles végétales et celle des genres cultivés ou offrant des plantes remarquables par leur propriété ou par leur histoire; par F.-A. Pouchet, D. M. professeur d'histoire naturelle au jardin botanique de Rouen. Paris, 1835, 2 vol. in-8.   15 fr.

POUCHET. Traité élémentaire de zoologie, ou Histoire naturelle du règne animal, basé sur la méthode de M. de Blainville. Rouen, 1832, in-8.   8 fr.

PROUT. Traité de la gravelle, du Calcul vésical et des autres maladies qui se rattachent à un dérangement des fonctions des organes urinaires; par William Prout, membre de la Société royale de Londres ; traduit de l'anglais avec des notes par Ch. Mouraux, docteur en médecine, médecin des bains de Dieppe, etc. Paris, 1825, in-8.   5 f.

PUJOL. Œuvres de médecine pratique, par Pujol, D. M., contenant : Essai sur les inflammations chroniques des viscères, les maladies lymphatiques, l'art d'exciter ou de modérer la fièvre pour la guérison des maladies chroniques, des maladies de la peau, les maladies héréditaires, le vice scrofuleux, le rachitisme, la fièvre puerpérale, la colique hépatique par cause calculeuse, etc., avec une notice sur la vie et les travaux de l'auteur, et des additions, par F.-G. Boisseau, Paris, 1823, 4 vol. in-8, br.   15 f.

RASPAIL. Nouveau système de chimie organique, fondé sur de nouvelles méthodes d'observation ; précédé d'un Traité complet sur l'art d'observer et de manipuler en grand et en petit dans le laboratoire et sur le porte-objet du microscope, par F.-V. Raspail, *deuxième édition*, *entièrement refondue*, accompagnée d'un atlas in-4, de 20 planches de figures, dessinées d'après nature, gravées et coloriées avec le plus grand soin. Paris, 1838, 3 vol. in-8, et atlas in-4.   30 fr.

Jusqu'à présent nous ne possédions pas de système de chimie organique. L'ouvrage que publie M. Raspail est donc entièrement neuf ; fondé sur un ensemble d'expériences microscopiques rigoureuses, il a cherché dans toutes les questions à éclairer la chimie par l'anatomie et la physiologie. Il emprunte à chaque science les données et les méthodes nécessaires pour arriver à son but. Si une substance se trouve déposée au sein d'un organe, il demande à l'anatomie de le conduire à cet organe : s'il ne peut percevoir des corps trop ténus, il s'arme d'un microscope, avec ce puissant secours, il étudie l'organisation dans tous ses détails ; il provoque des réactions chimiques, et suit de l'œil les ravages occasionnés sur les parties d'un organe, même infiniment petit : il détruit ainsi l'organisation pièce à pièce ; il démontre, pour ainsi dire, les rouages ; et téméraire imitateur de la nature, il essaie de rétablir l'organisation, ou du moins de la simuler aux yeux des chimistes. Il ne se contente pas d'étudier les produits actuels de l'organisation ; il cherche de plus à reconnaître leurs modifications successives sous l'influence de la vie, leurs transformations aux différents âges de la plante ou de l'animal, leurs métamorphoses, leurs analogies, leurs fonctions : alors M. Raspail est anatomiste, physiologiste, botaniste et zoologue, et s'occupe enfin des applications que l'on peut faire de ces recherches à la médecine, aux arts et à l'industrie.

RASPAIL. Nouveau système de physiologie végétale et de botanique, fondé sur les méthodes d'observations développées dans le Nouveau système de chimie organique, par F.-V. Raspail, accompagné de 60 planches, contenant près de 1000 figures d'analyse, dessinées d'après nature et gravées avec le plus grand soin. Paris, 1837. 2 forts vol. in-8, et atlas de 60 planches.   30 fr.

— Le même ouvrage, planches coloriées.   50 fr.

Rapports et discussions à l'Académie royale de Médecine, SUR LA TAILLE ET LA LITHOTRITIE, suivis de lettres sur le même sujet ; par MM. Delmas, Souberbielle, Rochoux, Civiale, Velpeau. Paris, 1835, in-8.   3 f. 50 c.

Rapports et instructions de l'Académie royale de Médecine SUR LE CHOLÉRA-MORBUS, suivis des conseils aux administrateurs, aux médecins et aux citoyens, *publiés par ordre du gouvernement*. Paris, 1831-32, 2 parties in-8.   4 f.

Rapport du conseil de santé d'Angleterre, sur la maladie appelée dans l'Inde CHOLÉRA SPASMODIQUE, publié par ordre des lords composant le conseil privé de Sa Majesté Britannique, et suivi d'une Lettre sur *la contagion du choléra* ; par M. Mac Michael, médecin du Roi, membre du Collége des médecins ; traduit de l'anglais. Paris, 1832, in-8.   2 f. 50 c.

RATIER. Traité élémentaire de matière médicale ; par F. S. Ratier, docteur en médecine de la Faculté de Paris, membre de plusieurs sociétés savantes. Paris, 1829, 2 vol. in 8.   10 f. 50 c.

RATIER. Coup d'œil sur les cliniques médicales de la Faculté de Médecine et des hôpitaux civils de Paris ; par F.-S. Ratier. Paris, 1830, in-8.   3 f.

RATIER. Quelles sont les mesures de police médicale les plus propres à arrêter la propagation de la maladie vénérienne ? par F.-S Ratier, D. M. P. *Mémoire couronné par la Société de médecine de Bruxelles*. Paris, 1836, in-8.   2 fr.

RATIER. Formulaire pratique des hôpitaux civils de Paris, ou Recueil des prescriptions médicamenteuses employées par les médecins et chirurgiens de ces établissements, avec des notes sur les doses, le mode d'administration, les applications particulières, et des considérations générales sur chaque hôpital, sur le genre d'affections auxquelles il est spécialement destiné, et sur la doctrine des praticiens qui le dirigent. *Quatrième édition*, revue, corrigée et augmentée d'un appendice comprenant les nouveaux médicaments, tels que la noix vomique, la morphine, l'acide prussique, la strychnine, la vératrine, la quinine, la cinchonine, l'émétique, le brôme, l'iode, la cyanure, l'huile de croton tiglium, les préparations d'or, de phosphore, les sels de platine, le chlore, les chlorures, etc. ; par F.-S. Ratier. Paris, 1832, 1 fort vol. in-18.   5 fr.

RAYER. Traité théorique et pratique des maladies de la peau; par P. Rayer, médecin de l'hôpital de la Charité; *deuxième édition entièrement refondue.* Paris, 1835, 3 forts vol. in-8, accompagnés d'un bel atlas de 26 planches grand in-4, gravées et coloriées avec le plus grand soin représentant, en 400 figures, les différentes maladies de la peau et leurs variétés. Prix du texte seul, 3 vol. in-8.　25 fr.

— Prix de l'atlas seul, avec explication raisonnée, grand in-4 cartonné.　70 fr.

— Prix de l'ouvrage complet, 3 vol. in-8 et atlas in-4 cartonné.　88 fr.

Cette seconde édition du *Traité des maladies de la peau* a subi de telles améliorations et a reçu des additions si nombreuses et si importantes, que c'est en réalité un nouvel ouvrage. Le passage suivant extrait de l'ouvrage, est propre à donner une idée de l'esprit dans lequel il a été composé : « L'observation de chaque jour rend de plus en plus frappante cette vérité, que l'étude des maladies de la peau ne peut être séparée de la pathologie générale et de celle des autres affections morbides avec lesquelles elles ont des rapports nombreux et variés. En effet la connaissance de ces maladies embrasse celle des infections générales, des vices héréditaires, des effets du régime, etc.; elle comprend celle des maladies qui les ont précédés, des lésions internes qui les accompagnent, l'appréciation des modifications organiques qui succèdent à certaines éruptions, la prévision des maladies qui peuvent survenir après leur disparition, etc.; mais pour que ces vues générales acquièrent une utilité pratique, pour qu'elles puissent être appliquées avec fruit au traitement des affections cutanées, l'étendue de ces rapports et de ces influences est frappante dans quelques cas, contractée ou tout-à-fait nulle dans quelques autres, doit être étudiée et appréciée autant que possible dans les espèces et même dans les individualités morbides, avec toutes leurs considérations et tous leurs éléments. »

Enfin, pour que rien ne manquât à l'utilité et au succès de cet ouvrage, l'auteur, a réuni dans un *Atlas pratique* entièrement neuf, la généralité des maladies de la peau ; il les a groupées dans un ordre systématique pour en faciliter le diagnostic : et leurs diverses formes y ont été représentées avec une fidélité, une exactitude et une perfection qu'on n'avait pas encore atteintes.

RAYER. Traité des maladies des Reins, étudiées en elles-mêmes et dans leurs rapports avec les maladies des Uretères, de la Vessie, de la Prostate, de l'Urètre, etc., par P. Rayer, médecin de l'Hôpital de la Charité. Paris, 1837-1838.

Ce bel ouvrage sera composé de 2 forts volumes in-8, et de 12 livraisons, contenant chacune 5 planches gravées et magnifiquement coloriées et un *texte descriptif.* Prix de chaque livraison　16 fr.

Trois livraisons sont en vente.

RAYER. De la Morve et du Farcin chez l'homme, par P. Rayer, médecin de l'Hôpital de la Charité. Paris, 1837, in-4, figures coloriées.　9 fr.

RÉGNAULT. Du degré de compétence des médecins dans les questions judiciaires relatives aux aliénations mentales, et des théories physiologiques sur la Monomanie; suivi de Nouvelles Réflexions sur le suicide, la liberté morale, etc.; par Elias Régnault, membre de la Société médicale d'émulation, avocat à la Cour royale de Paris, 1830, in-8.　6 fr.

—Séparément. Nouvelles Réflexions sur la Monomanie homicide, la liberté morale, le suicide, etc. Paris, 1830, in-8.　3 fr.

RÉGNIER. De la pustule maligne, ou Nouvel exposé des phénomènes observés pendant son cours, suivi du traitement antiphlogistique le plus approprié à sa véritable nature, et de quelques observations sur les effets du suspensoir; par J.-B. Régnier, médecin de l'hospice de Coulommiers, Paris, 1829, in-8.　4 fr.

RICHOND. De la non-existence du virus vénérien, prouvée par le raisonnement, l'observation et l'expérience, avec un Traité théorique et pratique des maux vénériens; par L.-J.-R. Richond, D. M. P. 3 vol. in-8.　18 fr.

RICHOND. De l'influence de l'estomac sur la production de l'apoplexie; par Richond. 1 vol. in-8.　3 fr.

RISUEÑO D'AMADOR. Mémoire sur le calcul des Probabilités appliqué à la médecine, lu à l'Académie royale de Médecine, par Risueño d'Amador, professeur de pathologie et de thérapeutique générales à la Faculté de Montpellier. Paris, 1837, in-8.　2 fr. 50 c.

ROBERT. Recherches et considérations critiques sur le magnétisme animal; par Robert, D. M., médecin en chef des hôpitaux de Langres, etc. Paris, 1824, in-8.　6 fr.

ROBINEAU DESVOIDY. Recherches sur l'organisation vertébrale des Crustacés, des Arachnides et des Insectes; par J.-B. Robineau Desvoidy, D. M. Paris, 1828, in-8, fig.　6 fr. 50 c.

ROCHE ET SANSON. NOUVEAUX ÉLÉMENTS DE PATHOLOGIE MÉDICO-CHIRURGICALE, ou Traité théorique et pratique de Médecine et de Chirurgie ; par L. Ch. ROCHE, membre de l'Académie royale de Médecine, J.-L. SANSON, chirurgien de l'Hôtel-Dieu de Paris, professeur de clinique chirurgicale à la Faculté de Médecine de Paris. *Troisième édition* considérablement augmentée. Paris, 1833, 5 vol. in-8., de 600 pages chacun. 36 fr.

Cet ouvrage obtint un succès si rapide, que déjà, avant d'avoir publié le dernier volume, les premiers étaient épuisés. C'est pour répondre à cet empressement du public que les auteurs en font aujourd'hui une *troisième* édition, avec de nombreuses additions et augmentations, et qu'ils en ont entièrement changé la classification.

— Il reste encore un petit nombre d'exemplaires des tomes 3 et 4 de la première édition. Prix du tome 3. Paris, 1827, in-8, de 625 pages. 5 fr.
— Tome 4. Paris, 1828, in-8, de 800 pages. 8 fr.

ROCHE. DE LA NOUVELLE DOCTRINE MÉDICALE, considérée sous le rapport des théories et de la mortalité ; par L. Ch. ROCHE. Paris, 1827, in-8. 4 fr.

ROCHE. MÉMOIRE SUR LE CHOLÉRA-MORBUS ÉPIDÉMIQUE observé à Paris ; par L. Ch. ROCHE. In-8. Paris, 1832. 1 fr. 50 c.

ROSE. TRAITÉ PRATIQUE D'ANALYSE CHIMIQUE suivi de tables, servant, dans les analyses, à calculer la quantité d'une substance d'après celle qui a été trouvée d'une autre substance ; par Henri ROSE, professeur de chimie à l'Université de Berlin, traduit de l'allemand sur la seconde édition, par A.-J.-L. JOURDAN, D. M. P. Paris, 1832, 2 forts vol. in-8, fig. 16 fr.

Nous n'avions pas encore en France un traité des réactifs qui pût servir de *vade mecum* aux chimistes expérimentateurs, en présentant d'une manière méthodique toutes les réactions d'un corps donné. La traduction de l'excellent *Traité pratique d'Analyse chimique* de M. Rose, vient de répondre à ce besoin. Le premier volume est consacré à l'analyse qualitative qui est le véritable traité des réactions des corps. Le deuxième, à l'analyse quantitative que nous nommerons analyse proprement dite. Dans le premier on s'occupe de reconnaître la présence des corps, et dans le second de constater leurs proportions. L'ouvrage est terminé par des tableaux de nombres propres à faire déterminer la proportion d'une substance par celle d'une autre trouvée dans une combinaison. Le nom de M. Rose garantit suffisamment l'exactitude de l'exécution de cet ouvrage. C'est un livre de laboratoire.

ROUSSEAU ET LEMONNIER. PROMENADES AU JARDIN DES PLANTES, comprenant la description : 1° de la ménagerie, avec des notices sur les mœurs des animaux qu'elle renferme ; 2° du cabinet d'anatomie comparée ; 3° des galeries de zoologie, de botanique, de minéralogie et de géologie ; 4° de l'école de botanique ; 5° des serres et du jardin de naturalisation et des semis ; 6° de la bibliothèque, etc. ; par MM. Louis ROUSSEAU, aide-naturaliste au Muséum d'histoire naturelle, et CÉRAN LEMONNIER, professeur-adjoint d'histoire naturelle au collége Rollin, *avec un plan et quatre vues du jardin.* Paris, 1837, un volume in-18 de 520 pages. 3 fr.

Avec cette épigraphe : « Le Muséum d'histoire naturelle de Paris est le plus vaste établissement qui ait jamais été consacré à la science de la nature. » (G. Cuvier.)

ROUX. HISTOIRE MÉDICALE de l'Armée française en Morée, pendant la campagne de 1828 ; par G. ROUX, médecin en chef de l'expédition, etc. Paris, 1829, in-8. 4 fr.

SABATIER. RECHERCHES HISTORIQUES SUR LA FACULTÉ DE MÉDECINE DE PARIS, depuis son origine jusqu'à nos jours, par J.-C. SABATIER, D. M. P., membre de plusieurs sociétés savantes. Paris, 1837, in-8. 5 fr.

SABLAIROLLES. RECHERCHES d'anatomie et de physiologie pathologiques relatives à la prédominance et à l'influence des organes digestifs des enfants sur le cerveau ; par J. SABLAIROLLES, D. M., professeur agrégé à la Faculté de Médecine de Montpellier. Paris, 1826, in-8. 50 c.

SAINTE-MARIE. LECTURES RELATIVES A LA POLICE MÉDICALE, faites au conseil de salubrité de Lyon, en 1826, 1827, 1828 ; par Et. SAINTE-MARIE, D. M., membre du conseil de salubrité et de la commission de statistique, précédées du *Précis élémentaire ou Introduction à la police médicale.* Paris, 1829, in-8. 5 fr.

Cet ouvrage est divisé en dix lectures, dont il nous suffit de donner le titre :
1 Édifices récemment construits : 2 Inondations ; 3 Réforme à faire de quelques usages tolérés jusqu'à présent ; 4 Méphitisme des murs ; 5 Insalubrité des aliments et des boissons ; 6 Prostitution et visite des filles publiques ; 7 De l'avortement artificiel ; 8 Sur l'hydrophobie ; 9 De l'empoisonnement par le vert de-gris qui se forme à la surface des ustensiles en cuivre, ou vert de-gris naturel ; 10 De l'huître et de son usage comme aliment et comme remède.

SAINTE-MARIE. NOUVELLE MÉTHODE pour guérir les Maladies vénériennes invétérées, qui ont résisté aux traitements ordinaires ; par Et. SAINTE-MARIE, D. M. Paris, 1829, in-8. 3 fr. 50 c.

SAINTE-MARIE. Nouveau formulaire médical et Pharmaceutique. Paris, 1820, in-8.   5 fr.

SAINTE-MARIE. Dissertation sur les Médecins poëtes. Paris, 1825, in-8.   2 fr.

SAINT-MARTIN. Monographie sur la rage; ouvrage couronné par le Cercle médical de Paris; par A.-F.-C. de Saint-Martin, docteur en Médecine de la Faculté de Paris, etc. Paris, 1826, in-8.   6 fr.

SANSON. Des hémorrhagies traumatiques; par L. J. Sanson, professeur de clinique chirurgicale à la Faculté de Médecine de Paris, chirurgien de l'Hôpital de la Pitié, etc. Paris, 1836. In-8, figures coloriées.   6 fr.

SANSON. De la réunion immédiate des plaies, de ses avantages et de ses inconvénients; par L.-J. Sanson. Paris, 1834, in-8.   3 fr.

SARLANDIÈRE. Mémoire sur l'électro-puncture, considéré comme nouveau moyen de traiter efficacement la goutte, les rhumatismes et les affections nerveuses, et sur l'emploi du moxa japonais en France; suivi d'un traité de l'acupuncture et du moxa, principaux moyens curatifs chez les peuples de la Chine, de la Corée et du Japon, ornés de figures japonaises; par Sarlandière, docteur-médecin de la Faculté de Paris, membre de plusieurs sociétés savantes, 1 vol. in-8. 3 fr. 50 c.

SAUCEROTTE. De l'influence de l'anatomie pathologique sur les progrès de la médecine depuis Morgagni jusqu'à nos jours, *Mémoire couronné par l'Académie royale de Médecine.* Paris, 1837, in-4.   3 fr. 50 c.

SCOUTETTEN. La méthode ovalaire, ou Nouvelle méthode pour amputer les articulations; par M. Scoutetten, D. M. P., chirurgien major à l'hôpital militaire de Metz, avec 11 planches lithographiées. Paris, 1827, grand in-4.   6 fr.

SENAC. Traité de la structure du cœur, de son action et de ses maladies, par M. Senac, seconde édition, augmentée par M. Portal. Paris, 1837, 2 vol. in-4, avec 25 planches.   20 fr.

SERRES. Recherches d'anatomie transcendante et pathologique; théorie des formations et des déformations organiques, appliquée à l'anatomie de la duplicité monstrueuse; par Serres, membre de l'Institut de France, médecin de l'hôpital de la Pitié, Paris, 1832. In-4, accompagnées d'un atlas de 20 planches in-fol. 21 fr.

SERRES. Anatomie comparée du cerveau dans les quatre classes des animaux vertébrés; appliquée à la physiologie et à la pathologie du système nerveux; par M.-E. Serres, *ouvrage couronné par l'Institut.* Paris, 1827, 2 forts volumes in-8 et atlas in-4.   24 fr.

SIMON. Leçons de médecine homoeopathique, par le docteur Léon Simon. Paris, 1835, 1 fort vol. in-8, divisé en 17 leçons. Prix du cours.   8 fr.

Cet ouvrage est divisé en dix-sept leçons, elles comprennent : 1° Vue générale de la doctrine homoeopathique ; 2° De l'homoeopathie dans ses rapports avec l'Histoire de la médecine, 3° De la méthode homoeopathique; 4° Loi de spécifité ; 5° Dynamisme vital ; 6° Institution de l'expérimentation; 7° De la Pathologie homoeopathique; 8° Diagnostic et Pronostic homoeopathiques; 9° et 10° Théories des maladies chroniques; 11° et 12° Moyens de connaître les vertus curatives des médicaments; 13° Thérapeutique générale homoeopathique; 14° Répétition des doses homoeopathiques; 15° Modes de préparation et d'administration des médicaments homoeopathiques; 16° Hygiène homoeopathique; 17° Physiologie homoeopathique.

SIMON. Mémoire sur les maladies scrofuleuses. Paris, 1837, in-8.   2 fr. 50 c.

SPRENGEL. Histoire de la médecine depuis son origine jusqu'au dix-neuvième siècle, avec l'histoire des principales opérations chirurgicales et une table générale des matières; traduit de l'allemand de Kurt Sprengel, par Jourdan, D. M. Paris, 1815-1820, 9 vol. in-8, br.   45 fr.

Les tomes 8 et 9 séparément, 2 vol. in-8.   18 fr.

SWAN. La Névrologie, ou Démonstration anatomique des Nerfs du corps humain; ouvrage couronné par le collège royal des chirurgiens de Londres, traduit de l'anglais, avec des notes, par E. Chassaignac, D. M., prosecteur à la Faculté de Médecine de Paris, accompagné de 25 belles planches, gravées à Londres, avec le plus grand soin. Paris, 1838, in-4, grand papier vélin.   24 fr.

— Le même cartonné.   26 fr.

TÉALLIER. Du cancer de la matrice, de ses causes, de son diagnostic et de son traitement, *ouvrage qui a remporté le prix à la Société de Médecine de Lyon;* par M. Téallier, D. M. P., membre de la Société de Médecine de Paris. Paris, 1836, in-8.   5 fr.

THOMAS. Essai sur la fièvre jaune d'Amérique, ou Considérations sur les symptômes, la nature et le traitement de cette maladie ; avec l'histoire de l'épidémie de la Nouvelle-Orléans, en 1822, et le résultat de nouvelles recherches d'anatomie pathologique ; par P. F. Thomas, secrétaire-général de la société médicale de la Nouvelle-Orléans, médecin de l'hôpital de cette ville. Précédé de considérations hygiéniques sur la Nouvelle-Orléans ; par J. Picornel, D. M. P. Paris, 1823, in-8.   3 fr.

THOMSON. Traité médico-chirurgical de l'Inflammation ; par J. Thomson, professeur de chirurgie à l'Université d'Edimbourg ; traduit de l'anglais sur la dernière édition et augmenté d'un grand nombre de notes, par A.-J.-L. Jourdan et F.-G. Boisseau. Paris, 1827. 1 fort vol. in-8.   9 fr.

TIÉDEMANN. Traité complet de physiologie, par F. Tiédemann, professeur d'anatomie et de physiologie à l'Université de Heidelberg ; traduit de l'allemand par A.-J.-L. Jourdan, D. M. P. Paris, 1831, 2 vol. in-8.   11 fr.

TIÉDEMANN et GMELIN. Recherches expérimentales, physiologiques et chimiques sur la digestion, considérée dans les quatre classes d'animaux vertébrés ; par F. Tiédemann et L. Gmelin, professeurs à l'Université de Heidelberg ; traduites de l'allemand, par H.-J.-L. Jourdan. Paris, 1827, 2 vol. in-8, avec grand nombre de tableaux.   15 fr.

TISSOT. De la santé des gens de lettres ; par Tissot, avec une notice sur la vie de l'auteur, et des notes, par F.-G. Boisseau. Paris, 1826. 1 vol. in-8. 2 fr. 50 c.

TREBUCHET. Jurisprudence de la Médecine, de la Chirurgie et de la Pharmacie en France, comprenant la médecine légale, la police médicale, la responsabilité des médecins, chirurgiens, pharmaciens, etc., l'exposé et la discussion des lois, ordonnances, règlements et instructions concernant l'art de guérir, appuyée des jugements des cours et tribunaux ; par A. Trebuchet, avocat, chef du bureau de la police médicale à la Préfecture de police. Paris, 1834, 1 fort vol. in-8.   9 fr.

TROUSSEAU et BELLOC. Traité pratique de la phthisie laryngée, de la laryngite chronique et des maladies de la voix, par A. Trousseau, professeur agrégé à la Faculté de Médecine de Paris, médecin des Hôpitaux, et H. Belloc, D. M. P. ; *ouvrage couronné par l'Académie royale de Médecine.* Paris, 1837, un vol. in-8, accompagné de 9 planches gravées.   7 fr.

— Le même, figures coloriées.   12 fr.

VELPEAU. Nouveaux éléments de médecine opératoire, accompagnés d'un atlas de 20 planches in-4, gravées, représentant les principaux pocédés opératoires et un grand nombre d'instruments de chirurgie ; par A.-A. Velpeau, professeur de clinique chirurgicale à la Faculté de Médecine de Paris, chirurgien de l'hôpital de la Charité, etc. Paris, 1832, 3 forts vol. in-8, atlas grand in-4.   50 fr.

VELPEAU. De l'opération du trépan dans les plaies de la tête ; par A.-A. Velpeau, Paris, 1834, in-8.   4 fr. 50 c.

VELPEAU. Embryologie ou ovologie humaine, contenant l'histoire descriptive et iconographique de l'œuf humain ; par A.-A. Velpeau, accompagné de 15 planches dessinées d'après nature et lithographiées avec le plus grand soin, par A. Chazal. Paris, 1833, 1 vol. in-fol.   25 fr.

VELPEAU. Traité complet de l'art des accouchements, ou Tokologie théorique et pratique, avec un abrégé des maladies qui compliquent la grossesse, le travail et les couches, et de celles qui affectent les enfants nouveau-nés ; par A.-A. Velpeau. *Deuxième édition, augmentée et accompagnée de 16 planches gravées avec le plus grand soin,* 1835, 2 forts vol. in-8   16 fr.

VELPEAU. Des convulsions chez les femmes, pendant la grossesse, pendant le travail et après l'accouchement ; par A.-A. Velpeau. Paris, 1834, in-8.   3 fr. 50 c.

TORTI (F.) Therapeutice specialis ad febres periodicas perniciosas ; nova editione dentibus et curantibus C-C.-F. Toucher et O. Brixhe. D. M. Leodii et Parisiis. 1821, 2 vol. in-8, fig.   16 fr.

VIREY. Philosophie de l'histoire naturelle, ou Phénomènes de l'organisation des animaux et des végétaux ; par J.-J. Virey, D. M. P., ancien professeur d'histoire, membre de l'Académie royale de Médecine, etc. Paris, 1835, in-8.   7 fr.

VOISIN. DES CAUSES MORALES ET PHYSIQUES des maladies mentales, et de quelques autres affections nerveuses, telles que l'hystérie, la nymphomanie et le satyriasis ; par F. Voisin, D. M. P., directeur de la maison d'Aliénés de Vanvres près Paris, membre de plusieurs sociétés savantes. Paris, 1826, in-8.   7 fr.

ZIMMERMANN. LA SOLITUDE, considérée par rapport aux causes qui en font naître le goût, et relativement à ses inconvénients et à ses avantages pour l'esprit et le cœur ; par J.-G. ZIMMERMANN, nouvelle traduction de l'allemand, par A.-J.-L. JOURDAN. Paris, 1825, 1 fort vol. in-8. Prix broché.   7 fr.
Le même, papier vélin, cartonné.   14 fr.

Personne n'a mieux écrit sur les avantages et les inconvénients de la solitude que le célèbre Zimmermann : tout son livre est empreint des pensées les plus généreuses. Un livre aussi fortement pensé ne peut manquer d'être recherché avec avidité, et d'autant qu'il est écrit avec ce charme particulier qui caractérise les productions de tous les penseurs mélancoliques.

OUTLINES OF COMPARATIVE ANATOMY, by R. E. GRANT, professor of comparative anatomy in the university of London, *accompagnés de* 118 *planches en bois*, Londres, 1837, in-8.   30 fr.

THE EDINBURGH DISSECTOR. Or system of practical anatomy for the use of students in the dissecting Room, *London*, 1837, in-12.   11 fr. 50 c.

ON BLOOD-LETTING, An Account of the Curative effects of the Abstraction of Blood ; with Rules for employing both Local and General Blood-letting in the Treatment of Diseases. By JAMES WARDROP, M. D. Surgeon to the late King. London, 1836, in-12.   5 fr.

A POPULAR VIEW OF HOMŒOPATHY, Exhibiting the present state of the Science, by the REV. T. R. EVEREST, rector of wickwar, Second Edition, Amended and much Enlarged, 8vo. London 1836.   7 fr.

A PRACTICAL VIEW OF HOMŒOPATHY, or an Address to British Practitioners on the general applicability and superior efficacy of the Homœopathic Method in the Treatment of Disease. With cases, by STEPHEN SIMPSON, M. D. Late resident Practitioner at Rome. 8vo. London 1836.   11 fr. 25 c.

THE BRITISH ANNUAL, OR ALMANAC, and Epitome of the Progress of science. Edited by ROBERT D. THOMSON, M. D. London 1837. — In-18, avec figures.   4 fr. 50 c.
— Le même pour 1838, in-18, fig.   4 fr.

L'EXPERIENCE,

JOURNAL DE MÉDECINE ET DE CHIRURGIE,

Publié par MM. DEZEIMERIS et LITTRÉ.

Ce journal paraît régulièrement depuis le 5 novembre 1837, tous les cinq jours par cahiers de 16 pages in-4, à deux colonnes ; formant à la fin de chaque année 2 forts volumes in-4.

Prix de l'abonnement pour un an, franco, pour toute la France.   36 fr.
— Pour six mois.   18 fr.

PARIS. — IMPRIMERIE DE BOURGOGNE ET MARTINET,
Rue Jacob, 30.

www.ingramcontent.com/pod-product-compliance
Ingram Content Group UK Ltd.
Pitfield, Milton Keynes, MK11 3LW, UK
UKHW021003140726
13695UKWH00001B/64

9 782013 587495